健康管理学

主　编　巢健茜

副主编　张持晨　杨　瑾　伍　琳

编　者　（以姓氏笔画为序）

王雷霞（东南大学）

申瑜洁（南京中医药大学）

白琬懿（东南大学）

伍　琳（中国药科大学）

张持晨（南方医科大学）

杨　瑾（东南大学）

郑　晓（南方医科大学）

巢健茜（东南大学）

东南大学出版社
SOUTHEAST UNIVERSITY PRESS
·南京·

图书在版编目(CIP)数据

健康管理学 / 巢健茜主编. -- 南京：东南大学出版社，2024.12. -- ISBN 978-7-5766-1713-9

Ⅰ. R19

中国国家版本馆 CIP 数据核字第 20244AC058 号

● 东南大学规划教材出版资助项目

健 康 管 理 学
Jiankang Guanli Xue

主　　编：巢健茜

出版发行：东南大学出版社

社　　址：南京四牌楼 2 号　邮编：210096　电话：025 - 83793330

出 版 人：白云飞

网　　址：http://www.seupress.com

电子邮件：press@seupress.com

经　　销：全国各地新华书店

印　　刷：江苏图美云印刷科技有限公司

开　　本：700 mm×1000 mm　1/16

印　　张：17.75

字　　数：348 千字

版　　次：2024 年 12 月第 1 版

印　　次：2024 年 12 月第 1 次印刷

书　　号：ISBN 978 - 7 - 5766 - 1713 - 9

定　　价：68.00 元

本社图书若有印装质量问题，请直接与营销部联系。电话(传真)：025 - 83791830。

责任编辑：刘庆楚　　责任校对：子雪莲　　封面设计：王　玥　　责任印制：周荣虎

前　言

随着《"健康中国2030"规划纲要》的制定和实施,国家各级政府有关部门和各种组织机构对人民健康的关注度明显提高。同时,随着卫生服务技术高速发展、人口老龄化、疾病谱改变以及医疗费用的增长,转变卫生服务模式成为人们关注的重点。在此背景下,健康管理成为一种新的卫生服务模式,健康管理学也形成一门新兴学科。健康管理是以现代健康概念(生理、心理和社会适应能力)和新的医学模式(生理-心理-社会)以及中医治未病思想为指导,采用现代医学和现代管理学的理论、技术、方法和手段对个体或群体整体健康状况及其影响健康的危险因素进行全面检测、评估、有效干预与连续跟踪服务的医学行为及过程。通过健康管理可以更好地管理慢性疾病,控制医疗费用。健康管理是最经济有效的预防策略。习近平总书记在《高举中国特色社会主义伟大旗帜 为全面建设社会主义现代化国家而团结奋斗》报告中指出,要推进健康中国建设。把保障人民健康放在优先发展的战略位置,完善人民健康促进政策。促进优质医疗资源扩容和区域均衡布局,坚持预防为主,加强重大慢性病健康管理,提高基层防病治病和健康管理能力。第一次在党的报告中提到健康管理,这一方面显示了党和政府把保障人民健康放在优先发展的战略地位,另一方面也对在新形势下发展健康管理学科提出了新要求。鉴于这一情况,非常有必要结合新的政策完善健康管理教材相关内容。

本书内容分为基础篇和扩展篇,其中基础篇包括健康管理概论、健康管理基本策略、健康信息收集、健康风险评估、健康干预、健康效果评价。扩展篇包括健康教育学及应用、心理学在健康管理中的应用、健康管理在健康保险中的应用、人群健康管理应用。本书力求围绕健康、管理的角度撰写每章,并且在相关章节内容后紧跟复习题和案例,做到深入浅出,结合案例更好地帮助读者理解理论知识。

在本书的编写过程中,我们参考和引用了一些已出版的专著、教材及相关论文,在此表示感谢。

本书主要适用对象为健康服务与管理、劳动与社会保障、预防医学、卫生管理、临床医学等专业的本科学生和从事健康管理的相关专业人员。

由于我们理论水平和实践经验有限,加之写作时间紧张,因此一些理论问题仍然有待进行更深入的探索和分析。对书中错误及不成熟之处,诚恳地希望读者、学者、同道们批评指正。

巢健茜

2024 年 1 月

目　　录

下篇 扩展篇

上篇

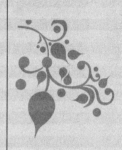

基础篇

第一章 概 论

健康管理的概念提出和实践最初出现在美国,生存环境恶化、人口老龄化加剧、慢性病人群不断增加直接导致了美国医疗卫生需求的过度增长。而传统的以疾病诊治为中心的卫生服务模式无法应对新的挑战,在这种环境下,以健康管理为中心的综合医疗卫生服务模式应运而生。我国健康管理起步较晚,但发展迅速,也面临众多挑战,尤其是随着强调个人是健康的"第一责任人"理念的出现,主动健康已成为当下实现健康中国战略的重要组成部分。本章将对健康管理的发展历程、基本概念、基本步骤及主动健康的相关内容等进行介绍,为后续章节的学习奠定基础。

第一节 健康管理学概述

一、健康管理相关的基本概念

(一)健康管理学的概念及内涵

1. 健康管理概念

目前国内外有关健康管理的概念分别从不同的专业视角出发,有不同的内涵。从公共卫生角度看,健康管理就是找出健康的危险因素,并对其进行连续监测和有效控制;从预防保健角度看,健康管理就是通过健康体检,早期发现疾病,做到早诊断及早治疗;从健康体检角度看,健康管理是健康体检的延伸与扩展,健康体检加检后服务就等于健康管理;从疾病健康管理角度看,健康管理就是更加积极主动地进行疾病筛查与诊治。

欧美学者认为健康管理是通过全面检测、评估和有效干预个体或群体的健康危险因素的活动过程。这一过程旨在将科学的健康生活方式提供给健康需求者，变被动的护理健康为主动的健康管理，以最小的投入获得最大的健康改善效果。苏太洋是我国最早提出健康管理概念的学者。1994年，他在其主编的《健康医学》中指出，"健康管理是运用管理科学的理论和方法，通过有目的、有计划、有组织的管理手段，调动全社会各个组织和每个成员的积极性，对群体和个体健康进行有效干预，以达到维护、巩固和促进个体或群体健康的目标"。人民卫生出版社出版的《社会医学》教材中关于健康管理的定义有广义和狭义之分。广义的健康管理是指以现代健康观为指导，运用医学、管理学、政治学、经济学和社会学等多学科技术和管理手段，协调微观、中观、宏观不同层面的健康维护和促进行动，通过对家庭、组织、社区、城市、国家、全球等范围内各种健康管理资源的充分调动、协调和整合行动，实现对影响群体健康危险因素及不良社会环境因素的监测、分析、评价和干预；通过推动健康组织、健康社区、健康城市等不同健康环境支持系统的建设行动，实现在所有环境中促进和改善健康的目标。狭义的健康管理是指以人们的健康需要为导向，通过对个体和群体健康状况以及各种健康危险因素进行全面监测、分析、评估及预测，向人们提供有针对性的健康咨询和指导服务，通过制订健康管理计划，协调个人、组织和社会行动，对各种健康危险因素进行系统干预和管理。

《健康管理概念与学科体系的初步专家共识》中将健康管理的概念表述为以现代健康概念（生理、心理和社会适应能力）和新的医学模式（生理－心理－社会）以及中医治未病为指导，通过采用现代医学和现代管理学的理论、技术、方法和手段，对个体或群体整体健康状况及其影响健康的危险因素进行全面检测、评估、有效干预与连续跟踪服务的医学行为及过程。其目的是以最小投入获取最大的健康效益。这一概念也得到健康管理业内学者的普遍认可，因此，本书继续沿用这一概念。

鉴于健康管理是在健康管理医学理论指导下的医学服务，则健康管理的主体是经过系统医学教育或培训并取得相应资质的医务工作者，客体是健康人群、亚健康人群（亚临床人群）以及慢性非传染性疾病早期或康复期人群。对这类人群进行健康管理服务的工作重点是健康风险因素的干预和慢性非传染性疾病的管理。其中，信息技术和健康保险是健康管理服务的两大支撑点。对于健康管理的客体而言，健康管理的核心理念是"病前主动防，病后科学管，跟踪服务不间断"。对于健康管理的主体而言，健康管理的任务是实现"防大病、管慢病、促健康"，健康体检是基础，健康评估是手段，健康干预是关键，健康促进是目的。

2. 健康管理学及学科范畴

健康管理学是一门新兴学科,研究与影响人类健康相关的因素,包括健康管理相关的理论、方法和技术。它综合了基础医学、临床医学、预防医学等领域的理论知识,同时结合了医学科学、管理科学和信息科学,重点探讨了健康的定义、内涵与评价标准,健康风险因素的监测与控制,健康干预方法与手段,健康管理服务的模式与实施路径,以及健康信息技术与健康保险的融合等一系列理论和实践问题。

(二) 健康管理相关概念

1. 健康

健康(health)不仅是个人宝贵的财富,更是社会发展的基石。1948 年世界卫生组织(World Health Organization,WHO)宪章中首次提出三维的健康概念:"健康不仅仅是没有疾病和虚弱,而是保持躯体、心理、社会方面的完好状态(Health is a state of complete physical, mental and social well-being and not merely the absence of disease or infirmity)。"《渥太华宪章》中强调健康的重要性,认为"良好的健康是社会、经济和个人发展的重要资源"。1984 年,《保健大宪章》中进一步将健康定义为"健康不仅仅是没有疾病和虚弱,而是包括身体、心理和社会适应能力的完好状态"。这一概念不仅重申了生物学因素与健康的关系,更强调了心理与社会因素对健康的影响。生理健康、心理健康与良好的社会适应能力三者之间紧密相连,缺一不可。1989 年,WHO 在原有的基础上增加了道德健康,认为"健康不仅是没有疾病,而且包括躯体健康、心理健康、社会适应良好和道德健康",从更科学、全面的角度,进一步全方位地阐明了健康的含义。1986 年,WHO 提出,健康是每天生活的资源,并非生活的目的。健康是社会和个人的资源,是个人能力的体现。该定义以健康作为资源,而资源是有限的,要使资源得到有效的利用,必须进行管理,从而可更好地理解开展健康管理的必要性。

2. 亚健康

亚健康(sub-health)指人体处于健康和疾病之间的一种非健康又非疾病的生理状态。处于亚健康状态者,不能满足现代健康标准,表现为一定时间内组织结构退化、生理功能减低、活力下降、适应能力差的低质状态和心理失衡状态,又不符合现代医学有关疾病的临床或亚临床诊断标准。处于亚健康状态者,如不及时加以干预,有可能会进一步发展为疾病,采取科学的健康管理可以使其机体恢复到健康状态。

3. 亚临床疾病

亚临床疾病(subclinical disease)是指无临床症状、体征,但存在生理性代偿或病理性改变的临床检测证据。

4. 疾病

疾病(disease)是指机体在生物学或医学上出现异常状态,表现为身体功能或结构的异常,通常伴随特定的症状和体征。疾病可以由内部或外部因素引起,如感染、遗传变异、环境因素、生活方式等,会导致机体的生理过程紊乱,进而影响健康。疾病可以是短期的急性病症,也可以是长期的慢性病。

从健康到疾病是一个连续的过程,中间有亚健康、亚临床疾病,一般将健康称为第一状态,疾病称为第二状态,亚健康、亚临床疾病为第三状态,而且随着时间的过程会发生动态变化。

5. 健康危险因素

健康危险因素(health risk)有广义和狭义之分。广义的健康危险因素是指那些在自然环境或社会环境中广泛存在的、一切可能会对人的健康造成危害或不良影响,进而导致诸多疾病或伤残的因素。狭义上认为健康危险因素是能使疾病或死亡的危险性增加的因素,或者是健康不良后果发生概率增加的因素。健康危险因素具有遗传性、潜在性、可改变性、聚集性、可测量性和可控性的特点。全面了解和掌握健康危险因素的基础理论、掌握健康危险因素测量的评价方法是开展健康管理工作必备的知识储备和核心技能。

二、健康管理的科学基础

健康管理的科学性和可行性建立于慢性病的两个特性上。一方面,健康和疾病的动态平衡关系及疾病的发生、发展及预防医学的干预策略是健康管理的重要科学基础之一(图 1-1)。一般来说,慢性病的发生发展过程较为漫长,从原本的健康状态到低风险状态,由低风险状态发展到高危险状态,发生早期改变,进而出现临床症状,这一过程一般需要几年甚至几十年的时间。早期阶段机体出现的变化往往不易被察觉,各阶段之间也并无十分明确的界限,如在被诊断为疾病之前,采取科学有效的干预措施,有可能成功地阻断、延缓甚至逆转疾病的发生和发展进程,从而达到维护健康的目的。另一方面,慢性病的危险因素大部分是可控的。WHO 指出,慢性病的危险因素中有 60% 与不健康的生活方式有关,如吸烟、酗酒、缺乏体力活动、精神压力大、超重及肥胖、蔬菜及水果摄入量不足等,而这些因素均属于可改变的因素,这为健康管理的实施提供了可行性。

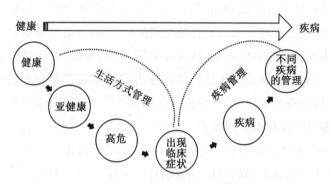

图 1-1　慢性病的发生、发展过程及健康管理干预策略

三、健康管理的实施步骤

健康管理是对个体或群体的健康危险因素开展全面管理的过程。这一过程是对健康危险因素的检测、健康风险评价、健康干预等环环相扣的循环运行。在这个循环中,健康危险因素的检测是基础,健康风险评价是至关重要的一环,健康干预则是核心,促进健康即最大限度地利用资源实现健康改善,减轻疾病负担,提升生活质量。综上所述,健康管理可分为以下四个步骤。

(一) 信息收集和健康状况检测

通过问卷调查或健康体检等方式收集个体的健康信息,全面了解个人的健康状况,为进一步评估个体的健康风险、制订健康管理计划做准备。

一方面是收集服务对象的个人基本信息,一般包括性别、年龄、既往病史、疾病家族史、生活方式(膳食、体力活动、吸烟、饮酒等)、心理健康状况等内容,这些信息一般通过问卷调查的形式由服务对象自我报告获得,具体内容可以根据患者的实际情况进行调整。另一方面是通过服务对象接受定期体格检查和化验,依据报告的基本信息内容,对有一定疾病与预测指向的个体或群体制订合理的、科学的健康体格检查表,再通过医疗服务机构或专门体检机构获得客观的体检数据,一般包括体格检查(身高、体重、血压等)和实验室检查(血脂、血糖等)。这一步骤的目的是便于健康管理者全面获取服务对象的健康信息,从而建立个体或群体的健康档案,为后续工作打下坚实基础。

(二) 健康风险评估

结合临床医学、预防医学、心理学、社会学、管理学的学科知识,采用医学统计学、现代信息技术等手段,对收集到的个体健康信息(性别、年龄、既往病史、家族史、生活方式、心理状况以及各项生理生化指标)进行全面的数据处理和分析,对其健康状况进行科学评估,确定处于何种健康状况,并系统分析个体存在的健康危险因素及其发展变化趋势,对个人的健康状况及未来患病或死亡的危险性用统计模型进行量化评估,根据评估结果可将个体划分进高危、中危、低危人群,分别制订个性化的干预方案。

总的来说,健康风险评估,就是对具有一定健康特征的个人在一定时间内发生某种健康问题或疾病的可能性的估计。后续干预方案也以健康风险评估为基础进行制订,健康风险评估也被认为是健康管理的核心技术。健康风险评估分为生活方式评估和疾病风险评估。生活方式评估是通过对吸烟、饮酒、体力活动、膳食状况进行评估,帮助个体识别自身的不健康生活方式,充分认识到这些危险因素对个体的危害,引发个体的关注与重视。疾病风险评估是以特定疾病为基础的患病风险评估。通过构建疾病风险预测模型,对模型进行修正和调整,对个体患病的可能性进行预测和估计。随着信息技术和医学统计的不断发展,目前已建立了包括糖尿病、癌症、脑卒中等多种慢性疾病的风险评估模型。

(三) 健康干预

健康干预是指在前面两步的基础上,采取多种形式帮助个体采取行动,纠正不良的生活方式和习惯,控制健康危险因素,实现个人健康管理计划的目标。在健康风险评估的基础上,健康管理者可以为个体或群体制订针对性的健康管理计划。制订健康管理计划时应首先考虑可以改变或控制的危险因素,提出健康改善的目标。个性化的健康管理计划为个体提供了预防性干预的行动指南,也是健康管理师与服务对象之间沟通的重要工具。

与一般健康教育和健康促进不同的是,健康管理过程中的健康干预往往是个性化的,即根据个体的健康危险因素,从膳食营养、体力锻炼、戒烟限酒等生活方式及生物、心理和社会环境等多维度制订健康干预方案,对每个个体开展全面的健康管理服务,包括膳食干预、运动干预、心理干预、行为干预和环境干预等,设定个人短期、中期和长期目标,并对干预效果进行动态追踪。例如一位59岁的男性,血糖持续偏高,伴有长期吸烟、超重、缺乏锻炼等多种危险因素,因此,在制订干预方案时除控制血糖外,还应包括减轻体重(控制饮食、增加体力活动)和戒烟等干预内容。

想要彻底改变不健康的生活方式并非易事,需要制订科学、合理、方便、易行的干预方案,并且方案的制订要符合个体的需要和实际情况,不可好高骛远。在此阶段,健康管理师要通过各种途径与服务对象保持联系,对其给予及时的监督和指导,同时根据个体的实际情况给予一定的正向激励,并对其健康状况及时跟进,定期进行重复评估,及时调整健康管理干预方案。

(四) 健康管理效果评价

通过评估健康管理工作,及时发现实施过程中的问题并予以解决,保证干预工作的顺利实施,提高工作效率,达到预期的干预目标和效果。健康管理效果评价的指标选择与设置的健康管理短期、中期、长期目标息息相关,我们在进行评价时要考虑是否达到预期的干预目标。一方面,评价影响行为的因素与以往相比有无改变,包括个体的健康观念、卫生保健知识、对健康相关行为的态度,对疾病的了解程度,采纳健康行为的动机、意愿等,以及实现健康生活方式的必备技能。另一方面,观察健康管理实施前后目标个体或群体的健康行为是否发生变化,各种变化在人群中的分布如何,如戒烟、合理膳食、适当体力活动等情况。

个体健康状况的改善是健康管理的本质和终极目标,但是针对不同的健康问题,通过健康管理能达到的健康目的也不一致。例如,某中学开展青少年肥胖的群体健康管理项目,通过控制饮食、适度增加体育锻炼等干预手段降低青少年超重、肥胖的发生率,可以在数月等较短时间内观察到健康结局,从而观察到青少年超重、肥胖等健康问题的改善情况。在对中老年群体开展的慢性病健康管理项目中,可以观察超重、肥胖的发生率是否下降,同时也能了解到血压、血脂、血糖等指标的变化情况。如果健康管理持续的时间够长,也可看到心血管疾病发生率的变化情况。因此,针对不同个体或群体所关注的健康重点问题不同,评价指标也不尽相同,一般选择测量较为敏感的健康指标。

健康管理的四个步骤紧密相连、缺一不可。在健康管理实践中,我们需要考虑个体的健康差异和实际情况,制订个性化的健康管理干预方案,采用现代化的信息技术和管理理念,运用多种管理手段实现全周期的、全方位的、动态的健康干预。健康管理是一个长期的、连续的、动态的过程,需要健康管理师和服务对象全力配合,调动个体或群体的积极性和主动性,才有可能达到预期的健康管理效果。

四、健康管理学的学科范畴与分类

健康管理学是研究人的健康与影响健康的因素以及健康管理相关理论、方法与技术的新兴医学学科,是对健康管理医学服务实践的概括和总结。健康管理学集医学科学、管理科学与信息科学于一体,重点研究健康的概念、内涵与评价标准、健康风险因素监测与控制、健康干预方法与手段、健康管理服务模式与实施路径、健康信息技术以及与健康保险的结合等一系列理论和实践问题。它依赖于基础医学、临床医学、预防医学的理论与技术,不同于传统的医学。它研究的主要内容、服务对象、服务范围与服务模式,从理论到实践都具有一定的创新性。因此,它已经成为医学科技创新体系之一。目前,现代医学科技创新体系包括:基础医学创新体系、预防医学创新体系、临床医学创新体系、特种医学创新体系、健康管理学创新体系。

(一)健康管理学学科分类

健康管理学学科分类可根据研究层次分为宏观健康管理学科和微观健康管理学科。宏观健康管理学科主要研究国家政府和社会层面的健康促进与管理问题,包括健康立法、公共健康政策、健康管理机构和法规研究。微观健康管理学科则关注个体和小群体健康问题,内容涵盖健康行为管理、健康素质培养、健康监测与促进,以及心理、生理和社会适应性健康管理等内容。具体而言,微观健康管理学包括四个核心体系,即健康风险管理、健康信息技术、健康教育培训和中医养生保健。具体而言,健康风险管理体系研究重点在于检测、评估和控制导致慢性疾病的多种风险因素;健康信息技术体系主要关注信息技术在健康管理和健康保险中的应用;健康教育培训体系侧重于为健康管理者提供专业培训并普及健康教育知识;而中医养生保健体系致力于将传统中医养生理念与现代健康管理相结合,推动中医在健康管理领域的传承与创新。

(二)我国健康管理学学科分类

对于我国的健康管理学学科而言,研究可从生理健康管理、心理健康管理以及社会适应性健康管理等维度展开;从研究的层次来看,则包括宏观和微观健康管理;研究内容方面则囊括生活方式管理、慢性疾病风险控制、健康保险和社区健康管理等课题。此外,研究对象可涵盖健康人群、亚健康人群(包括亚临床和慢性疾病风险人群),以及疾病患者群体。

第二节　健康管理发展史

一、国际健康管理的溯源与发展

(一) 美国——现代健康管理的发源地

健康管理(health management)这一概念的提出,最早可以追溯到 20 世纪中叶的美国保险业。1929 年,美国洛杉矶水利局就成立了世界上第一个健康管理组织——健康维护组织(Health Management Organization,HMO),HMO 旨在通过注重预防的全面健康管理的方式,降低疾病的发病率,从而实现最低水平医疗费用支出的目的。20 世纪以来,随着科学技术的迅猛发展,美国民众的健康期望寿命延长,生活质量明显提高。同时,人们不断增长的医疗健康需求与有限的医疗资源之间的矛盾日益突出。美国蓝十字和蓝盾保险公司于 1929 年对教师和工人提供基本医疗服务,对健康管理的实践进行了初步探索,由此产生了健康管理的商业行为,这也被认为是管理式医疗的早期探索。

1940 年,刘易斯·C. 罗宾斯(Lewis C. Robbins)医生首次提出健康风险评估(health risk appraisal,HRA)的概念,指出 HRA 是一种用于描述和评估某一个体未来发生某种特定疾病或由于某种特定疾病导致死亡的可能性的工具或方法。他认为医生应该记录患者的健康风险,这有利于指导疾病预防工作的有效开展。HRA 概念的提出与 HRA 系统的不断完善为现代健康管理的实践奠定了基础。

20 世纪 50 年代以来,一系列的原因促使美国的医疗保险费用迅速飙升,尤其是民众的医疗消费期望日益增长、慢性病问题日益突出、垄断资本主义在医疗服务与医疗保险领域的不断扩张,这三个原因推动了医疗费用的急剧上涨。此时,保险企业率先注意到用于可预防的慢性疾病的医疗支出占总支出的80%,如果采取有效的干预措施,降低此类疾病的发病率,能够有效控制医疗费用的支出。因此,更多的保险企业尝试将以预防为导向的健康管理理念运用到保险领域,运用独有的技术鉴别糖尿病、高血压等慢性病高危客户群,对高危人群进行健康教育与生活方式干预,降低投保人患病率、就诊率、医疗费用,同时降低出险概率,达到减少医疗保险赔付损失、提高经济效益的目的。最初的健康管理(managed care)概念还包括医疗保险企业与医疗机构之间签订最经济适用处方协议,以保证医疗保险客户可以享受到较低的医疗费用,这一定程度上能够减轻医疗保险公司的赔付负担。尽管健康管理早期成本较高,尤其是早期生活方式干预的成本可能会高于疾病早期治疗的费用,但良好生活方式的建立所带来的远期健康收益远远大于疾病发生后的赔付额,同时保障了投保人的生命健康。保险企业的实践证明健康管理能够有效控制医疗费用的上涨。

　　1969 年,美国联邦政府出台了将健康管理纳入国家医疗保健计划的政策。通过降低医疗保健中的政府职能,将其推向市场,使原来单一的健康保险赔付担保转变为较全面的健康保障体系。1973 年,美国政府正式通过《健康维护法案》,特许健康管理组织设立关卡,限制医疗服务,以此来控制日益上涨的医疗支出。同时推出一系列医疗保险管理机制改革,被称为"管理式医疗"。具体形式包括:鼓励医保机构收购或自建医院,或者与各级定点医疗机构签订协议,组建"一体化医疗服务网络",严格控制就医流向,医保机构对医疗机构实行"按病种付费""按人头付费""总额预付"等新型付费方式。同时,积极干预医疗行为,包括遵照"循证医学",限定报销目录,推广最佳临床路径,加强费用与质量考核等。"管理式医疗"使医保机构、医疗机构和患者之间形成了一系列用于控制医疗费用增长、提高医疗服务质量的契约安排和管理手段,并且有效遏制了美国医疗费用的上涨势头。但随着慢性病和肥胖问题日益严重,医保机构对医疗机构的过度干预引起了医疗行业的强力反弹。于是,传统的"管理式医疗"的重点开始向一种新型的管理模式——健康管理转变。相比于传统"管理式医疗"注重对医疗行为的事中干预和费用控制,健康管理旨在激励患者与医保机构、医疗机构的三方合作,加强疾病预防与控制,从源头上遏制医疗费用增长。在理念和方法上,注重从事中干预到事前预防、事中治疗、事后康复的全程管理转变,从"治标不治本"向"标本兼治"转变,从医保机构对医疗机构的干预向双方合作共赢转变。1979 年美国联邦卫生与公共服务部部长朱利斯·里士满(Julius Richmond)发表了《健康公民:促进健康和预防疾病》的报告,通过减少可预防的死亡和伤害来提升美国整体健康水平和实现疾病预防目标。随后，1980 年，美国在全国范围内开始实施"健康公民（Health People）"计划，由美国联邦卫生和公共服务部牵头，地方政府、社区和专业组织合作，每隔 10 年就会发布一次国家健康战略计划，每十年进行一次计划、执行和评价的健康管理循环，其特点是健康管理人人参与，国家层面的全国健康计划为健康管理的发展提供了宏观政策上的支持。此后陆续发布了《健康公民 1990》《健康公民 2000》《健康公民 2010》《健康公民 2020》和《健康公民 2030》。

20 世纪 90 年代，美国企业决策层意识到员工的健康攸关企业的效益和发展，必须使用管理工具对其进行维护和增值。有研究发现，员工的健康出现问题时，雇主不仅要负担医药开支，同时还意味着要承担因员工健康问题造成的生产效率下降而带来的损失。企业决策层开始转变为员工健康投资的导向，通过向健康管理机构和健康风险评估机构购买服务的方式，为员工提供以疾病预测为导向的医疗服务，这使得健康管理成为一项真正的医疗保健消费战略。通过风险评估，健康管理机构对中高危员工的健康危险因素进行追踪干预，为低危员工提供促进健康的资源，维护企业员工的健康状态，有效地遏制了企业医疗卫生费用的飞速上涨，提高了企业员工生产力。健康管理在企业的落脚与发展也成为促使其自我完善的契机。越来越多的研究机构和商业公司参与到健康管理技术的研发工作，健康管理的疾病预测模型研究进入一个快速发展期。实践证明，如果在健康管理方面投入 1 元钱，则可以减少 3～6 元的医疗费用，再加上提高生产效率的回报，实际效益更大。

"健康管理"（health management）一词由美国密歇根大学艾鼎敦博士（Edingtond W）在 1978 年提出，并成立健康管理研究中心，被认为是健康管理理论研究的开端，也标志着现代健康管理的起步。经过几十年的蓬勃发展，健康管理在美国形成了一套完整的、科学的服务体系，它将"医院—医生—保险公司"等医疗机构组成一个医疗资源网络，涉及医疗机构、健康促进中心、医疗保险机构、大中型企业、社区卫生服务组织等多个健康管理组织，多元化的服务方式也被广泛应用到保险项目和社区服务中，以提高健康生活质量、延长健康寿命、降低慢性病的发病率为主要目标，现已成为美国医疗保健体系的重要力量。目前美国的健康管理类模式包括优先选择提供者组织（Preferred Provider Organizations，PPO）计划、健康维护组织（Health Maintenance Organizations，HMO）计划、定点服务（Point of Service，POS）计划。常见的健康管理措施包括偏重预防保健服务的给付设计、健康促进奖励计划、浮动费率以及健康教育和健康咨询。

表 1-1　美国健康管理的溯源与发展

时间	事件	健康管理历程
1929 年	HMO 成立，蓝十字和蓝盾提供基本医疗服务	健康管理的初步商业行为
1940 年	HRA 概念提出，HRA 系统不断完善	健康管理的实践基础
20 世纪五六十年代	美国保险业提出健康管理的概念	健康管理的诞生
1978 年	Edingtond W 博士成立健康管理研究中心	现代健康管理的起步

（二）其他国家的积极探索

1. 英国

英国医疗健康管理服务主要由国家健康保障体系（national health service, NHS）主导，是以国家税收和国家保障体系来源的公共基金为所有国民提供全套的医疗服务。英国政府重视社区卫生服务在卫生事业发展中的作用，将健康管理与公共卫生服务进行整合，并将健康管理机构与社会照顾服务进行整合，主要服务对象是老年人、精神病患者和残障人士。通过与当地社会照顾机构的合作促进了整合保健的发展。政府向全科医生（general practitioner, GP）购买服务，并实行按人头预付的支付方式。同时，英国政府加大对支持 NHS 系统的信息技术研发的经费投入，不断促进 NHS 系统的信息化和智能化。2014年，英国已建成覆盖全国的电子健康档案系统。另外，英国的商业健康保险主要面向高收入群体，向客户提供收入损失险、重大疾病险、长期护理保险、私人医疗保险和健康基金计划等服务。其中，英国私营的英国互助联合会（British United Provident Association, BUPA）是国际性的医疗保险组织，旗下 42 个健康体检中心通过对客户进行全面体检、咨询医生数据分析、预测疾病，客户可在当天收到包括疾病预防行动方案的体检结果。目前该机构会员遍布 190 多个国家，为全球超过 800 万余机构的 4 万多位雇员提供全球性医疗保险及保健服务。

2. 日本

日本健康管理约始于 20 世纪 60 年代，这一时期随着经济的高速发展，人民生活水平日益提高,心血管疾病患病人数增多,给社会带来沉重的疾病负担。基于此背景,日本在全国推行基于初级卫生保健的健康管理战略。日本政府于1968年启动以社区为基础的将公共卫生与个性化活动相结合的心血管疾病预防计划,采取个体与群体高血压预防与控制相结合的策略开展健康管理工作。通过有线广播、新闻通讯、宣传册、广告牌等新闻媒介,卫生专业人员和志愿者开展全民健康教育运动来预防慢性疾病,日本的医疗机构和养老服务机构也提供丰富的慢性病预防相关的健康知识资料,同时提供血压、身高体重测量的设备便于民众使用,大量企业对员工的体重也作出限制。从1983年开始新的法律规定,为40岁以上的日本居民提供定期体检、健康教育和咨询。2006年,日本通过法律规定日本民众必须参加体检,经体检评估如果存在疾病或患病风险,由厚生省指定的机构制订严格的干预计划。在社区,通过免费系统性筛查,转诊专科医生在当地政府和志愿者的支持下改善居民的生活方式,提供慢性病管理服务。这一举措也取得了明显成效,日本民众期望寿命提高至83岁,位居世界前列。民众的健康意识也在不断提高,注重健康投资。同时,日本的家庭普遍享有健康管理机构的保健医生的长期随访服务机构,机构为家庭建立健康档案,负责家庭的健康管理。

3. 芬兰

芬兰健康管理的兴起主要源于对心血管病的防控实践。20世纪六七十年代,芬兰北卡累利阿省(North Karelia)心血管病发病率和死亡率居高不下,其中心脏病死亡率高达672人/10万人,对人群的健康造成极大的威胁。1972年,芬兰政府联合当地专业机构、企业、学校、社会组织及社区启动"北卡累利阿项目"(North Karelia Project,以下简称"北卡项目")。其中心任务是运用社区干预的手段去改变整个北卡人群的风险因素状况,重点是通过各种社区项目(如胆固醇项目、高血压项目、无烟运动、学校健康项目、工作场所项目以及浆果和蔬菜项目)改变不健康的生活方式。概括地说,这是一个旨在通过改变日常生活方式和风险因素来预防心血管病的社区干预项目。该项目使得北卡慢性病死亡率大幅度下降,主要是因为项目干预所导致的风险因素减少和健康行为增加。1997年,健康管理项目推广到芬兰全国,也取得了很好的效果。芬兰健康管理是一种改善人群生活方式、发挥基层社区卫生服务组织的预防作用、全力降低慢性病危险因素的综合健康管理模式。这种模式不仅改善了人群的健康水平,而且增强了人群的健康意识和践行健康生活方式的决心。

二、我国健康管理的兴起与发展

我国健康管理思想最早见于医学经典著作《黄帝内经》，其中明确提出并论述"治未病"思想，共有三处记载"治未病"这一术语。《素问·四气调神大论》首提"治未病"之说，"不治已病治未病，不治已乱治未乱"，强调预防疾病于未生之前或及早救治于方萌之际；第二处见于《素问·刺热篇》提到："病虽未发，见赤色者刺之，名曰治未病。"论述早期预知预判诊断疾病，在疾病未显之前给予治疗，以遏病势；第三处为《灵枢·逆顺》中称"上工治未病，不治已病"，指出在疾病未盛之前或隐微之际采取治疗措施。"治未病"的思想与现代健康管理理念不谋而合，但受到科学水平和文化环境的影响，这些思想大多以自然哲学的形式而存在并应用于医学实践，而现代健康管理学以管理理论为支撑，以预防医学和统计学为核心，与社会发展、学科间的交叉融合息息相关。

现代意义上的健康管理在我国起步较晚，直到 20 世纪末期才开始兴起，目前仍在不断探索新业态，发展前景十分广阔。健康管理在我国的兴起与发展，一方面是国际健康产业和健康管理行业迅猛发展的结果；另一方面是伴随着改革开放，我国社会经济持续发展，国民的物质生活水平得到极大的改善，对健康管理产业的需求日益增加。1993 年，中国大百科全书出现"健康管理"一词。1994 年，在中国科学技术出版社出版的第一部《健康医学》专著中，将"健康管理"作为单独一章，首次系统表述了健康管理的初步概念与分类原则、实施方法与具体措施等。2003 年 12 月，由卫生部（国务院原组成部门）、劳动和社会保障部及国家金融监督管理总局在北京举办了"健康管理与健康保险高层论坛"，首次正式发出引入"健康管理"新理念的倡议，并提出积极促进商业健康保险与社会医疗保险的结合，将有利于满足广大人民群众的卫生保健需求，促进医疗资源的合理配置。全社会倡导预防优先，不断促进个人健康状况的改善，也将帮助保险业抵御医疗费用过度上涨和成本过高的风险。2005 年 3 月，我国首家专业健康保险公司——中国人民健康保险股份有限公司被批准成立，后续又成立平安、昆仑、瑞福德等专业健康保险公司。另外山东青岛、江苏镇江等地区进行社会医疗保险的试点，将健康管理纳入并加以应用。2005 年，健康管理师被列为国家新职业，中华医学会健康管理学分会、中华预防医学会健康风险评估和控制专业委员会（筹）举办健康管理高层研讨会。2006 年，受卫生部职业技能鉴定指导中心委托，北京协和医学院承办了首期健康管理师示范班。

2007年,中华人民共和国劳动和社会保障部制定批准了《健康管理师国家职业标准》,于2007年4月25日起施行。卫生部职业技能鉴定指导中心推荐的《健康管理师》培训教材出版。2007年7月,中华医学会健康管理学分会成立,同年10月,由中国科学技术协会主管、中华医学会主办并出版的国内健康管理学领域的学术期刊——《中华健康管理学杂志》创刊发行,标志着我国健康学科的学术理论研究和学科建设的起点。2009年2月和3月,中华医学健康管理学分会和《中华健康管理学杂志》邀请健康管理领域内知名专家、行业机构代表先后在天津和苏州举办了"2009中国健康管理学科体系与范畴高层论坛""2009中国健康管理(体检)机构规范与发展峰会",两次会议紧紧围绕"健康管理概念、学科体系与范畴、发展目标与原则"这一核心议题,经过充分讨论和协商,形成了"健康管理概念与学科体系的初步共识"(讨论稿),随后对"讨论稿"进行进一步意见征询和讨论,最终形成了"健康管理概念与学科体系的中国专家初步共识"(简称初步共识)。这一"初步共识"的形成与发表对推动我国健康管理学术理论研究的深入、学科建设的进步及相关产业及行业的规范发展具有重要意义。2011年6月,国家健康管理人才培养专项基金管理委员会在北京成立,不断推动健康管理人才队伍建设,为我国健康管理事业的发展和全民健康水平的提高作出贡献。2013年发布的《关于做好2013年国家基本公共卫生服务项目工作的通知》明确要求将中医药健康管理服务纳入基本公共卫生服务范畴,向社区内老年人和儿童提供中医体质辨识以及连续性的中医药健康指导,进一步促进健康管理与中医药服务的相互融合。健康管理在我国发展迅速,为进一步加强学科建设、加快健康管理人才培养,2016年教育部首次批准5所高校招收四年制健康服务与管理本科专业(广东药科大学、浙江中医药大学、滨州医学院、成都医学院、山东体育学院),截至2023年6月,全国共有147所高校开设该专业,健康管理学科和人才培养日趋成熟。

2013年9月,国务院发布的《关于促进健康服务业发展的若干意见》指出,健康服务业以维护和促进人民群众身心健康为目标,主要包括医疗服务、健康管理与促进、健康保险以及相关服务。加快发展健康服务业,是深化医改、改善民生、提升全民健康素质的必然要求。其发展目标是到2020年,基本建立覆盖全生命周期、内涵丰富、结构合理的健康服务业体系,打造一批知名品牌和良性循环的健康服务产业集群,并形成一定的国际竞争力,基本满足广大人民群众的健康服务需求;健康服务业总规模达到 8 万亿元以上,成为推动经济社会持续发展的重要力量;实现以下五大目标:一是医疗服务能力大幅提升,二是健康管理与促进服务水平明显提高,三是健康保险服务进一步完善,四是健康服务相关支撑产业规模显著扩大,五是健康服务业发展环境不断优化。这是我国健康服务业发展的纲领性文件,为包括健康管理在内的健康服务业指明了未来的发展方向,进一步促进了健康管理行业的蓬勃发展。2016 年,国务院颁发《"健康中国 2030"规划纲要》,这是我国推进健康中国建设的行动纲领,提出要以提高人民健康水平为核心,以体制机制改革创新为动力,全方位、全周期保障人民健康,大幅提高健康水平,显著改善健康水平。《中国防治慢病中长期规划(2017—2025 年)》强调要加强慢性病防治工作,降低疾病负担,提高居民健康期望寿命,努力全方位、全周期保障人民健康。《健康中国行动(2019—2030年)》围绕疾病预防和健康促进两大核心,提出将开展 15 个重大专项行动,目标到 2030 年,全民健康素养水平大幅提升,健康生活方式基本普及,居民主要健康危险因素得到有效控制,因重大慢性病导致的过早死亡率明显降低,人均健康预期寿命得到较大提高等。党的二十大报告进一步提出:坚持预防为主,加强重大慢性病管理,提高基层防病治病和健康管理的能力。总体来说,从国家政策层面上提出的健康中国战略均强调了健康管理行动,这也表明健康管理对维护人群健康、提高人群生活质量发挥着重要作用。

第三节　健康管理的应用与展望

一、我国健康管理服务需求现状

(一) 人口老龄化加快

伴随经济社会的快速转型,我国人口转型也在发生,而人口老龄化则被认为是其首要特征。根据 2020 年第七次全国人口普查数据显示,60 岁及以上人口为 26 402 万人,占 18.70%,其中,65 岁及以上人口为 19 064 万人,占13.50%,与 2010 年相比增长 5.44 个百分点。人口老龄化程度进一步加深,未来一段时间将持续面临人口长期不均衡发展的压力。《中国人口老龄化发展趋势预测研究报告》指出,2021—2050 年将是老龄化的加速发展阶段,伴随着 20

世纪60年代到70年代中期的新中国成立后第二次生育高峰人群进入老年,中国老年人口数量开始加速增长,平均每年增加620万人。同时,由于我国总人口逐渐实现零增长并开始负增长,人口老龄化将进一步深化。《中国发展报告2020:中国人口老龄化的发展趋势和政策》显示,从2035到2050年是中国人口老龄化的高峰阶段,根据预测,到2050年中国65岁及以上的老年人口将达到3.8亿,占总人口比例近30%;60岁及以上的老年人口将接近5亿,占总人口比例三分之一以上。人口老龄化给我国经济、社会、政治、文化等方面的发展带来了深刻影响,庞大老龄群体的养老、医疗、社会服务等方面需求的压力也日益增大。

我国人口老龄化呈现老年人口基数大、增长快且日益高龄化、空巢化的特点,区域、城乡之间老龄化问题差异明显,需要照料的失能、半失能老年人数激增,对我国养老服务体系和医疗保障体系建设带来新的挑战。有研究表明,我国60岁及以上老年慢性病患者超过1.8亿,其中超过2/3的人患有一种以上的慢性病,而患有两种以上慢性病的老年人超过1/3。慢性病严重影响老年人群的日常生活能力和生活质量,同时罹患多种疾病使老年人门诊和住院次数增加,导致医疗费用剧增。①

(二)慢性病患病率、死亡率居高不下

随着我国经济社会发展和卫生健康服务水平的不断提高,居民人均预期寿命不断增长,慢性病患者生存期的不断延长,加之人口老龄化、城镇化、工业化进程加快和行为危险因素流行对慢性病发病的影响,我国慢性病患者基数仍将不断扩大,因慢性病死亡的比例也会持续增加。《中国居民营养与慢性病状况报告(2020年)》显示,我国18岁及以上居民高血压患病率为27.5%,糖尿病患病率为11.9%,高胆固醇血症患病率为8.2%,40岁及以上居民慢性阻塞性肺疾病患病率为13.6%,与2015年相比均有所上升,我国慢性病防控工作仍面临巨大挑战。2019年,我国因慢性病导致的死亡占总死亡的88.5%,其中心脑血管病、癌症、慢性呼吸系统疾病死亡比例为80.7%,我国慢性病防控工作仍面临巨大挑战。

不良的生活方式是导致慢性病患病的重要危险因素。《中国居民营养与慢性病状况报告(2020年)》指出,居民不健康生活方式仍然普遍存在。膳食脂肪供能比持续上升,农村首次突破30%推荐上限;我国家庭人均每日烹调用盐和

---

① 王丽敏,陈志华,张梅,等.中国老年人群慢性病患病状况和疾病负担研究[J].中华流行病学杂志,2019,40(3):277-283.

用油量仍远高于推荐值,而蔬菜、水果、豆及豆制品、奶类消费量不足。同时,居民在外就餐比例不断上升,食堂、餐馆、加工食品中的油、盐应引起关注。儿童青少年经常饮用含糖饮料问题已经凸显,15 岁以上人群吸烟率、成人 30 天内饮酒率超过四分之一,身体活动不足问题普遍存在。另外,居民超重肥胖问题日益严重。城乡各年龄组居民超重肥胖率继续上升,有超过一半的成年居民超重或肥胖,6～17 岁、6 岁以下儿童青少年超重肥胖率分别达到 19.0% 和 10.4%。

通过开展系统、科学、综合的健康管理,能够增强人群的健康意识和健康素养,促进人群采取健康的生活方式,显著降低人群慢性病发病率、致残率和病死率。对健康管理的知识和技能掌握越多,防控慢性病的成功率就越高。

(三) 医疗费用持续上涨

卫生费用的增长,一方面取决于居民利用各类医疗卫生服务的数量,另一方面取决于医疗卫生服务的价格(费用)水平。其中慢性病已成为居民健康水平下降、导致卫生总费用上升的原因,我国慢性病发病率不断升高,随之而来的则是个人、家庭及社会所面临的沉重医疗和经济负担。目前,我国每年用于癌症患者的医疗费用近千亿元,虽然花费高昂,但中晚期癌症的治疗效果尚不能令人满意,其预后不良不仅给患者家属带来巨大的痛苦,也影响了社会的稳定。我国年度卫生健康事业发展统计公报显示,1992 年我国卫生总费用为 1 096.9 亿元,2002 年卫生总费用为 5 790.0 亿元,2012 年卫生总费用为 27 846.8 亿元,2020 年全国卫生总费用高达 72 306.4 亿元。由此可以看出我国的卫生总费用近 30 年呈倍数增长的趋势。《2022 年我国卫生健康事业发展统计公报》显示,2022 年全国卫生总费用超过 8 万亿元,初步推算为 84 846.7 亿元,占 GDP 的百分比为 7.0%。具体来看,在卫生总费用中,政府卫生支出为 23 916.4 亿元(占 28.2%),社会卫生支出为 38 015.8 亿元(占 44.8%),个人卫生支出为 22 914.5 亿元(占 27.0%)。

尽管卫生总费用受到老龄化等因素的影响,但其总发展趋势也表明,如果不加以遏制,根据我国卫生费用的增长速度,政府财政和社会将不堪重负,甚至可能影响我国经济的发展。因此,寻求有效降低医疗经济负担的策略迫在眉睫,而健康管理正是健康投资的最佳选择。在过去的 30 年,西方国家通过实施健康管理,90% 的个人或单位的医疗成本有大幅度下降,健康管理方面平均每投资 1 美元至少可以获得 7～10 美元的健康回报。

二、我国健康管理应用现状

健康管理就是将科学的健康生活方式传递给健康的需求者，变被动地管理健康为主动地管理健康，更加有效地保护和促进人类的健康。健康管理对于慢性病防治、改善人群亚健康具有非常积极的作用，是延缓甚至避免高危人群向疾病人群转变的重要途径。目前我国还未形成一个"防患于未然"的健康管理体系，公众需求和经济社会协调发展不适应的矛盾依然比较突出。主要表现在居民健康资源大量消耗和透支，如医疗费用高、医保不完善、重医疗轻保健、支出重点偏于救治、慢性病形势严峻等。

健康管理在我国发展起步较晚，主要应用场景包括以下三方面。

（一）社区健康管理

社区卫生服务是融预防、医疗、保健、康复、健康教育、健康促进和计划生育技术等为一体的综合性服务，其核心是全科医疗，骨干是全科医生，服务内容包括健康体检、建立健康档案、慢性病管理、危险因素干预、健康教育、康复服务等。可见，社区卫生服务的内涵与健康管理的实质高度吻合。

《2022 年我国卫生健康事业发展统计公报》显示，我国基层医疗卫生服务网络基本建成。目前，全国乡镇卫生院有 3.4 万个，村卫生室有 58.8 万个，社区卫生服务中心有 3.6 万个，门诊部（所）有 32.1 万个，其数量还在不断增加，90%的家庭 15 分钟内可以到达最近的医疗点。基层医疗卫生机构现有人员为455.1 万人，其中乡镇卫生院达 153.1 万人，社区卫生服务中心（站）达 58.8 万人，村卫生室从业人员达 136.3 万人。2022 年 8 月，国家卫生健康委制定并发布了《"十四五"卫生健康人才发展规划》，提出到 2025 年每万人口全科医生数达到 3.93 人，推进全科医生队伍建设，到 2025 年全科医生数量达到 55 万人。《国务院办公厅关于改革完善全科医生培养与使用激励机制的意见》提出，到2030 年，城乡每万名居民拥有 5 名合格的全科医生，全科医生队伍基本满足健康中国建设需求。

早在 2005 年，国家已将健康管理师纳入法定职业范畴。截至 2021 年底，全国医师数量已达到 428.7 万人，千人口医师数达到 3.04 人，其中全科医生达到 43.5 万人，较 2012 年增长了 295%。借助这一有利契机，将健康管理与社区卫生服务有机结合，通过建立健康档案、识别和控制危险因素、实施个性化的健康干预、指导医疗需求等手段对居民开展健康管理，可深化社区卫生服务内涵，提升其服务水平。因此,可充分利用社区现有全科医生的人力资源优势,将其培训为专业的健康管理师,使其在负责基本医疗服务的同时也负责社区健康管理工作。

坚持防治结合,让疾病在基层被早发现、早诊断、早治疗,这是我国卫生健康工作用有限投入取得较高产出的关键,同时与健康管理的目标高度一致。2009年,国家基本公共卫生服务项目启动,人均财政补助标准不低于15元。2023年,国家基本公共卫生服务项目人均财政补助标准提高至89元,新增经费重点支持地方强化对老年人、0~6岁儿童的基本公共卫生服务。项目服务内容被进一步丰富,其中有12类项目主要由基层医疗卫生机构提供,社区高血压、糖尿病患者的健康管理是服务的核心内容。基本公共卫生服务项目的实施与健康管理的步骤相结合,首先对社区居民的基本信息如性别、年龄、婚姻、家庭、病史等进行采集并建档,然后通过健康体检发现居民可能存在的健康问题,根据体检的结果进行健康风险评估,推断未来个人可能出现的疾病及可能性大小,最后通过心理干预、营养干预、运动干预和疾病干预等手段对居民进行健康危险因素干预。通过"干预—评估—再干预—再评估"的反复循环,不断发现和解决社区人群健康问题。另外,健康管理个性化的健康评估体系和完善的信息管理系统的应用,进一步使社区卫生服务真正将预防保健、医疗服务和健康教育等融合在一起,充分发挥其"六位一体"功能,达到健康"守门人"目的。

(二) 医院健康管理

在大型医院开展健康管理拥有众多优势,专业的医疗队伍可以提供更专业的健康分析和健康评估,高端精密的医疗设备可以提供更精确的健康检查和信息采集监测,更容易获取人们的信任。但目前大型医院所提供的服务主要是以疾病治疗为主的医疗服务,而对疾病的预防保健服务缺乏足够的重视。随着人民群众对健康需求的不断提高,医院简单的医学体检已不能满足群众日益增长的卫生保健需要,由单纯的体检服务向真正的健康管理转变已是众多大型医院的共识。

在大型医院开展健康管理,可设立专门的健康管理相关科室。由取得健康管理资格证的医生专门负责医院健康管理工作,为病人和门诊就医者提供包括健康体检、健康咨询、健康指导、健康干预、健康评估和健康教育等一系列服务。如果遇到专科难题则利用医院强大的专家优势,及时向相关科室主任咨询和探讨,必要时可直接转向专科治疗。开展医院健康管理,不仅可以弥补医院在健康管理方面的不足,还可以使医院改变"以病人为中心"的传统服务理念,树立"以健康为中心"的新理念,建立"防治结合,预防为主"的新型整合式医疗保健模式,有利于医院的可持续发展。同时,医院雄厚的专家队伍和多学科的综合优势反过来又可以确保健康管理服务价值得到真正体现。

(三) 企业健康管理

国外的健康管理与健康保险业是紧密结合、相互促进和共同发展的,而我国健康管理与健康保险处于起步阶段,行业合作相对比较滞后。目前国内保险公司重点关注健康保险,主要是因为我国健康保险公司对投保人的健康医疗服务管理较少,所做的大都是医疗费用发生后的补偿,而不是对投保人进行干预来降低患病风险,因而造成了健康保险赔付率高的现象。若保险公司和专业的健康管理机构合作,既可以降低医疗成本,增加收益,又可以提高个人健康水平,降低个人患病风险。该合作模式是由居民向保险公司购买健康保险产品,保险公司从投保费中支付一定比例的金额给健康管理机构,委托其向居民提供健康体检、危险因素干预、健康评估、健康教育等一系列健康管理服务,变被动补偿为主动管理。虽然目前我国大多数专业健康管理公司收费昂贵,其服务人群主要以高收入人群为主,但效益可能并不乐观。但随着人们生活条件的改善和健康意识的不断提高,我国市场机制和商业健康医疗保障服务体系的不断完善,高质量、高水平的健康管理服务必定会逐渐获得众多人群的青睐。将健康管理和健康保险相结合,是市场客户需求和健康保险经营规律的必然要求。

根据国外的实践经验,健康管理中企业人群是其重要的目标人群。健康管理在企业的应用主要在企业人群健康状况评价、企业人群医疗费用分析与控制、企业人力资源分析三个方面,其目的都是提高企业生产效率和经济效益以及增强竞争力。除了健康效益(员工健康结果的改善和医疗费用的节约),企业的其他效益,如工作绩效的提高、企业凝聚力增强、员工流失率的降低等,都是企业健康管理项目期望和关注的重要结果。当前,越来越多的国内企业认识到员工健康对于企业的重要性,疾病预防而非治疗获得企业的广泛关注与认可。不少企业已将员工定期体检作为保障员工健康的一项重要措施,也有部分企业引进员工健康风险评估项目。随着健康管理服务的不断深入和规范,针对企业自身的特点和要求,开展体检后的健康干预与促进,实施工作场所的健康管理项目是健康管理在企业应用中的主要方向。

美国的医疗保险公司是健康管理产业的一部分。美国医疗保障体系的"管理式医疗"机制,是指医保机构、医疗机构、患者和其他利益相关方之间形成的一系列用于控制医疗费用、提高医疗服务质量的契约安排和管理手段,包括搭建一体化医疗服务网络、对医疗机构实行预期付费制度、依据最佳临床路径的使用率审查以及对参保人员的健康管理等。我国新医改方案多处借鉴了"管理式医疗"的思路。然而,目前业界与学术界的注意力大多集中于医保机构对医疗机构的管理,对于医保机构对患者的健康管理却没有给予应有的关注。美国健康管理公司的服务对象是个人,但是直接客户主要是保险公司,通过对个人或者人群的健康管理,以减少保险公司保险金的支出。同时许多大型企业为了减少职工的医疗保险费用支出,也会与健康管理公司合作,这样健康管理产业便有了自身的价值。在这样的前提下,保险公司和大型企业都乐于见到健康管理产业的良性发展,让健康管理产业具有生命力,从而实现促进健康的目的。同时,由于向医院支出的费用是保险公司的主要成本,所以保险公司也会积极阻止医疗的过度行为。这样的整体状况,有利于全民得到健康管理服务、健康水平不断提高,同时使整个医疗资源得到合理的配置和利用。而目前我国的医疗保险公司主要则是为病人向医院和医生购买服务,即看病报账。这种做法对医疗服务的过程和结果影响有限,走的还是"治病"的老路,并没有介入到健康管理行业的发展当中。产业发展核心源动力社会医疗保险缺位,导致我国健康管理产业注定仅为高端人群服务。

三、健康管理应用前景展望

观念决定思路,思路决定出路。促进我国健康管理创新发展,必须转变观念,真正从"稳增长、促改革、调结构、惠民生"的高度来理解和把握健康管理的应用。坚持"政府引导、市场驱动"的原则,秉承"学术引领产业发展,产业推动学术进步"方针,自立于形成"产、学、研、用"相互协调、彼此促进的联动机制,坚定不移地朝着2030年健康管理"学科大发展、服务业大繁荣"的宏伟目标迈进。

总体来看,促进我国健康管理创新发展,可以从以下几方面开展工作:①政策支持,进一步完善促进健康管理服务发展的政策措施;②人才建设,大力加强健康管理学科与人才队伍建设,持续推进健康管理科学研究与技术创新,加快构建中国特色的健康管理服务体系,完善健康管理服务的标准化和信息化建设;③产研结合,积极打造学术和产业界交流互动平台。

此外,我国区域经济发展不平衡的国情意味着不同地区、不同人群对健康管理的需求不一致。结合我国正在蓬勃发展的社区卫生服务,可以构建以社区健康管理为主,多种形式并存的适应不同层次、不同人群的健康管理模式,并把传统中医优势融入健康管理中。中医简便价廉,民间基础雄厚,其"治未病"思想与健康管理理念不谋而合,其预防保健方法为维护中华民族的健康作出了巨大贡献。

因此,将健康管理、社区卫生服务和中医三者有机整合,充分发挥社区卫生服务的空间优势和中医简便、易、廉的预防保健优势,坚持中西医并重,必能走出一条具有中国特色的健康管理之路。

第四节 主 动 健 康

一、主动健康的基本概念及特点

(一) 主动健康的基本概念

2015 年,科技部联合多部门颁布"数字医疗和健康促进"的"十三五"规划,率先将主动健康干预作为控制慢性病、老龄化应对的重要方式,并提出主动健康概念。2017 年 5 月,科技部联合国家卫生计生委、体育总局、食品药品监管总局、国家中医药管理局、中央军委后勤保障部关于印发《"十三五"卫生与健康科技创新专项规划》的通知,正式将主动健康列入专项规划,专项总体目标指出,"以主动健康为导向,重点突破人体健康状态量化分层、健康信息的连续动态采集、健康大数据融合分析、个性化健身技术、老年健康支持技术与产品等难点和瓶颈问题"。2019 年 6 月,《国务院关于实施健康中国行动的意见》明确指出,加快推动从以治病为中心转变为以人民健康为中心,实施健康中国行动,标志主动健康将成为我国未来健康保障体系的重要组成部分。我国提出的主动健康着力于家庭和社区,政府和医院充当引领者与参与者,引导居民选择积极的生活方式,强调充分发挥个人的主观能动性,即主动获得持续的健康能力、拥有健康的生活品质和良好的社会适应能力。主动健康是将被动治疗为主转向以主动选择行为干预的新探索,是我国面向新时代人民群众的健康需求提出的新的理念和模式。主动健康强调居民个人应主动承担自我健康责任,发挥其参与健康管理的潜力和主观能动性,主动识别与利用"社会—社区—家庭"系统中健康服务相关资源,养成良好的行为生活习惯,提高心理压力的应对水平,获得持续全面的自我健康管理能力,以维持或改善自身健康状况。"主动健康"是"健康中国"行动的重要举措,是健康医学未来发展的一种新模式。

主动健康(proactive health)是指以积极的生活方式、科技支持和健康监测为基础,通过个人努力来维护和提升身体健康和生活质量。它强调预防重于治疗,注重营养、运动、心理健康等多个方面的维护,让人们可以更好地掌控自己的身体和健康状况。从不同的角度,主动健康可以有不同的内涵。从体育视角出发,主动健康是通过对人体主动施加可控刺激,增加人体微观复杂度,促进人体多样化适应,从而实现人体机能增强或慢性非传染性疾病逆转的医学模式。老龄化视角认为,主动健康是一种关注躯体、精神和社会的综合功能,重视个体主观行为的持续性参与。全科医学视角强调,主动健康是一种基于整体医学观,关注人体的微观复杂性和个体的主观能动性,侧重于利用现代信息技术动态监测居民健康状态变化的医学模式。从宏观角度而言,主动健康需要统筹、协调各责任主体履行相关健康责任,落实健康政策,应用信息技术,整合各种社会资源,以改变并引导群体的生活习惯和卫生方式,为居民提供预防、诊疗、康复的良好环境。在我国,对于"主动健康"概念尚未给出明确的解析,仅停留在个人主动获取健康信息和选择健康行为的层面上,"主动健康"在医疗和社会环境健康模式中的实用价值和意义仍处于模糊地位,针对"主动健康"的干预措施在疾病预防、健康促进等方面的应用探究也比较缺乏。主动健康关注的是人体系统的演变方向和速度,以及纵向维度的变化,更依赖大时间尺度的连续动态测量和整体发展趋势的分析。它强调充分发挥个体的主观能动性,以改善健康行为为主,综合利用各种医学手段对人体行为进行可控的主动干预,促使人体产生自组织适应性变化。

(二) 主动健康的特点

1. 实践理念

构建良性的"个体化自主参与式健康管控"的持续性闭环体系,其核心是贯彻预防为主的方针,坚持科学循证,提供连续、可及、个性化、全生命期的健康服务。另外,集合中医"治未病"精髓、整体医学观、智慧医疗等形成新型科学范式,从而助力"健康中国"的实现。

2. 参与主体

从被动接受治疗到个体主动追求健康,反映了核心主体和角色功能的变化。这一改变不仅需要增强个人健康管理的技能,作出正确的健康促进决策,同时需要开展持续的自我健康行动。主动健康行为的施行主体是个人,政府及社会是"秩序维持者",卫生技术人员、社区工作人员是"教练或队友"。

3. 管理服务

主动健康具有便捷、定制、智能、精准、连续为一体的服务特点。首先,面向社区,发展并运用专业快捷的服务模式自动采集健康信息、实时干预健康风险,为社区和居民提供方便、快捷和全面的健康管理服务。其次,结合各地文化特色、教育水平、经济水平、医疗服务水平等,基于受众群体多样性需求,做到因人而异、因地制宜、科学配置、动态调整。同时,主动健康管理服务需要可靠的健康数据库,为社区和居民用户提供安全可靠的数据存储方式,更加智能化。另外,采用现代技术,实现数字化主动健康管理,为居民提供全面的"精准化健康管理"服务。最后,主动健康管理服务要覆盖全生命周期、全健康管理过程。

二、主动健康的必要性

(一)助力实现"健康中国"的重要抓手

中国社会已经进入了为全民健康奋斗的"大健康时代"。2016 年,国家颁布的《"健康中国 2030"规划纲要》(简称《纲要》)提出:"全民健康是建设健康中国的根本目的。立足全人群和全生命周期两个着力点。""全人群"的健康,意味着不仅要改善病人的健康,而且要维护正常人的健康;"全生命周期"的健康,则明确定位从胎儿到生命终点的全程健康服务和健康保障。为此,以诊治疾病为主要任务的临床医学正在转变为以维护健康为主要目标的健康医学。2020 年 9 月,习近平总书记在教育文化卫生体育领域专家代表座谈会上明确指出:"从源头上预防和控制重大疾病,实现从以治病为中心转向以健康为中心。"

为了实现这样的健康思想转变,我国政府提出了一个维护健康的"举国体制"。最早是在《纲要》中指出,"推动人人参与、人人尽力、人人享有,落实预防为主,推行健康生活方式,减少疾病发生,强化早诊断、早治疗、早康复,实现全民健康";在 2019 年 6 月《国务院关于实施健康中国行动的意见》中又有了更为明确的表述:"倡导每个人是自己健康第一责任人的理念。"这种"第一责任人"

的理念随后被正式写入 2020 年 6 月实施的《中华人民共和国基本医疗卫生与健康促进法》(以下简称《基本法》):"公民是自己健康的第一责任人,树立和践行对自己健康负责的健康管理理念,主动学习健康知识,提高健康素养,加强健康管理。"

在传统的临床医学时代,社会把维护健康的主要任务交给医生,由医生负责诊断和治疗疾病。显然,民众把自身的健康委托给专业医务人员负责的方式可以称之为"被动健康"模式。而在"大健康时代",广大民众成了维护自己健康的第一责任人,医务人员不再是唯一的健康保护力量。《纲要》明确提出:"统筹社会、行业和个人三个层面,形成维护和促进健康的强大合力"。可以说,"健康第一责任人"的理念带来了全新的"主动健康"模式。

(二) 健康老龄化的关键

民政部和全国老龄办发布的《2022 年国家老龄事业发展公报》显示,截至 2022 年末,全国 60 周岁及以上老年人口达 28 004 万人,占总人口的 19.8%;全国 65 周岁及以上老年人口为 20 978 万人,占总人口的 14.9%,显示我国老龄化持续加深。伴随出生率持续下降和人均寿命延长,老龄化呈上升趋势。预计到 2050 年,中国 65 岁以上人口将占总人口的 1/3,老龄化比例将超过英国和美国,与德国老龄人口比例相当。同时,中国与日本的老龄化比例差距逐渐缩小,形势严峻。过去几年,许多国家因人口老龄化而面临财政困难、财政赤字和高额政府债务等问题。

随着我国将积极应对人口老龄化上升为国家战略,有关部门对老龄化问题的关注日益加强。目前我国的健康老龄化形势不容乐观,老年人患慢性病率高,精神健康水平较低,并且存在城乡、性别差异,农村老年人健康状况较差,女性老年人健康状况也相对较差。这些现象的背后存在多种风险因素的影响,改善老年人的健康水平需从全生命周期出发,不仅关注老年人当前的健康状况,另外还需提高老年人的生活自理能力。在医疗领域,老年人对医疗服务的需求更为迫切、更为综合,但供给与需求不完全匹配,需要开展全科医疗以提高基层医疗水平,让老年人及时获得优质医疗服务。

在经济领域,老年人的经济状况与健康水平密切相关,特别是养老保险水平与健康水平相关。农村地区养老保险水平较低,影响老年人的身体健康和心理健康。我国医疗保险存在地域分割,导致医疗保险报销水平不一,需要加大改革力度。长期护理保险试点的开展是未来建立全国长期护理制度的方向,以实现对重点弱势人群的经济帮扶(如年老、疾病或伤残导致无法自理者)。

老年人不仅需要政府出台政策保障其健康,还需主动保障自己的健康,养成良好的健康行为习惯,进行适当的运动、保持均衡饮食、不吸烟不酗酒、保持充足睡眠。多项研究表明,个体行为影响躯体健康、认知健康和心理健康。此外,老年人还应进行定期体检,从而实现早发现、早诊断、早治疗,积极参与社会经济活动,从而有助于提升个人价值感,促进健康。

《国务院关于实施健康中国行动的意见》(国发〔2019〕13号)明确指出,加快推动从以治病为中心转变为以人民健康为中心,实施健康中国行动,标志"主动健康"将成为我国未来健康保障体系的重要组成部分。《健康中国行动(2019—2030年)》重申"每个人是自己健康的第一责任人",不断引导群众建立正确健康观,形成有利于健康的生活方式、生态环境和社会环境,提高人民健康水平。主动健康突出"战略前移、关口前移",聚焦健康风险因素控制、老龄健康服务等关键问题,通过健康医疗、运动健身、环境检测、饮食检测等方面,引领构建以主动健康科技为一体化的健康服务体系,提升健康保障能力和自主性。

三、主动健康面临的挑战与机遇

(一)提升居民健康素养水平

健康素养水平是个体主动健康的基本技能,同时也是实现全民健康的基础和前提。然而,对于健康素养的内涵、有效测量等基础问题至今尚未取得共识。同时,个体的健康水平在很大程度上受其健康行为的影响。良好的健康行为可降低疾病风险,有助于延长寿命,如何在提升健康素养的基础上进一步优化个体健康行为有待进一步探讨。

根据国家卫生健康委员会最新公布的数据,2023年我国居民健康素养水平达到29.70%。《"健康中国2030"规划纲要》(简称《纲要》)明确提出,应通过健康教育提高整体健康素养:"建立健全健康促进与教育体系,提高健康教育服务能力,从小抓起,加强精神文明建设,发展健康文化,移风易俗,培养良好的生活习惯。"《纲要》将居民健康素养列为健康中国建设的主要指标,并要求到2030年,具备健康素养水平的居民应达到30%。居民健康素养水平的提升为个体主动健康提供了可能性,同时也有助于健康中国战略的推行和实施。

(二)强化健康科学研究与完善相应指南

在"主动健康"理念中,一般公众作为"健康的第一责任人",通常需依据各种健康指南来维护和促进自身健康,如"居民膳食指南""居民体育锻炼指南"等。这些健康指南与循证医学的临床指南同等重要。指南的制定需要科学研究证据的支持。长期以来,健康科学领域的研究并未得到充分重视。但我国传统文化早已认识到营养对健康的重要性,并提出了"药食同源"的概念。然而,我国在营养领域的科学研究相对薄弱,国内膳食营养、合理饮食等方面需要进一步加强。2022年发布的《中国科学营养新趋势白皮书》指出,我国需要加强科研能力建设,尤其需要关注人民群众对营养品的认知、营养检测工具与途径、科学饮食方式与营养补充效果的评估。

(三) 研发新技术和新方法助力主动健康

在"主动健康"理念中,需要为广大群众提供强有力的技术支持来维护其自身健康。这些维护和促进健康的相关技术和方法涵盖范围极为广泛,但可以简要划分为两大类,即针对个体健康和针对健康环境。前者主要包括健康状况的早期监测和早期干预;而后者则涵盖了人类生存环境的多个方面,例如饮用水的净化、空气污染的防治和食品安全等。

目前,大型科技公司已将战略重点转向健康相关目标,为主动健康提供技术支持。通过投入数十亿美元开发专有健康大数据,深入研究人类疾病,投资脑科学研究,推动了超级AI在主动健康领域的扩展应用。谷歌和微软已经在许多领域耕耘了多年,比如数字健康、可穿戴技术和AI智能系统等,以实现医疗保健机构在本地、云端或两者之间所有场景应用的目标。其他科技巨头还包括:亚马逊、苹果、国际商业机器公司(International Business Machines Corporation,简称IBM)、Meta和甲骨文、华为等。这些公司在新冠肺炎疫情之后已清晰意识到医疗保健服务是一个可创造数万亿美元的行业,充满了诱人的盈利机会,当然,也极具挑战风险。各大公司开始以不同方式利用医疗和健康大数据,这些数据主要来自众多医疗保健资源,用于开发AI技术。例如,Facebook人工智能研究院(FAIR)采用的基础模型,研究人员能够用以处理数万亿以上的数据参数,如此规模的数据解析,有助于深入了解人类疾病、智能,并弥合"人-机"之间的职能分工差异。在临床研究领域,与传统模式不同之处是采用了数字化可穿戴研究模式,可穿戴设备是近年来发展迅猛的健康状态监测和人体数据收集的新技术。这种方法使得个体变得"透明化",血压、心率等各种身体状态变化以及饮食、运动等日常活动都可以被实时地记录下来,收集到的这些数据则被用于个体的健康管理。目前被广泛使用的可穿戴设备当属智能手表和智能手环。其他主动健康研究领域还包括：健康数据深度学习、健康大数据指导决策支持、健康元宇宙和脑机接口技术及其应用等。

（巢健茜　王雷霞）

复习思考题

1. 简述健康管理的基本步骤。
2. 论述健康管理在我国发展的机遇和面临的挑战。
3. 论述如何将主动健康应用到健康管理实践中。

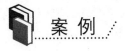 案 例

美国健康管理公司（HMSA）

HMSA 成立于 1980 年，已有 40 多年历史。这家公司已从区域性的行为健康服务转型为健康服务和行为健康管理领域的领导者。目前，其旗下约 1.3 万名健康管理咨询师分布在美国 3 000 多个城市，为"财富 500 强"企业、政府机构和知名大学等提供健康管理服务。

HMSA 公司提供全方位的心理健康培训，帮助会员增强自我健康管理技能，促使他们养成健康生活习惯。公司设有专职隐私执行官，积极保护个人隐私。提供多种行为健康服务方式，包括互联网、电话或面对面咨询。可根据公司或组织的实际情况定制专属服务内容。此外，实行无限制咨询计划，会员在一年内可无限次获得健康管理咨询帮助。会员企业的主管经理享有无限咨询服务，可随时向 HMSA 公司咨询员工激励、绩效评估、纠正措施、个人自信需要和指导等事宜。

目前，HMSA 公司提供多方面的服务内容，包括行为健康、雇员辅助项目和工作生活帮助。对于会员企业员工，HMSA 推出了员工协助计划。一般企业工会会为员工支付一年的会员费，作为公司的健康福利；健康管理公司却为这些员工提供全天候的免费健康、药物、饮食、体检等方面的专业医学知识咨询，并提供 140 种语言的翻译服务。针对大型企业客户已患病的员工（例如高危妊娠、糖尿病、哮喘、肥胖等），HMSA 公司提供专门的疾病管理，包括健康风险评估、激励管理、生物检测、24 小时护士热线、全面报告以及网上医师咨询等。此外，HMSA 公司定期向他们寄送会员手册，提供书面的知识指导。这一

系列的健康管理服务有助于会员企业减少医疗保险支出,帮助员工养成健康生活习惯,降低疾病风险,提高生活质量,并显著提高工作效率。

　　作为全国范围内少有的完全独立的私人行为健康管理公司,HMSA 不隶属于任何制药公司。因此,公司内部所有工作人员不会为经济利益推荐某些可能不适合会员的药物、生物产品或保健品。同时,也不会有任何人利用临床工作人员推销精神健康药物或向病人推荐高额的住院或门诊治疗项目。

(来源:改编自徕康医疗微信公众号)

第二章　健康管理基本策略

健康管理基本策略是通过评估和控制健康风险，达到维护健康的目的，即通过信息收集、健康状况检测、健康风险评估、健康干预、干预效果评估等步骤降低健康风险，达到维护健康、提高生活质量的目的。本章将介绍生活方式管理、需求管理、疾病管理、灾难性病伤管理、残疾管理、综合的人群健康管理这六种健康管理基本策略。

第一节　概　　述

随着人们对健康认识的逐步深入和追求的不断提高，他们逐渐意识到自身才是支配健康的主体，应当逐步形成健康管理理念，建设健康管理学科和发展健康管理产业，实现以促进健康为目标的全程、全方位的健康管理。健康管理是指对个体或群体的健康进行全面监测、分析、评估，提供健康咨询和指导，以及对健康危险因素进行干预的全过程。根据危险因素的特点可将健康危险因素分为可改变健康危险因素和不可改变健康危险因素。前者往往采取一定的干预措施后可以改变，如吸烟、饮酒、不合理膳食、缺乏体育锻炼等；后者往往不可改变，如年龄、性别、种族、遗传等。对个体而言，健康管理的基本服务流程是在采集健康信息的基础上，通过对个体健康风险的评估，形成健康风险评估报告，并针对性地制订个性化的干预方案，最后对干预效果进行评估，评价干预措施的有效性。对群体而言，健康管理可以汇总、评价群体的健康状况，形成群体的健康管理评价报告，为分析群体健康需求提供一定的参考依据。群体健康管理制订面向群体的干预方案，其目标是人群健康，其定义是"某人群的健康结局及其在不同人群间的分布"。

健康管理策略是以预防疾病、维护和促进个体或群体的健康为目标而制订一系列的干预策略，可以分为宏观和微观两方面。宏观健康管理策略一般是从国家或某地区的人群健康问题出发，对健康服务的总体方向和目标、卫生资源配置的总方针确定的管理策略。我国现已进入深度老龄化社会，同时，慢性病的患病率、死亡率不断上升，已成为威胁我国人群健康的主要问题，也给个人、家庭和社会带来沉重的负担。面对这些健康问题，我国政府提出了一系列预防疾病、健康促进与健康管理的宏观策略。2009 年，我国启动国家基本公共卫生服务项目，包括高血压、糖尿病、老年人健康管理等内容，在全国范围内将慢性病健康管理列为基本公共卫生服务，促进基本公共卫生服务均等化。2016 年提出的"健康中国 2030"战略，将全民健康作为建设健康中国的根本目的，提出建立从胎儿到生命终点的全程健康服务和健康管理，以诊治疾病为主要任务的临床医学正在转变为以预防和维护健康为主要目标的健康管理战略。微观健康管理策略往往是从个人或群体角度出发，探讨改善个体或群体健康的管理策略，针对个体的健康问题和健康风险制订的一系列健康管理策略，强调个人维护健康的主观能动性。健康管理基本策略是通过健康评估控制健康风险以达到维护健康的目的，通常包括 6 种手段：生活方式管理、需求管理、疾病管理、灾难性病伤管理、残疾管理、综合的人群健康管理等。

第二节　生活方式管理

生活方式管理主要关注个体的生活方式或行为可能带来的健康风险，这些行为和风险将影响个体对医疗保健的需求。生活方式管理旨在帮助个体做出最佳的健康行为选择来减少健康风险因素。生活方式管理的效果取决于如何调动个体对自己健康的责任心和主观能动性，如何使用行为干预技术来激励个体和群体的健康行为。

一、生活方式管理相关的基本概念

（一）生活方式

生活方式是在社会化的过程中，不同的个人、群体或全体社会成员在一定的社会条件和价值观念制约下相互影响所形成的满足自身生活需要的全部活动形式与行为特征的体系。狭义上指个人及其家庭的日常生活活动方式，包括衣、食、住、行以及闲暇时间的利用等。广义上指人们一切生活活动的典型方式和特征的总和,包括劳动生活、消费生活和精神生活(如政治生活、文化生活、宗教生活)等活动方式。生活方式由生产方式决定,而且一旦形成,就具有稳定性和持久性。

生活方式在很大程度上影响着人们的健康和寿命,WHO 提出影响健康的主要因素中,60%与行为生活方式有关。按照是否对健康有益,可以将生活方式划分为健康生活方式和不良生活方式。人的一生从胚胎开始到死亡的全过程,几乎每个时期的疾病都与不良生活方式有关。胚胎时期,胎儿有可能因为父母吸烟、喝酒、用药不当等,出现畸形和先天性疾病;婴幼儿时期,因为喂养不当、营养不足、户外活动少、饮食不卫生等,可能造成孩子患上营养性贫血、佝偻病、肠寄生虫病等疾病;儿童时期,孩子代谢旺盛、生长发育迅速、饮食摄入量大,也可能因饮食指导不科学,缺乏体育锻炼,出现超重或肥胖的问题;从青少年开始,同伴的行为和生活方式会对青少年的健康产生深刻影响。特别是在几个特殊阶段,即青春期、更年期、老年期,因为生活方式不健康易出现许多疾病,如青春期综合征、青春期发育有关问题、高血压、糖尿病、白内障、心脑血管疾病,甚至精神障碍等。但是通过健康管理的技术,可以帮助人们树立健康意识,践行健康生活方式,减少危险因素的损害,从而提高个体全生命周期的健康水平。

在影响健康的因素中,建立健康生活方式与个人的关系最为密切,也是主动健康理念的核心内容。生活方式并不是一成不变的,不管患病与否,个体可以通过建立健康的生活方式来维护和促进健康。国内外已有众多关于生活方式影响或改变人们健康状况的研究。

"健康专业人员队列研究"(Health Professionals Follow-Up Study, HPFS)是由哈佛大学公共卫生学院开展的一项重要的健康研究,研究人员对 43 000 名年龄在 40~75 岁之间,无糖尿病、心脏病及其他慢性疾病的男性长达数十年的追踪研究,揭示了健康生活方式对降低心脏疾病风险的显著作用。[1] 从 1986 年开始,这项研究每年对这些参与者进行两次问卷调查,通过分析长期积累的数据,探索生活习惯与心脏疾病之间的潜在联系。结果显示,即使这些男性正在服用降压和降胆固醇药物,健康的生活方式依然能够显著降低他们患心脏疾病的风险。具体而言,对于正在服药的中年男性,若他们遵循合理饮食、不吸

---

[1] Chiuve SE, McCullough ML, Sacks FM, et al. Healthy lifestyle factors in the primary prevention of coronary heart disease among men: benefits among users and nonusers of lipid-lowering and antihypertensive medications. Circulation. 2006 Jul 11;114(2):160-167.

烟、适量饮酒、保持健康体重和定期运动的准则,其患心脏疾病的风险将降低57%。相比之下,未服药的男性通过健康生活方式能够将风险降低至87%。仅单一的不吸烟习惯就能使患病风险减少50%。当健康生活方式涵盖上述所有五个方面时,男性患心脏疾病的风险指数达到最低水平。此外,研究还发现,即使个体过去的生活方式不健康,改变后的生活方式所带来的益处也是显著的。健康的生活方式无法被药物或其他治疗手段完全替代,且改变生活方式的益处不受年龄限制,即便个体从中年或晚年开始,也能从中获益。

(二) 生活方式管理

生活方式管理借助健康促进技术,如行为干预和健康教育,旨在引导人们避免不良行为,降低健康危险因素对健康的潜在危害,从而预防疾病并提升整体健康水平。从卫生服务的视角来看,生活方式管理是指以个体为中心的健康维护活动,这一定义凸显了个人行为选择对健康产生的直接影响。当前,生活方式管理的重点聚焦于多个方面,包括合理饮食、适量体力活动、戒烟、维持心理平衡等。

二、生活方式管理的特点

(一) 以个体为中心,发挥主动健康的作用

每个人所选择的生活方式纯属个人的意愿或行为,但都受到家庭、社会环境的影响。个体的不良生活方式对其健康的危害往往并不是立竿见影的,而是随着时间变化长期积累的结果,同样采取健康生活方式也较难在短期内获益。因此,采取有利于健康的生活方式就需要个体长期坚持。选择健康生活方式也与个体的健康素养水平有关,健康素养水平较高的人更容易重视自身的健康问题和采取健康行为。2016年8月召开的全国卫生与健康大会上提出"每个人是自己健康的第一责任人",也就是说,患有疾病,医患可以协力诊治,但是健康长寿也要靠自身的努力。这也进一步明确了我们每个人在生活中要发挥主动健康的作用,积极采取健康的生活方式助力"健康中国"战略的实现。

生活方式健康管理旨在结合个体的具体状况,积极倡导和引导个体采纳健康的生活方式,例如戒烟、增加体力活动、保持均衡膳食等,同时致力于调整或改变不良的生活习惯,如长期吸烟、酗酒、体力活动不足等。此外,为了辅助个体作出明智的决策,可以采用多种方法和渠道,如提供体验健康生活的机会,教授改善生活方式的技巧等。然而,这些支持措施并不能替代个体自身对生活方式选择的决策权,即便在短期内代为其决定,也难以确保个体长久地坚持。

(二) 预防为主,有效整合三级预防

生活方式管理的核心在于预防,这一概念不仅涵盖了对疾病发生的积极预防,更着重于对疾病发展进程的逆转或延缓。因此,生活方式管理不仅是健康人群预防疾病的必要手段,也是高危人群和患者实现健康管理的重要策略。具体而言,一级预防聚焦于尚未患病或处于低风险状态的群体,旨在通过控制健康危险因素,防患于未然;二级预防则针对高危人群,实施早发现、早诊断、早治疗的"三早"策略,以阻止或减缓疾病的进一步发展;三级预防则面向已患病人群,旨在防止伤残,推动功能恢复,提升生存质量,延长寿命,并降低病死率。在生活方式管理的实践中,"三级"预防策略具有举足轻重的地位,特别是要重视一级预防。因此,在制定生活方式管理方案时,必须充分考虑个体和群体的特性,科学、动态地整合三级预防策略,以促进人群整体健康水平的提升。

(三) 通常与其他健康管理策略联合进行

生活方式是影响健康的重要因素但不是唯一的因素。因此,在健康管理中仅仅采用生活方式管理是远远不够的,它往往需要与其他健康管理策略相结合,可以说是其他群体健康管理策略的基础成分。与许多医疗保健措施需要付出高昂费用为代价相反,预防措施(主要是健康生活方式)通常是经济而有效的,它们或节约了更多的成本,或收获了更多的边际效益。基于循证医学的深入探究,美国疾病预防控制中心已明确将乳腺癌、宫颈癌、直肠癌、心脏病、老年人肺炎、骑车所致头部损伤、低出生体重、乙肝以及结核等共计19种疾病或伤害,列为成本效益显著的预防性健康管理领域。同时,健康的生活方式不只与慢性病预防和控制有关,对各类传染性疾病同样适用,如勤洗手、保持手部卫生、开窗通风、增强锻炼、提高机体免疫力等可预防肺炎等呼吸道传染性疾病。

三、生活方式管理的相关干预技术

生活方式管理是健康管理基本策略中的重要组成部分,并且贯穿疾病的发生发展全过程,对于维护和促进人群健康具有重要作用。生活方式管理就是用科学的管理理念和模式,通过采取一些干预技术来引导人们建立健康的生活方式,避免或延缓疾病的发生发展,提高生命质量。常见的干预技术有教育、激励、训练和营销。

(一) 教育

开展有计划、有组织、有系统的社会教育活动,可使人们自觉地采纳有益于

健康的行为和生活方式,消除或减轻影响健康的危险因素,预防疾病,促进健康,提高生活质量,并对教育效果作出评价。其核心是教育人们树立健康意识,促使人们改变不健康的行为生活方式,养成良好的行为生活方式,以减少或消除影响健康的危险因素。通过健康教育,能帮助人们了解哪些行为是影响健康的,并能自觉地选择有益于健康的行为生活方式。

教育是生活方式管理中采用的一种基础的、常见的干预技术,在实际操作中有多种形式可供选择。其一是语言教育法,即与个体或群体通过面对面的口头语言进行直接教育的方法,有谈话、讲座、讨论、咨询等方式。在交流中传递健康理念和健康知识,为建立健康生活方式提供理论支撑。其二是形象化教育法,即以各种形式的艺术造型直接作用于人的视觉器官,以及采取生动的文字说明或口头解释,通过人的视觉及听觉而作用于人的大脑的教育方法,如陈列图画、标本、实物、模型等。例如在开展合理膳食相关的教育活动时,可以将居民膳食宝塔制作成模型图进行展示,使受众能直观了解合理的膳食结构图,有利于将理论知识内化于健康行动。其三是视听教育法,即利用现代化的视听系统(声、光、电)来进行的教育形式,主要包括:录音、投影、幻灯、电视、电影等,增加健康知识的趣味性,提高健康管理的效果。目前,通过线上与线下相结合的方式开展教育活动也是极其普遍的。因此,在实际的生活方式管理中,可以根据不同人群性格特点开展不同类型的教育方式来传递健康知识和理念,确立积极的健康生活方式态度,改变不利于健康的行为,最终达到维护健康的目的。2023 年 9 月 26 日,全民健康生活方式行动国家行动办公室在北京召开 2023年健康生活方式核心要点解读会,发布了孕妇、乳母、婴幼儿、儿童青少年、老年人及职业人群的《健康生活方式核心要点(2023)》,包括六类人群共计 43 条健康生活方式核心要点。核心要点从合理饮食、规律运动、戒烟限酒、心理平衡、良好睡眠、积极社交、主动学习等方面对不同人群的健康生活方式给出更加精准的指导,推动"做自己健康第一责任人"理念落实。在开展教育活动时可以参考此核心要点。

(二) 激励

激励(又称行为矫正,behavior modification)是管理理论中的重要内容,将激励用于生活方式管理能够更好地帮助被管理者建立并坚持健康的生活方式。激励是指组织及其个人通过设计适当的奖酬形式和工作环境,以及一定的行为规范和惩罚性措施,借助信息沟通,来激发、引导、保持和规范组织及其个人的行为,以有效地实现组织及其个人目标。生活方式管理贯穿人们的一生,且一旦形成就具有一定的稳定性,想要彻底改变以往不健康的生活方式仅仅靠教育是不够的,长期保持健康的生活方式需要持续的激励。在行为干预的过程中,通过正面强化、反面强化、反馈促进、惩罚等多种激励措施进行行为矫正,促进个体增加建立健康生活方式的动力,在此过程中不断激发个体的内驱力和自信心,并且强调主动健康理念的必要性。例如,在有关戒烟的健康管理中可以采用激励的干预技术,为个体制订短期、中期和长期戒烟目标。在健康管理的过程中可以通过不断的鼓励,化被动为主动,增强个体戒烟的信心和决心;当个体达到阶段目标时,及时地给予正向反馈和奖励,如果个体未达到阶段目标,将会受到一些惩罚,最终的目的是践行不吸烟和保持不吸烟的生活方式。在实施过程中,需要根据个体的实际情况来制订阶段目标、激励的措施和手段,并且在干预过程中不断调整。

(三)训练

训练在生活方式管理中是较为高效的一种干预技术,能够在短期的时间内通过参与式体验来实践和适应健康行为。通过一系列的参与式训练与体验,培训个体掌握行为矫正的技能。个体仅仅获得健康知识是不够的,同时需要不断提高践行健康行为的技能。例如增强体力锻炼对健康是有益的,个体需要在了解这一健康知识的基础上获得关于体育锻炼的技能。对于不同身体状况的个体,其体育锻炼的强度是不同的,高血压、糖尿病或有一些基础性疾病的患者在进行体育锻炼时更要注意锻炼的适度性。

(四)营销

和传统的市场营销不同,生活方式管理所用的营销是利用社会营销的技术提倡和推广健康行为,营造主动健康的社会环境和氛围,潜移默化地影响和促进个体改变不健康的行为,其不以营利为目的。1971 年,杰拉尔德·蔡尔曼和菲利普·科特勒引入了"社会营销(social marketing)"这一概念,旨在推动营销学在环境保护、计划生育、营养改善、安全带使用等具有显著推广价值的社会目标中的应用。这一创新理念的提出,迅速引起了世界各国及相关组织的广泛关注。斯堪的纳维亚地区、加拿大、澳大利亚和部分发展中国家率先采纳了这一理念,并付诸实践。同时,一些国际组织,如美国的国际开发署、世界卫生组织以及世界银行等,也开始认可运用社会营销理论作为推广重要社会目标的最佳方式。

社会营销的前提是需要了解不同人群的健康需求,开展针对性的营销。社会营销也可以运用名人效应提高人们对某健康问题的关注度。如在有关艾滋病健康知识和行为的健康管理中,可以通过邀请人们所熟知的名人等担任防艾大使,加大对艾滋病知识和健康性行为的宣传,引发人们对艾滋病的关注和重视。另外,也可以利用公益广告、电视剧情向大众传播健康知识,增强人们主动健康的意识和理念。因此,社会营销具有受众广泛、覆盖面广等特点。

单独或联合采用上述干预技术,能有效引导人们向更有利于健康的生活方式转变。行为改变的过程已被证实为一项挑战,而养成习惯并长期维持则是健康行为转变的最终追求。在此转变过程中,社会支持的力量,包括家人、朋友、同事和社区等,扮演着举足轻重的角色,其为个体提供了信息传播和行动执行的有利环境和条件。在实际应用中,生活方式管理可展现为多样化的形式,并可与其他健康管理策略相融合。例如,它可融入疾病管理项目中,以减少疾病发病率和减轻疾病损害;也可在需求管理项目中发挥作用,帮助人们作出更合理的食物选择,并倡导人们定期进行预防性的医学检查。无论采用何种方法和技术,生活方式管理的核心目标始终如一,即通过选择健康的生活方式,减少疾病危险因素,从而预防疾病或伤害的发生。

第三节　需求管理

需求管理在卫生服务领域中主要关注的是协助健康消费者维护其健康状态,引导他们寻求合适的卫生服务,以控制卫生成本并促进卫生资源的合理利用。其目标在于降低不必要的、昂贵的医疗服务,同时致力于提升人群的整体健康水平。

一、需求管理相关的基本概念

(一) 需求与健康需求

经济学中的需求指在一定的时期,在既定的价格水平下,消费者愿意并且能够购买的商品数量。马斯洛需求层次理论将人们的需求像阶梯一样从低到高按层次分为 5 种,分别是:生理需求、安全需求、社交需求、尊重需求和自我实现需求。一般来说,某一层次的需要得到相对满足,就会向高一层次发展,追求更高一层次的需要就成为驱使人们行为的动力。随着社会经济的发展,物质生活水平得到极大的改善,同时,人们对健康的需求也变得日益丰富和多元化。

　　健康需求是指从经济和价值观念出发,人们在实现效用最大化过程中对身体、精神、社会适应等完好状态的需求。健康需求的类型包括由需要转化而来的需求和没有需要的需求。前者与人们本身是否察觉到有某种或某些健康需求有关,还与其收入水平、社会地位、享有的健康保障制度、交通便利程度、风俗习惯以及医疗卫生机构提供的服务类型和质量等多种因素有关。后者通常是由人们不良的就医和行医两种行为造成,如不遵医嘱、随意停药或用药、大处方、延长不必要的住院时间、做不必要的检查等。如何帮助个体意识到自身的健康需求以及使健康需求得到满足是健康管理中重要的内容之一。

(二) 需求管理

　　健康管理中的一个重要策略为需求管理,它涵盖了自我保健服务和人群就诊分流服务,旨在引导个体合理使用医疗资源并有效管理自身的健康行为。这一策略的核心思想在于,当个体在与其相关的医疗保健决策中扮演更为积极的角色时,服务效果将得到显著提升。为实现这一目标,通过提供如小病自助决策支持系统和行为支持等辅助工具,个体能够更有效地利用医疗保健服务,确保在适宜的时间、地点选择正确的卫生服务类别。

　　需求管理的目标是以人群为基础,大多通过电话、互联网等远程管理病人方式来指导个体正确地利用各种医疗保健服务,试图减少人们对原以为是必需的,但实际上昂贵且临床上不一定有必要的医疗保健服务的使用,同时改善人群的健康状况。需求管理常用的手段包括:寻找手术的替代疗法、帮助病人减少特定的危险因素并采纳健康的生活方式、鼓励自我保健或干预等。

二、影响健康需求的主要因素

(一) 患病率

　　患病率(prevalence rate)又称现患率或流行率,指的是某特定时期内总人口中某疾病新旧病例所占比例,反映了人群中某疾病的发生水平。患病率会影响人群的卫生服务需求。例如糖尿病是影响我国人群健康的重要慢性疾病,根据中国医科大学附属第一医院滕卫平等进行的一项全国性研究,我国成年人糖尿病患病率为12.8%,患者人数超过1.3亿,现阶段位居世界第一,此外大约还有 3.5 亿人处于糖尿病前期状态,糖尿病前期检出率为 35.2%。糖尿病患病率的迅速攀升使得人群对于糖尿病筛查、用药、随访等卫生服务需求大幅度增加,但这并不表明患病率与服务利用率之间有良好的相关关系。处于糖尿病前期的患者仍可以通过非药物的方式进行积极干预,达到延缓或避免疾病发生的目的。

(二) 感知到的需要

在探讨影响卫生服务利用的关键因素时,个人对卫生服务需求的感知显得尤为突出。这种感知不仅体现了个人对疾病严重性的认知,还反映了其是否认为需要寻求专业卫生服务来应对各种健康问题。诸多因素共同作用于个体,影响着其对卫生服务需求的感知,这些因素主要涵盖:个体对疾病潜在风险和卫生服务潜在益处的了解;对推荐治疗方案的预期效果判断;对疾病问题的自我评估能力;对疾病严重性的感知;自主处理疾病问题的能力,以及个人对自己能够妥善解决疾病问题的信心等。

(三) 患者偏好

患者偏好强调患者本人在决定其医疗保健措施时的重要作用。医生的角色在于为患者提供清晰的治疗方案,包括其潜在益处与风险。当患者在充分了解治疗方案的利弊后,他们通常会根据自己的判断进行最终的选择,并对其负责。患者往往倾向于选择那些创伤小、风险低、成本相对较低的治疗手段或措施,即使在医生提供了其他选项的情况下亦是如此。对于高血压、糖尿病等慢性病患者而言,他们利用卫生服务时尤其受到个人偏好的影响。由于这些慢性病需要长期的随访和用药管理,患者往往会基于自身实际情况和偏好来作出选择。

(四) 健康因素以外的动机

事实表明,一些健康因素以外的因素,如商业保险、残疾补贴、疾病补助等都能影响人们寻求医疗保健的决定。有时个体的卫生服务需要也会受到一些卫生政策调整的影响,如医疗保险制度中有关自付比例的设置和调整,这也是影响卫生服务利用水平的一个重要因素。另外,健康需求也受到个体健康素养水平的影响,健康素养水平较高的人更加关注自身健康和健康需求,具备维护自身健康的技能。

三、需求预测方法与技术

目前已有多种方法和技术用于预测利用卫生服务的重点人群。这些方法归纳起来主要有:①以问卷为基础的健康评估。以健康和疾病风险评估为代表,结合影响人群健康的主要疾病的信息,利用综合性的问卷和一定的评估技术,预测在未来的一定时间内个体或群体的患病风险,以及谁将是卫生服务的主要消耗者。这种方法一般用于对某地区的群体性的健康需求的预测,有利于制订整体的卫生发展的规划。另外,也可以通过对个体开展问卷调查来预测个体未来的患病风险和卫生服务需求。②以医疗卫生支出为基础的评估。该方法是通过综合分析已发生的医疗卫生费用,预测未来的医疗支出状况或趋势。与问卷法不同,医疗支出相关的数据是客观存在的,不会出现个人自报告数据对预测结果的影响。

四、需求管理的主要工具与实施策略

需求管理通常通过一系列的服务手段和工具,去影响和指导人们的卫生保健需求。常见的方法有:24 小时电话就诊分流服务、转诊服务、基于互联网的卫生信息数据库、健康课堂、服务预约等。有时,需求管理还会以"守门人"的形象出现在疾病管理项目中,如基本公共卫生服务中的慢性病健康管理服务,就是对辖区内的高血压和糖尿病患者开展健康管理,通过社区全科医生提供建立健康档案、随访、体检和开展健康教育等长期性的、综合性的卫生服务,这样有助于对患者的血压、血糖控制状况进行及时跟进和记录,如在体检中出现指标异常或患者自我报告的并发症症状,全科医生可以结合患者的实际健康需求给出卫生服务利用的建议,或者将患者转诊到对应的医院进行及时的治疗,这一过程中全科医生扮演了"守门人"的角色,能够帮助患者合理评估健康需求,提高治疗的连续性和有效性。

第四节 疾病管理

疾病管理主要是针对疾病发生发展的各个阶段采取不同措施,为患者提供不同服务,也就是对疾病采取"全过程管理",从根本上控制医疗费用的成本,节约有限的卫生资源。疾病管理也是一个跨学科、系统化的医疗服务管理模式,涵盖所有慢性疾病人群,通过预防、循证干预、临床诊疗以及借助病人的自我管理来达到医疗管理最优化,并不断评估患者的健康状况和衡量干预成果来改善整体国民健康,从而提高人们生活质量和降低医疗成本。

一、疾病管理基本概念及特点

(一) 疾病管理的基本概念

根据美国疾病管理协会(Disease Management Association of America, DMAA)的定义,疾病管理是一个协调医疗保健干预和与患者沟通的系统,它不仅强调患者自我保健的重要性(病人自我管理),同时为患有特定疾病(慢性病)的个体和群体提供需要的医疗保健服务,主要是在整个医疗服务系统中为病人协调医疗资源。疾病管理在维护医患关系及制订保健计划中占据核心地位,它侧重于运用循证医学原理与提升个人能力的方法,以预防疾病的进一步恶化。其评估基准在于持续性地提升个体或群体的健康水平,考量内容涵盖临床、人文以及经济等多个方面。疾病管理的具体实践涉及对目标人群的识别、循证医学的指导、医生与服务提供者之间的协同工作、患者自我管理教育、对治疗过程与结果的预测与管理,以及定期的报告与反馈等。

总体上,疾病管理是一种国际通行的医疗干预和沟通辅助系统,通过改善医生和患者之间的关系,建立详细的医疗保健计划,以循证医学方法为基础,对于疾病相关服务(含诊疗)提出各种针对性的建议、策略来改善病情或预防病情加重,并在临床和经济结果评价的基础上,力争达到不断改善目标人群健康的目的。

疾病管理是以整合式的照护系统来改善疾病症状及减少医疗成本为最高原则,DMAA 认为在医疗中实施综合的疾病管理方案有诸多优点:①通过循证干预指南、最新的科研成果以及患者、医生及探访者之间的有效沟通,来改善医疗安全和质量,减少用药和治疗错误;②增强病人的自我管理意识,通过以病人为本与协同教育方式来预防和治疗病人病情;③借助信息技术联络,帮助那些难以进行自我护理的病人,有助于改善整体国民健康;④在不牺牲医疗质量和病人满意度情况下改善成本控制,可作为医疗管理中成本控制技术的另一种选择,如效用审查、把关控制、转诊限制和毒品控制等。

(二) 疾病管理的特点

疾病管理具有以下三个主要特点:①目标人群是患有特定疾病的个体或群体。如糖尿病管理项目的管理对象为已诊断患有 1 型或 2 型糖尿病的患者。②不以单个病例和/或其单次就诊事件为中心,而关注个体或群体连续性的健康状况与生活质量,这也是疾病管理与传统的单个病例管理的区别。疾病管理强调注重以临床和非临床相结合的干预方式。理想情况下,疾病管理可以预防疾病的恶化并控制昂贵的卫生资源的使用,以预防手段和积极的病例管理作为绝大多数疾病管理计划中的两个重要组成部分。③医疗卫生服务及干预措施的综合协调至关重要。疾病本身使得疾病管理关注病患健康状况的持续性改善过程,而大多数国家卫生服务系统的多样性与复杂性,使得协调来自多个服务提供者的医疗卫生服务与干预措施的一致性与有效性特别艰难。然而,正因为协调困难,也显示了疾病管理协调的重要性。

二、疾病管理的发展历程

在 20 世纪 60 年代,克尔·怀特(Kerr White)发表的研究揭示了高危人群对医疗服务利用的预测性,这一发现随即引发了医药公司及疾病管理组织的高度关注。为了推广药物,医药公司启动了通过邮寄和电话推广进行的项目。同时,疾病管理组织开始探索与患者共担风险以获取利益的模式。

进入 20 世纪八九十年代,医疗保险行业试图将健康人群的保险金用于患病群体,然而,由于卫生保健费用的急剧增长,这一尝试超出了保险业的预算限制。为了控制费用,保险业引入了两个管理系统:一是病例管理,主要致力于针对重症患者的保健计划制订与保健服务的协调,以提高服务质量并减少不必要的支出;二是利用管理,即依据预设的临床标准,减少不必要的医疗过程或住院。

20 世纪 90 年代初期,医药公司引领下的疾病管理迎来了蓬勃发展,至1996 年,疾病管理公司正式成立,最初管理的疾病涵盖哮喘、糖尿病、心衰等。作为这一领域的先驱者,疾病管理者的工作涵盖方案设计、临床实施与执行等多个方面,形成了一体化的工作体系。

随着时间的推移,疾病管理逐渐实现了标准化。当前的疾病管理已跨越多个部门,整合了多方资源。技术的进步和资料收集与处理能力的提升增强了疾病管理的效能。远程家庭监测、家访服务、网络服务和电话监测技术已成为当前常用的技术手段。此外,疾病管理培训也得到了显著改进,现已向培训学员提供相关的培训证书。

未来,疾病管理的发展将主要围绕三大方向:先进技术的运用、疾病管理的专业化以及项目经费的节约模式。同时,疾病管理系统将与危险分析工具相结合,对患者进行分层,以明确最需要关注的高危人群。临床信息系统将与个人邮箱相连,实现远程监测患者状况并直达家庭检查站。

三、疾病管理模式

(一)初级疾病管理模式

初级疾病管理模式是指一名患者被分配给一个疾病管理者的一对一的管理模式。这种模式往往适用于需要加强干预和持续照顾的患者,因此适用于极高危的个体管理。但这种模式费用较高,通常是团队疾病管理模式的4~6倍,从效率上来说不如团队管理模式。

(二)团队疾病管理模式

团队疾病管理模式是多名患者被分配给一个疾病管理团队的一种常用的疾病管理模式。与初级疾病管理模式相比,一方面,这种管理模式往往费用较低,性价比高;另一方面由于是团队工作,患者的管理不受某个团队成员生病或休假的影响。一个团队中的疾病管理者人数并不固定,一般12~20名,也可3~5名。通常由多个来自不同学科背景的人员组成,以便于通过预防、循证干预、临床诊疗以及借助病人的自我管理来达到医疗管理最优化,强调预防、保健、医疗等多学科的合作,以减少非必需的医疗支出,提高卫生资源和资金的使用效率。

四、疾病管理机构体系要素

(一)建立信息系统

信息系统涉及资料库的建立、资料收集、资料整合及资料管理。资料收集涵盖了患者的基本信息,如性别、年龄、既往病史、家族病史以及与健康相关的行为模式等。临床结果方面,则包含了国际疾病分类(ICD-9)编码的诊断信息、各项临床检查指标、并发症情况、患者的存活状态、生活质量,以及转诊记录等。此外,系统还记录了经费和卫生资源的利用详情,如基线经费数据、后续治疗所需的卫生经费(如药品费、治疗费、检查费等),以及住院、急诊、专科门诊、专家门诊等就诊情况。行为指标方面,系统记录了患者和医疗保健提供者的依从性,患者的自我管理能力,以及患者行为的改变情况,同时包括健康教育内容,如健康教育指导等。

为实现不同医疗机构间的信息共享,所有患者资料均通过计算机输入系统,以确保持续性的医疗保健服务。此外,系统还运用专家系统技术,以提升诊断和治疗的效率与准确性。此信息系统以患者为核心,全面累积并分析患者各方面资料,支持在人群层面进行疾病管理效果的评估,从而持续提升医疗保健的质量。

(二) 持续的质量改进系统

持续质量改进系统(Continuous Quality Improvement,CQI)的构建依赖于三个核心要素:患者、医务人员和高效的信息系统。以高血压患者管理为例,该系统需对治疗率、控制率、并发症发生率、转诊情况、个案分析等多维度指标进行持续监测。医务人员需将这些监测结果及时反馈至质量改进系统,通过分析识别出潜在的不足环节,从而有针对性地提升疾病管理的整体质量。这一循环过程旨在实现持续的质量提升,确保患者获得更为优质、高效的医疗服务。

(三) 医疗保险

医疗保险的支付机制显著推动了卫生保健提供方式向疾病管理方向的转变。最初,医疗保险主要采用的是按服务项目收费(fee-for-service)的模式,这种支付方式本质上是一种低水平的危险转移。而按人头支付则是一种更为先进的支付方法,它将患者的健康风险在患者和医生之间进行了更为均衡的分配。在这种支付方式下,通常直接将经费支付给医务人员或其所在机构,医生的绩效评估标准同时涵盖医疗经费使用情况和医疗服务质量两个方面。因此,医生在提供医疗服务时,必须综合考虑患者的整体健康水平,对预防和健康教育给予高度的重视。

疾病管理体系的构建需要加强各部门间的协作,政府、卫生保健公司(付费者、医疗机构、医药公司、顾问等)均要共担风险、共享收益和共享信息。另外,各医疗机构内部,包括社区卫生服务中心、社区卫生服务站、三级医院、康复中心等,也应密切协作,共享信息,建立转诊关系,实现一体化的卫生保健体系。

五、疾病管理的过程和实施

(一) 疾病管理病种的确定

疾病管理病种的选择标准:一是选择高医疗费用的疾病,可通过分析住院患者和门诊患者的费用做参考。二是选择通过教育项目和临床治疗能减少总医疗经费,减少并发症和发病率,提高患者的生活质量和健康水平的疾病,可通过了解目前这种疾病的保健过程和实践方式、疾病管理上的障碍,分析治疗和其他干预方式采用后的收益进行。故选择病种时,首先要了解疾病的自然发展过程,疾病的原因和症状,疾病的主要经费特点和医疗质量结果及疾病的变化过程,还要了解疾病的患病率、发病率、住院频率等。有的疾病虽然患病率不高,但是人群影响大,如 HIV 感染,也可考虑选择。

最适合疾病管理的疾病,必须满足以下的基本条件:①依照循证医学,容易并能够制订疾病治疗和疾病预防方案的疾病;②疾病管理的结果是可以衡量的;③五年内容易看到成效;④耗费医疗成本极大的疾病。目前普遍认为,最适宜进行疾病管理的病种依次为糖尿病、慢性阻塞性肺病、冠心病、脑卒中、恶性肿瘤、哮喘、前列腺疾病、皮肤疾病和心理健康疾病(如抑郁症)等;其次适合的病种为:高血压、肾脏透析、药物滥用和消化道溃疡、艾滋病等。因为这些疾病往往会花费较高的医疗费用,但通过健康管理会大大提高患者的治疗效果和治疗依从性,减少并发症和降低死亡率,降低医疗费用等。

(二) 疾病管理的过程

疾病管理的过程包括筛查患者、患者分层、制订疾病管理计划、执行计划、效果评价五个阶段。

1. 筛查患者

筛查疾病管理的目标人群,主要是疾病的高危人群和疾病患者,对高危险度、高医疗费用的人群开展早期预防和治疗,开展疾病管理工作。筛查患者通常可用以下几种方法:①从已建立的健康档案中寻找需要管理的患者;②对在常规体检中发现属于管理范围的患者进行登记;③对常规门诊就诊属于管理范围的患者进行登记;④其他途径,如流行病学筛查等。

2. 患者分层

根据以往的研究和医疗费用的利用情况,确定预测模式,即确定患者危险度判断的有关因素和影响预后的因子,形成入选标准,而后将患者分层。其主要有以下目的:①确定随访接触的强度;②掌握和综合分析病人临床的所有资料;③根据病人的情况将病人分配给合适的疾病管理责任师;④测量疾病恶化的程度,特别是对慢性疾病。通常,根据其临床资料和已有的规则将管理的患者分为 3~5 层。分层不宜过多,以免使管理变得很复杂。以糖尿病为例,对患者进行如下分层。

第一层:所有其他的糖尿病患者。

第二层:1 型糖尿病或没有定期监测血糖;或糖化血红蛋白率在 9%~11%之间。

第三层：上个月的平均空腹血糖含量＞300 mg/dL；或糖化血红蛋白率＞11%；或上半年住过院；或有活动性感染。

分层后，可确定第三层人群要加强干预，或配给有经验的疾病管理责任师。第二层人群需给予支持和健康教育。第一层人群可以只寄一些教育材料。

3. 制订保健计划

保健计划的制订应有弹性。有两种制订方法，包括由疾病管理者制订和通过临床资源系统提供计划。制订计划时应考虑三个主要方面：①机构的功能；②预期结果；③可支持的技术条件。

4. 执行保健计划、定时随访

（1）干预。执行保健计划常用的干预形式包括电话联系、邮寄、通过网页阅读和个人在诊所或家里见面方式。从费用来说，个人见面方式费用高但效果也好，邮寄或通过网页阅读的费用最低但效果较差。

（2）患者自我管理。疾病管理成功的关键是患者是否具有足够的自我管理能力，或患者自我管理能力是否有提高。患者的自我管理能力包括以下几个方面：患者对自身疾病的认识度、对就医的配合度或用药依从性、对不良生活和行为方式的矫正能力等。

（3）培训。医师要理解和贯彻有关专业的技术指南和规范，定期参加培训。

（4）协调。协调是健康管理专业人员进行疾病管理的一项重要内容，主要是协调卫生保健服务，为患者建立双向转诊和急诊通道。在此环节，健康管理专业人员起着非常重要的作用，担负的职责有：①为患者制订个性化的保健计划；②为患者及家属提供最新的循证医学信息；③危险因素干预；④指导临床评价，连续观察患者病情及治疗依从性的变化，了解患者需求并及时向医生反馈患者病情，帮助患者提高自我管理能力及获得家庭和社会的支持；⑤与保健队伍其他人员沟通，必要时进行转诊。

5. 疾病管理效果评价

疾病管理结果对于疾病管理成功与否十分重要，这些反馈的结果对于找出管理的不足，提高疾病管理质量十分有帮助。测量结果应包括以下几方面，①临床治疗情况：临床指标、并发症、发病及死亡情况等；②经济情况：医疗费用、住院次数、急诊和门诊次数、误工天数、生活质量等；③患者表现：患者对医生的依从性、患者的自我管理能力；④服务质量：患者的满意度、医生的满意度和管理者的满意度。

(三) 疾病管理实施

以高血压病患者个体管理实施方案为例,一般而言,疾病管理实施的流程有以下几个主要方面:①收集临床评估资料,筛选患者;②患者血压水平分级;③完善相关检查;④确定危险分层;⑤制订个体管理方案。绝大部分高血压可以预防,可以控制,却难以治愈,高血压防治要采取面对全人群、高血压易患(高危)人群和患者的综合防治策略,一级预防、二级预防与三级预防相结合的综合一体化的干预措施。

1. 一级管理

(1) 管理对象:高血压 1 级,低危。

(2) 管理要求:至少 3 个月随访一次。

2. 二级管理

(1) 管理对象:高血压 2 级或者 1～2 级,同时有 1～2 个其他心血管疾病危险因素,中危。

(2) 管理要求:至少 2 个月随访一次。

3. 三级管理

(1) 管理对象:高血压 3 级,高危。

(2) 管理要求:至少 1 个月随访一次。

4. 效果评价

(1) 根据个体情况每半年到 1 年进行 1 次。

(2) 进行眼底检查和实验室检查复查。

(3) 进行生活质量评估。

(4) 进行危险因素评估。①根据血压控制情况进行评估,结果分为优良、尚可和不良 3 个等级;②根据危险分层标准进行重新评估;③根据重新评估的级别出具个体管理方案。

第五节　灾难性病伤管理

灾难性病伤管理是指依靠专业化的疾病管理服务,解决相对少见的医疗问题和高费用问题。通过协调医疗活动和管理多维化的治疗方案,以减少花费和改善治疗效果。也可通过综合利用患者和家属教育、患者自我保健选择和多学科小组管理，使医疗上需求复杂的患者能在临床、经济和心理上获得最优结果。

一、灾难性病伤管理的基本概念

灾难性病伤管理是疾病管理的一个特殊类型，从字面上看，其关注的是"灾难性"的疾病或伤害。"灾难性"这里指的可以是对健康的危害十分严重，也可以是其造成的医疗卫生花费巨大，常见于癌症、器官移植、高危新生儿、罕见病、严重外伤及突发公共卫生事件等情形。灾难性病伤管理，为患灾难性病伤的个体及家庭提供各种医疗服务，要求高度专业化的疾病管理，解决相对少见的医疗问题和高价的问题。通过帮助协调医疗活动和管理多维化的治疗方案，灾难性病伤管理可以减少花费和改善结果。综合利用病人和家属健康教育，病人自我保健的选择和多学科小组的管理，使医疗需求复杂的病人在临床、经济和心理上都能获得最优化结果。

由于灾难性病伤本身所具有的一些特点，如发生率低，需要长期复杂的医疗卫生服务，服务的可及性受家庭、经济、保险等各方面的影响较大等，注定了灾难性病伤管理的复杂性和艰难性。与普通慢性病管理在强度和效果方面都是可预知的不同，灾难性病伤比较少见，其发生和结果都难以预计。

二、管理技术

灾难发生时，要充分利用短缺的医疗资源最大限度地提高救治效率，所以对救治工作进行标准化，在实际工作中具有突出的指导作用。灾难时期的标准化救治服务被称作紧急标准服务（Crisis Standards of Care，CSC），包含5种重要元素：①救治过程必须以符合伦理学要求为基础，做到公正、透明、连续、均衡和有责任心；②借助依托的社区机构，提供预约、教育和沟通；③CSC过程必须符合法律规定；④明确的适应症、诱因及责任规定；⑤基于证据的临床过程和操作。

面对灾难的救援管理，CSC主要由医院的紧急救护、公共卫生服务、院外服务系统、院前和急诊医学服务、突发事件管理和公共安全五个系统实施完成。这几个系统相对独立，但在整个系统中又互相依存，并接受政府的组织和管理，目的是整合可用资源发挥最大作用。因此，对灾难的成功反应取决行政部门、急救医疗系统、公共卫生组织、应急管理、医院设施及门诊等的协调配合。

三、实际应用

一般来说,优秀的灾难性病伤管理项目有以下特征:①转诊及时;②综合考虑各方面因素,制订出适宜的医疗服务计划;③具备一支包含多种医学专科及综合业务能力的服务队伍,能够有效应对可能出现的多种医疗服务需要;④最大程度地帮助病人进行自我管理;⑤使患者及其家人满意。

第六节 残 疾 管 理

残疾管理是美国联邦雇员补偿制度(工伤保险制度)预防残疾、控制成本、提高保障水平和改善服务的一项重要管理手段。目的是减少工作地点发生残疾事故的频率和费用代价。残疾管理的系列措施与由残疾管理产生的专业人员协议管理策略之间互为补充,在控制费用和促进工伤人员再就业方面取得了良好的效果,提高了资金使用效率。

一、残疾管理的基本概念

残疾管理是指为了减少工作地点发生残疾事故的频率和尽量减少因残疾造成劳动和生活能力的下降而从事的管理活动。自20世纪80年代末到90年代初,残疾管理策略由单纯的个案管理策略发展成为由个案管理、护士干预、周期管理、职业康复和再就业支持等多项管理技术组成的综合性管控策略,为美国联邦雇员补偿制度加强微观管理和促进工伤职工再就业发挥了积极作用。

从雇主的角度出发,根据伤残程度分别处理,希望尽量减少因残疾造成的劳动和生活能力下降。对于雇主来说,残疾的真正代价包括失去生产力的损失。生产力损失的计算是以全部替代职员的所有花费来估算的,必须用这些职工替代那些由于短期残疾而缺勤的员工。

残疾管理的具体目标是:①防止残疾恶化;②注重残疾人的功能性能力恢复而不仅是患者疼痛的缓解;③设定残疾人实际康复和返工的期望值;④详细说明残疾人今后行动的限制事项和可行事项;⑤评估医学和社会心理学因素对残疾人的影响;⑥帮助残疾人和雇主进行有效的沟通;⑦有需要时考虑残疾人的复职情况;⑧实行循环管理。

二、残疾管理的发展历程

20 世纪 70 年代到 80 年代,美国雇员补偿制度进入快速发展的阶段。改革以全面推进各州立法为手段,着眼于改善职工福利,提出"充足的福利"的改革口号。在改革浪潮的推动下,美国雇员补偿制度的福利水平不断提高,而基金待遇支出占工资总额比重从 1972 年的 0.68% 增长到 1992 年的 1.66%。

由于基金负担快速、持续增长,20 世纪 80 年代末 90 年代初,美国雇员补偿制度进入新一轮改革。此次改革的目标是控制费用支出,采取的措施主要包括:促进重返就业、降低福利水平、控制医疗费用、防止欺诈、增加补偿减免额度和加强劳动场所安全管理。与此同时,社会更加重视残疾人平等参与社会经济生活的公民权益,1990 年美国通过了《美国人残疾人法案》,为残疾人提供就业指导、就业培训等一套完整的服务体系,为雇佣残疾雇员的雇主提供税收优惠政策,努力创造无障碍、无差别的社会工作环境,确保有劳动能力且有劳动意愿的残疾人顺利就业。同时,在就业税收优惠政策上,《工作机会税收减免法案》和《福利工作税收减免法案》对雇佣残疾人提供了税收优惠条款。

值得注意的是,联邦政府对残疾人就业的税收优惠政策不要求雇主雇佣残疾人一定要达到某一个比例,而是规定每雇佣一位残疾雇员就能享受一定优惠政策,实施起来较为灵活,也能够最大限度地激发雇主的积极性。在此背景下,联邦雇员补偿制度着手探索和完善"残疾管理"策略,并使之发展成为一项重要监管技术。同时,工伤保险成本呈现一定程度的下降趋势。

三、导致残疾康复时间不同的因素

(一) 医学因素

1. 疾病或伤害的严重程度。

2. 个人选择的治疗方式。

3. 疾病或伤害的发现和治疗时间点(早、中、晚)。

4. 接受有效治疗的难度。

5. 药物疗法或手术疗法的选择。

6. 年龄对治愈和康复所需时间的影响,以及返回工作岗位的可能性(年龄较大者一般恢复较慢)。

7. 并发症的发生,取决于疾病或伤害的性质。

8. 药物效应,特别是副作用(如镇静药)。

(二) 非医学因素

1. 社会心理问题。

2. 职业相关因素。

3. 与同事、上级之间的关系。

4. 工作压力程度。

5. 对工作任务不满意的程度。

6. 及时上报和处理受伤、事故、缺勤和残疾情况。

7. 诉讼行为。

8. 心理因素,包括抑郁和焦虑。

9. 过渡性工作信息传递的顺畅程度。

四、残疾管理常见的管理技术

(一) 有质量的个案管理(quality case management,QCM)

美国联邦雇员补偿制度是由美国联邦政府举办、覆盖全美的一项工伤保险项目。在美国联邦雇员补偿制度中,"个案管理"是"残疾管理"策略中最早运用的一项技术。早在 1984 年,美国联邦雇员补偿基金(Federal Employees Compensation Act,FECA)就通过建立个案管理工作机制启动残疾管理策略,将病程超过 2 周的工伤职工列为管理对象,加强工伤事件的过程管理,以伤者重返工作岗位为最终目标,在其处于持续功能障碍阶段就采用积极且适宜的康复治疗,加快实现伤者重返工作岗位,减轻基金负担,与此同时与参保企业建立积极的有建设性的保险关系。1993 年,FECA 提出发展"有质量的个案管理"。到 21 世纪,残疾管理策略已发展成为由个案管理(包括早期护理干预)、周期管理、职业康复和再就业支持等 4 部分组成的综合性管控技术。

早期个案管理技术主要包括按照严重程度进行伤病分类、医疗证据系统分级、早期介入职业康复和及时完成劳动能力损失测定。当时个案管理的最长干预时限是 120 天。20 世纪 90 年代后,美国劳工部工人赔偿计划办公室(Office of Workers Compensation Programs,OWCP)利用医学搜索引擎(medical matrix)设置介入点和建立合约护士制度(contracted nurse)发展了个案管理的新技术,形成了更加综合的个案管理制度。合约护士是独立于基金之外的专业人员,负责监督治疗计划的制订和执行,协助雇主完成工伤职工的岗位调整,以及帮助工伤职工理赔等。因此,合约护士是工伤职工、雇主、医疗人员和基金管理部门之间的桥梁。合约护士制度提高了个案管理质量。OWCP 将减少误工时间,并在 30 个月内重返工作岗位一年以上作为效果评价指标。从 1994 年开始,统计显示,个案管理有效地缩短了工伤人员失能时间,提高了工伤职工重返工作岗位的比例,工伤职工失能时间从 1994 年的平均约 250 天下降到 2002 年的约 170 天,而重返工作岗位比例达到 60% 以上。通过此项干预,伤者平均领取待遇天数从 1996 年的 1.95 天/人下降到 2001 年的 1.67 天/人,5 年之间下降了 14%。同时,独立研究和 OWCP 自评结果都显示合约护士可能对缩短残疾时间和提高重返工作岗位有作用。2000 年,合约护士成为个案管理的前置程序以期提高个案管理质量。

(二) 周期管理(periodic roll management,PRM)

1992 年,经美国国会同意提取专项基金用于“周期管理”,支付领取长期待遇的工伤人员的医学检查、职业康复和就业安置等费用,促进这类人员重返工作岗位。一方面,周期管理有利于及时发现长期待遇领取者残疾变化情况,当残疾程度减少时,能够及时调整福利待遇,减少非必需的补偿;另一方面,周期管理以再就业为最终目标,支持长期待遇领取者重返工作,控制长期待遇领取人数的增长。经过近 10 年的试行,到了 1999 年,该项管理制度推广到联邦雇员补偿制度的各级管理部门。2001 年,此项工作降低了补偿成本支出 3 110 万元,超过 6 000 个病例接受了筛查,有 3 000 多人因身体情况改善达到重返工作岗位的条件或者已经死亡等原因被调整或者终止了补偿待遇。以邮政业为例,该项工作让 8% 左右的长期待遇领取者重返工作岗位。

(三) 职业康复

职业康复在美国各种雇员补偿制度中被广泛运用。职业康复是指对于经过医学治疗后仍然不能回到原工作岗位的伤者,由 OWCP 的职业康复专家就近指派签约职业康复治疗师提供职业康复服务,服务最长时间达到 2 年,最高支付限额为 5 000 美元。根据工伤职工功能恢复和重返工作进展情况,职业康复分为:①前 3 个月内提供累计 25 个小时的职业康复治疗,促进伤者回归原岗位,如果伤者能够转移自如,3 个月中职业康复治疗师可提供累计 50 个小时的服务,帮助伤者合理选择职业,在美国联邦政府机构、地方政府机构或是私人部门就业;②如果 3 个月内不能成功回归原岗位,可再增加 3 个月累计 20 小时的服务时间,通过对工伤职工进行诊断性测试和评估制订康复计划以及进行劳动力市场调查,确定工伤职工潜在职业能力、就业机会和职业再培训;③一旦伤者被认定没有转移能力或者是没有合适的工作,则启动技能培训工作。OWCP为伤者提供不超过两年的职业学校培训,而不是 2～4 年的学历教育。职业康复治疗师监督伤者培训过程,并协助伤者在培训结束后确定合适的工作。此外,必要时职业康复治疗师还可以提供两个月的工作场所跟进服务。法律要求职工需以重返工作岗位为目的,如果伤者拒绝接受职业康复服务,则不能享受补偿;如果拒绝重返适宜的岗位,待遇将惩罚性地下降。

(四) 再就业支持

1992 年开始,OWCP 引进再就业支持政策,国会允许联邦雇员补偿计划在 OWCP 授权的情况下动用雇员补偿基金资助被私人或公立机构重新雇佣的工伤职工,主要是针对那些难以返回原单位的工伤职工。该策略也被其他联邦机构、州及地方政府和私人保险部门采用。从 1996 年开始,OWCP 授权康复专家支付给雇主 6 个月超过 75% 的工作补偿,其最高支付限额等于完全不能再就业的职工所能享受到的最高残疾赔偿金。

通过上述措施,美国联邦雇员补偿基金总体费用支出和工伤职工误工时间呈现下降趋势,故残疾管理被认为是雇员补偿制度的一项双赢策略。除此之外,统一使用工伤保险业务软件是改善工伤保险过程管理的技术手段之一,申请人可以通过网络提交申请和相关文件,从而发送给各级各类监督人员、沟通外聘专业人员和 OWCP 工作人员。该系统提高了数据的完整性,并满足了质量控制需要,同时也提高了监督管理工作效率。

五、残疾管理的作用

残疾管理是美国雇员补偿制度中一项重要、系统和综合性的管理策略,各环节设计及由其产生的专业人员协议管理策略互为补充,在控制费用和促进工伤再就业方面取得了良好的效果,其作用表现为以下几个方面:

(一) 提高基金使用效率

个案管理和周期管理策略组成工伤保险的"守门人"。由于医疗活动的信息不对称,"守门人"制度被普遍运用于医疗相关保险领域,如英国全民健康系统中的全科医生和美国的管理型医疗。美国联邦雇员补偿制度中残疾管理策略也运用了"守门人"制度,以护士和治疗师等专业人员组成的个案管理和周期管理人员成为基金管理的代理人。他们与基金建立合作关系,由于重复博弈和相对稳定的客户源保证,他们更加重视个人的工作效率,能够从提高基金使用效率角度更加合理地行使一定的资源和资金支配权限,为费用控制提供专业意见,从而发挥积极的控费作用。

(二) 降低就业信息壁垒,减轻基金长期待遇负担

由于工伤职工处于职业和就业信息劣势,职业康复治疗师成为信息沟通的关键通道,在一定程度上降低了信息壁垒。同时,职业康复服务为个案管理员提供了重要的技术支持,通过专业技术服务和干预,引导工伤职工在生理、心理甚至技能方面达到回归工作岗位的条件。因此,职业康复服务是"守门人"制度的一个重要补充。同时,由于法律强制要求工伤职工在"接收职业康复服务并获得适宜的基金补偿"和"拒绝职业康复服务但失去基金补偿"之间作出选择,在一般情况下,工伤职工的最优选择是前者,从而一定程度地控制了工伤职工的道德风险。在这种制度设计下,工伤职工更加及时、有效地向重返工作岗位方向流动,减轻了基金的长期负担。

(三) 强化工伤医疗和康复的微观管理力度

受历史和文化发展的影响,美国医生能以自由职业者的身份与保险公司、医院和患者建立业务关系。随之而产生的是医疗技术人员的个人准入和协议管理,保险公司需要对每一个签订服务协议的医疗技术人员行为进行监督考核。一方面,自由职业者的身份提高了医疗和康复服务市场化水平,引入了竞争机制;另一方面,保险公司对服务者个人能力的考核和管理更加直接,可以开展长期的系统培训,强化了工伤医疗和康复服务的微观管理力度。

第七节　综合的人群健康管理

综合的人群健康管理主要是通过协调不同的健康管理策略来对个体提供更为全面的健康和福利管理。这些策略都是以人的健康需要为中心而发展起来的。在健康管理实践应用中,往往考虑采用综合的人群健康管理模式。

一、综合的人群健康管理的基本概念

综合的人群健康管理(integrated population health management)是指通过协调和组合生活方式管理、需求管理、疾病管理、残疾管理等多项基本的健康管理策略来对个体或群体提供更为全面的、综合的健康和福利管理。

不同组合的综合人群健康管理策略都体现了以人的健康需求为中心的思想，各有侧重。一般来说，雇主需要对员工进行需求管理，医疗保险机构和医疗服务机构需要开展疾病管理，大型企业需要进行残疾管理，人寿保险公司、雇主和社会福利机构会提供灾难性病伤管理，而生活方式管理在所有健康管理应用场景中均有涉及。在健康管理实践应用中，往往考虑采用综合性的人群健康管理模式。

二、综合的人群健康管理的管理技术

综合的人群健康管理模式以三级预防为基础。其中，一级预防是指在疾病发生之前预防其发生，如免疫、卫生、营养、按人类环境改造学设计工作场所以及健康的家庭或作业环境；二级预防是指在疾病发展前对疾病早期诊断检测，如进行问卷调查了解疾病的征兆史（即特定的健康评估）或对疾病进行筛查；三级预防是在疾病发生后预防其发展和蔓延，以减少疼痛和伤残，如功能性健康状况评价、伤残管理、疾病恢复、患者管理等（比如为长期离开工作岗位的患者重新开始工作作准备）。

综合的人群健康管理成功的关键在于系统性收集健康状况、健康风险、疾病严重程度等方面的信息，以及评估这些信息和临床及经济结局的关联以确定健康、伤残、疾病、并发症、返回工作岗位或恢复正常功能的可能性。对于疾病管理来说，健康管理需要一套完整的医疗服务干预系统。

三、管理程序

综合人群健康管理一般包括以下基本过程。

（一）信息收集

服务对象在健康管理师、医师的指导下单独或共同填写"个人健康及生活方式信息记录表"，内容包括：膳食及生活方式、体力活动、疾病史、家族史等，并进行体格测量、心电图检查和临床实验室检查等。

（二）建立档案

根据收集的资料为每一位客户建立一份终身的健康电子档案信箱，设置密码管理，保护隐私。以后客户所有的健康检查结果以及看病就医的诊疗记录，应随时保存于电子档案信箱，以便健康管理。

（三）健康评估诊断

将收集的健康资料从整体上综合分析，给出一个全面的中西结合的健康状况评估，并作出科学诊断。

（四）健康预测

分析客户生活行为模式中存在的高危险因素，结合体质评估，现有疾病的特点，根据客户的健康档案，由医学专家组进行综合的分析，作出健康预测报告。

（五）医疗保健方案

由医学专家组依据客户健康资料，采用传统医学和现代医学方法，设计出一整套科学的、安全的、有效的、个性的从治疗、保健、康复等方面增进健康的方案（包括手术治疗、西医治疗、中医治疗、针灸治疗、精神调养、药膳食疗、运动处方、心理治疗、音乐疗法、睡眠疗法、按摩导引、水疗等）。

（六）健康跟踪

设有健康督导专员负责健康跟踪服务，电话或在线随访，和客户一起实施保健计划，根据其反馈的信息，对以上服务进行必要的调整，并随时解决客户的健康问题，如果发现异常，则直接为客户选择最好、适合的专家诊治。

（七）健康教育

定期举办健康讲座活动，通过健康教育，提高预防和健康保护理念，增强客户的健康意识和提高主动健康的能力，帮助人们改变生活方式（饮食、睡眠、嗜好等），向理想的健康状态转移，从而使其在身体、精神、社交、生活等方面都能达到完美的状态，同时也为客户提供健康交流的平台。

（巢健茜　王雷霞）

复习思考题

1. 在健康管理方案实施的过程中，如何与患者建立稳固的、良好的医患关系？

2. 中美两国健康管理服务模式有什么不同？

3. 结合本章学习内容，谈谈对亚健康人群如何开展综合性的健康管理？

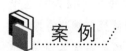 案 例

深圳大力发展健康产业

深圳健康产业伴随经济特区的迅猛发展而诞生成长。根据深圳市健康产

业发展促进协会初步统计,截至 2018 年底,深圳健康产业相关企业达 104 766家,北科生物建成亚洲最大的综合性细胞库群和全球首个通过美国血库协会(AAB)认证的综合细胞库群,涌现赛百诺、博泰生物等一批知名企业。营养保健起步较早,健康管理不断突破,中医养生独具特色,健身休闲快速发展,拥有健康元、第一健康、中航健身会等一批龙头企业。这些企业都是深圳乃至全国健康产业的创新品牌与风向标,使深圳成为国内及广东健康产业的领跑者。

《深圳市生命健康产业发展规划(2013—2020 年)》(以下简称《规划》)中将生命健康产业划分为生命信息、高端医疗、健康管理、照护康复、养生保健、健身休闲六大领域。2018 年,深圳市养生保健类企业位居产业六大领域榜首,达21 549 家;健康管理类企业 2 278 家,占生命健康产业企业总数的 8.17%。健康产值规模约 2 900 亿元,同比增长 6.5%。深圳市委、市政府高度重视发展健康产业,创造了良好的政策环境,制定了生物医药产业发展规划,使深圳生物医药产业规模在全国处于领先位置,健康食品生产经营监管到位,管理规范,产品质量信誉好。随着特区各阶层群体的财富增长,特区人们追求有品质的健康生活已成为时尚,深圳已成为全国最好的健康消费市场。深圳的生物、基因技术已居于国内、国际领先地位,已经形成了可产业化和社会化服务的成熟的检测技术和设备,利用现代生物技术、基因技术为人类健康提供个性化养生保健与健康服务成为可能;特区良好的自然环境、经济环境和物质基础,毗邻港澳和珠江三角洲的地理优势与人文环境等等,为深圳发展健康产业奠定了良好基础。在下一步调整产业发展布局、转变经济增长方式上,应该把握机遇,把健康产业作为深圳新一轮的经济增长点和保持未来持续发展的新兴产业之一。整体而言,深圳生命健康产业发展环境较为优越,发展基础比较扎实,但仍面临着产业规模与发展水平尚需提升,产业服务能力与全民健康需求存在较大差距,企业梯队建设与产业集群发展有待完善,技术突破和模式创新仍需增强,政策突破及先行先试任重道远等突出问题,急需在发展过程中着力加以解决。

《规划》中进一步明确,在健康管理领域,深圳市鼓励技术创新和模式创新相结合,推广应用移动健康终端产品,构建数字化、网络化的生命健康信息平台,实现本地和远程相结合的健康信息管理,培育差异化的健康管理服务项目,逐步推广应用分级式的健康管理服务模式,不断提升产业层次和服务质量,推动健康管理产业向新型化、个体化、网络化、社会化发展,促进优质医疗资源纵向流动。一方面,面向社会公众日益增长的多层次、个性化健康管理需求,探索集预防、评估、跟踪、随访、干预、指导、教育与促进为一体的新型健康管理服务模式,培育一批以个性化服务、会员制经营、整体式推进为特色的健康管理企业,发展家庭医生、个性化体检、疾病筛查、保健指导、健康干预、慢病管理、心理健康咨询等特色健康管理服务,不断提升产业层次和服务质量。另一方面,充分发挥健康大数据的基础支撑作用,加快发展数字化健康管理设备和产品,鼓励开发和应用健康管理软件,建立数字化健康信息系统,整合公共卫生信息系统,实现本地和远程的健康信息管理互联互通,提升健康管理服务水平。

（资料来源：《深圳市生命健康产业发展规划（2013—2020 年）》,https://www.sz.gov.cnkfgb/2014/gb865/content/post_5019975.html）

结合案例并思考：

（1）深圳市大力发展健康产业所面临的机遇与挑战？

（2）如何看待《深圳市生命健康产业发展规划（2013—2020 年）》中提出的健康管理领域的主要任务？

第三章　健康信息收集

本章首先围绕信息学中信息、数据以及数据库等概念展开介绍,从而引出健康信息的概念和来源,重点梳理了健康信息收集的原则和方法以及整理与更新的具体步骤,从个体和群体两个层面介绍了健康信息的利用。其次紧扣居民健康档案,阐述了其概念、分类以及建立档案的基本原则和意义。最后本章聚焦健康大数据、移动医疗和可穿戴医疗设备在健康管理中的具体实践与应用,突出互联网新技术在推动人民健康改善的重要意义。

第一节　信息学概述

一、信息

(一) 信息的概念

"信息"这一概念在不同地区、不同时期有着不同的诠释和理解,例如在英文、法文、德文和西班牙文均可用"information"表示,而在日文中则用"情报"代指"信息",我国台湾地区则一般使用"资讯"一词,我国古代更多用"消息"一词指代"信息"。在中华五千年漫漫历史长河中,人们对于信息的利用早已有之。在战争谋略方面,《孙子·谋攻篇》中强调"知己知彼,百战不殆",明确指出掌握敌我双方的交战信息对于把握战机,赢得战场胜利的重要意义;在国家治理方面,唐太宗坚持开门纳谏,广开言路,做到下情上达。中华民族拥有世界上最为悠久的邮驿发展史,古代驿站作为最古老的组织传输信息的渠道,承载了社会、经济、文化、军事等领域多项重要的使命。汉代每隔 30 里(汉代 1 里约相当于今天的 415 米)设置一个驿站,唐代还设有水驿,发展到明代每 10 里(明代 1 里约相当于今天的 554 米)有一处急递铺。凡此种种,无不彰显了信息在各行各业中的重要性。

作为科学术语,信息的概念最早由哈特莱(Hartley)于 1928 年提出,哈特莱在《贝尔系统技术杂志》发表的一篇名为《信息传输》的论文中将信息阐述为"选择通信符号的方式"并进行了深入的探讨。1948 年,信息论的创始人香农(Shannon)——来自贝尔研究所的杰出数学家,在他的论文《关于通讯的数学理论》中提出:信息是"用来消除随机不确定性的东西",信息的多少反映了其所消除的不确定性的大小,它可以帮助我们更好地理解和掌握外部世界,从而减轻我们面临的风险。香农的这一定义也因此被学界视作信息的经典定义,并在随后的研究中被加以引用。近年来,越来越多的学术界人士以全新的、更加发散的视野探索信息,给予了信息更多的内涵解释。比如,现代哲学家们将信息视作一种物质与能量并存的自然现象,它既是物质与意识存在方式的表现,又构成了连接两者的桥梁。当前人们正处于一个信息大爆炸的时代,迄今为止,科学文献中对信息的定义已经远超百种,且仍呈增长态势。随着科技的飞速进步,互联网的广泛应用已经深刻地改变了人们的日常交流模式,使得各种各样的信息得以流通。

综上所述,本节将信息定义为认知主体对物质运动的本质特征、运动方式、运动状态以及运动的有序性的反映和揭示,是事物之间相互联系、相互作用状态的描述。通俗来说,信息涵盖了从文字、声音、电子媒介到实际应用的各种形式,它们可以帮助人们理解客观世界,把握物质运动的实际意义。

(二) 信息的主要特征

信息是一种特殊的资源,它拥有着不同于物质和能量的特性,这些特性构成了它独特的本质属性,反映在外就是它的主要特征,具体包括普遍性、客观性、动态性、时效性、相对性、依附性、价值性、共享性等。

1. 普遍性

信息反映了事物的存在方式或运动状态,只要有事物的存在,就会有其自身的存在方式和运动状态,进而必然会有用来表征其存在方式和运动状态的信息。而由于事物本身是普遍存在的,且事物的运动也是绝对的,因此信息也是普遍存在的。

2. 客观性

无论人类自身是否存在,无论人类是否拥有感知能力来获取信息,信息都不会因为受到任何外部因素的影响而消失,依旧客观存在,并不以人的意志为转移。

3. 动态性

客观事物本身都在不断地运动和变化,反映其运动状态和方式的信息也随之不断动态变化、发展和更新,因此信息具有动态性。

4. 时效性

信息的动态性决定了信息在传递过程中必然会发生变化,其有效性和可靠性也随之受到影响。并且随着信息传递所历经时间的递增,信息自身的使用价值递减。从一定程度上讲,信息常常表现为滞后性,因此应该积极把握信息的有效期,以便更好地实施有效的信息管理,并树立良好的时效观念。

5. 相对性

信息的相对性是针对获取信息的主体而言的,信息是无限的,而主体的认知能力是有限的。由于不同主体之间的感知能力、理解能力以及处理和利用信息的能力不尽相同,因此对于同一事物所获得的信息总是因人而异的。

6. 依附性

信息的依附性是指信息必须依附某种物质载体才能被人们感知和认识,因此又被称为与物质不可分割性。与物质不同,信息本身是一种抽象的、无形的特殊资源,它们的存在需要特殊的媒介,例如纸张、声波、光纤等,不能脱离载体而单独存在。

7. 价值性

信息的价值性是指信息可以在一定的时间、地点、人物等条件下发挥作用,例如信息可以通过现实信息预测未来信息,反映出事物的发展趋势,从而在"判断"和"决策"方面体现其价值所在。

8. 共享性

信息可以在不同主体之间进行转换与传播,并且在此过程中不会被消耗或消失。信息的共享性是指信息能够同时被多方占有和使用,因而信息的传播更加便捷、高效。此外,若信息自身越具有科学性,往往越具备共享性。

9. 可贮存性

信息可以通过人脑、电脑、书写、印刷、录像、拍照、录音等多种手段进行贮存,以备它时或他人使用。

10. 可加工性

信息的加工是指将信息从一种形式转换成另一种形式,这个过程可以通过多种方式实现,包括分析、综合、扩展和浓缩,但在加工过程中可能会导致信息量的增加或减少。

11. 可传递性

信息的传递渠道和路径多种多样,但是它们都离不开特殊的媒介。一个完整的信息传递过程必须包含信源(信息发送方)、信宿(信息接收方)、信道(信息媒介,即实现信息传递功能的载体)和信息等 4 个基本要素。然而,信息在传递过程中会受到各种外界因素的影响,比如噪声、振动、闪烁等,影响信息传递的效果和质量。

12. 非消耗性

信息的非消耗性是区别自然资源等物质资源的重要特征。自然资源例如石油等会随着开采而逐渐减少,日常生活中的消费商品也会因人们的使用而被消耗掉,机器设备等也会随使用而导致磨损进而报废。但是信息可以被人们多次开发,重复利用,具有非消耗性,例如书本上的信息不会因为被多次阅读而导致信息量减少。

(三) 信息的形态

随着当代科学技术的进步,各种类型的信息正在以前所未有的速度和多样性的形态呈现出来。从原来的文字、声像到如今的多媒体,无论是单独的还是综合的,表现形态都迎来了巨大的变革。此外,尽管信息的表现形态可能并不一致,但是它们可以相互转化,例如文本信息通过人声传译形成声像等,并且这些转化不会对信息的内容做出改变。目前,常用的信息形态主要有以下四种:

1. 数据

数据是一种可以通过人工或自动化手段加以处理并获取事实或观察的结果,是对客观事物的逻辑归纳,它可以通过符号、文字、数字、图像等方式呈现出来,是信息的重要表现形式和载体。

2. 文本

文本是指在文稿撰写、审核、印刷过程中所形成的一种书面语言的表现形式,通常是完整、系统含义的语句或多个语句的组合。

3. 声音

声音是物体振动产生的声波。通常能够利用无线电、电话、磁带等工具进一步处理这一类型的信息。

4. 图像

图像通常被视为一种视觉形式,是指人类可以用眼观察到的信息,是人类认识世界和感知世界的重要信息来源。图像的表现形式多样,它既可以是生活领域的绘画、摄影、书法作品等,也可以是医学领域的心电图、X光片等,所涉及的内容既有直观的意义,又有深刻的内涵。

(四) 信息的分类

信息的种类繁多,涵盖面极其广泛,因此,为了满足科学研究的需求,进一步细化处理信息内容,研究者们必须根据不同的分类标准,将信息细分成多个类别。

1. 按信息的来源作用划分

根据信息的来源作用可以将信息划分为自然信息和社会信息两类。

自然信息是指自然界中的各种信息以及人类所生产的物质所产生的信息。若根据主体的特征,自然信息又可以分为生物信息与非生物信息。其中生物信息是指反映生物运动状态和方式的信息,例如生物学中碱基序列包含着种种生物体的信息;非生物信息是指与生命活动无关的信息,例如光信息、电信号等。生物信息与非生物信息之间存在一定的联系,例如,地震来临前一些动物出现反常行为预示着地震即将发生的信息。

社会信息是指经由人类各种活动所产生、传递与利用的信息。按照人类活动领域的不同,社会信息又可分为政治信息、经济信息、军事信息、科技信息、文化信息等等。社会信息是人类社会活动的重要资源,是信息管理研究的主要对象。

2. 按信息的加工程度划分

根据人类对于信息的加工程度可以将信息划分为原始信息和派生信息。

原始信息是未经任何处理的或者粗略加工的信息,是人们直接以自己的生产、科研、社会活动等实践经验为依据生产出来的信息资料,比如一家企业内部所产生的原始记录、单据凭证等,因此原始信息又被称为一次信息。这一类信息所记载的内容往往较为新颖、具体、翔实。

派生信息则是根据特定目的和要求进行加工,具有一定用途或指向性的信息,往往可以根据加工处理的程度细分为二次信息和三次信息。

3. 按信息的表现形式划分

按信息的表现形式可以将其划分为消息、资料和知识。

消息本身是关于客观事物发展变化情况的最新动态信息,因而呈现出较强的时效性,而资料则更加强调对客观事物的真实记载,但两者都可以作为重要的参考信息,前者可以帮助人们更好地理解当前的状况,后者则可以提供更多的论证依据。而知识源自人们日常生活中的各种活动,是人类参与社会实践的经验总结,也是人们探索和创造的结果,它凝结了人类的智慧、想象力与思维能力,并且反映人类对客观世界的普遍认识和科学认知。

4. 按信息的动静状态划分

根据信息的动静状态可以将其划分为动态信息和静态信息。

动态信息是指具有变化性的、可以随时调整、更新、能够快速传播的信息,比如新闻、军事、市场、金融、股票等,这类信息往往具有较强的时效性,因而又被称为流动信息。与之相反的是静态信息,这类信息则是指一些相对比较稳定的、较为固化的信息,比如历史文献资料、档案资料等,因此静态信息又被称为固定信息。

5. 按信息的发布渠道划分

按信息发布的渠道可划分正式渠道信息和非正式渠道信息。

正式渠道信息是指由正式组织发布并由其向外界传播的各类信息,如国务院新闻发布会、国家统计部门发布的统计年鉴等。非正式渠道信息是指从正式渠道以外获取的各类信息,例如"小道消息",但这类信息往往存在虚假的现象。

6. 按主体的认识层次划分

按照主体的认识层次划分,可以将信息划分为语法信息、语义信息和语用信息。

语法信息是只反映事物的存在方式和运动状态本身,而不考虑信息的内涵及效果,是最抽象、最基本的层次。语义信息是认知主体感知或理解的事物存在方式和运动状态的逻辑含义,它不仅反映事物的存在方式和运动状态,而且还揭示事物运动变化的意义,是认识过程的第二个层次。语用信息是指认知主体感知或表述的事物存在方式和运动状态的效用、价值与目的,是信息认识过程的最高层次。

除上述划分标准以外,信息的划分标准还有很多,例如按照信息的发生领域可以将其分为物理信息、生物信息和社会信息三类;按照信息的逻辑意义来划分可以分为真实信息、虚假信息和不定信息……但是,无论从何种角度、何种标准、何种方式来划分,不同种类之间的信息并没有绝对的界限,彼此之间交叉重叠的现象非常普遍。在不同研究领域中,研究人员可以对信息进行更具体、更详细、更恰当的选择与分类。

（五）信息技术

信息技术在人类社会的信息交流和日常管理活动中具有不可替代的重要推动作用，它是指凡是涉及信息的产生、获取、检测、识别、发送、传输、接收、变化、存储和控制等与信息活动有关的，以增强人类信息功能为目的的应用技术的总称，其具体包括了信息基础技术（微电子技术、光子技术和光电技术等）、信息处理技术（信息获取技术、信息传播技术、信息加工技术、信息控制技术等）、信息应用技术（管理信息系统技术、计算机集成制造系统技术等）以及信息安全技术（加密技术、防火墙技术等）等。

二、数据

（一）数据的概念

数据（data）是指事实或观察的结果，是对客观事物的性质、状态以及相互关系等进行记载的符号或这些符号的组合。它不仅指狭义上的数字，还可以是具有一定意义的文字、字母、数字符号的组合、图形、图像、视频、音频等，也是客观事物的属性、数量、位置及其相互关系的抽象表示。

信息与数据既有联系，又有区别。在信息管理领域，一般认为"信息是经过加工的数据"。数据是信息的表现形式和载体，而信息是数据的内涵，信息是加载于数据之上、对数据作具有含义的解释。数据和信息是不可分离的，信息依赖数据来表达，数据则生动具体表达出信息。例如，临床医生对患者进行诊断时需要获取该患者疾病的相关信息，为此医生可通过测量体温、血压、血常规检验、肝功能检验、心电图等各种载体和手段，尽可能多地获取与患者病症相关的数据。

（二）数据的分类

数据的分类是为了实现数据共享和提高处理效率，遵循约定的分类原则和方法，把具有某种共同属性或特征的数据归并在一起，通过其类别的属性或特征来对数据进行区别。根据不同的分类标准，可以对数据进行不同的划分。

1. 按数据的计量尺度划分

根据数据的计量尺度可以将数据划分为定性数据与定量数据。

定性数据是指一组表示事物性质、规定事物类别、不能用数值尺度记录的文字表述型数据。定性数据又可进一步划分为定类数据和定序数据，其中定类数据是指定类尺度计量形成的数据，表现为类别，不能区分顺序，例如中国的民族有汉族、回族等。而定序数据是由定序尺度计量形成的，可以进行排序，不能进行数学运算的数据，例如学历有小学、中学、高中、本科、研究生等，显然研究生的等级是最高的，有顺序、等级，但是无法对不同的学历进行"数学运算"。

定量数据是指能够用数值尺度来记录的数据，例如销售额、工资、身高、体重等。定量数据可以进一步细分为定距数据和定比数据。定距数据是基于定距尺度，能反映事物之间绝对数量差距的数据，例如今天的最高气温是 30℃，昨天的是 28℃，前后两天相差 2℃。而定比数据是基于定比尺度，不仅能体现事物之间绝对数量差异，而且能体现事物之间相对数量关系的数据。定比数据与定距数据之间的区别在于：定比数据存在绝对零点，例如某片区域的医院数量为 0，这里的 0 代表没有；而定距数据不存在绝对零点，其零点是人为制订的，例如某地的最低气温为 0℃，并非代表没有气温。

2. 按数据的来源渠道划分

按照数据的来源渠道可以将数据划分为一手数据和二手数据。

一手数据也称为原始数据，是指通过访谈、询问、问卷、测定等方式直截了当获得的，通过收集一手数据可以解决待定问题。而二手数据是相对于一手数据而言的，指那些并非为正在进行的研究，而是为其他目的已经收集好的统计资料。与原始数据相比，二手数据具有取得迅速、成本低、易获取、能为进一步原始数据的收集奠定基础等优点。

3. 按数据的时间状态划分

按照数据的时间状态，可以将数据分为时间序列数据和截面数据。

时间序列数据是指在不同的时间上搜集到的数据，可以反映现象随时间变化的情况。而截面数据是指在相同的或近似的时间点上搜集到的数据，用来描述现象在某一时刻的变化情况。

三、数据库

（一）数据库的概念

数据库（database，DB）是现代信息系统不可或缺的一部分，它可以存储和管理大量的数据，是依照数据结构来设计、储存和管理数据信息的数据集合。数据库的概念包含两层含义：①数据库是一个能够合理保管数据的"仓库"，用户在该"仓库"中存放要管理的事务数据，"数据"和"库"两个概念结合成为数据库；②强调数据库是数据管理的一种新方法和技术，它能更合适地组织数据、更方便地维护数据、更严密地控制数据和更有效地利用数据。数据库中的数据具有"集成"和"共享"的特点。

目前在市场上能见到的数据库产品较多,其中市场占有份额较大的有Oracle、Sybase、Access、Informix、SQL Server、DB2以及Visual FoxPro等,至今以Oracle为代表的海外厂商市场份额仍然较大。

(二)数据库建立的步骤

数据库可以存储和管理大量数据,从而为企业等组织提供数据支持和决策依据,其建立的步骤大致包括确定数据库类型、选择合适的数据库管理系统、设计数据库结构、安装数据库管理系统、创建数据库、导入数据以及配置数据库等。

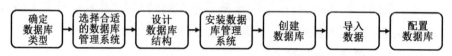

图 3-1　数据库建立的步骤

1. 确定数据库类型

在建立数据库之前,首先需要确定数据库类型,不同类型的数据库适用于不同的场景和情形,需要根据实际需求进行选择。在当今的互联网中,最常见的数据库类型包括关系型数据库和非关系型数据库等。关系型数据库是指建立在关系模型基础上的数据库,与常见的表格比较相似,常见的关系型数据库有MySQL和SQL Server等。非关系型数据库(Not Only SQL,NoSQL)是指非关系型、分布式、不保证遵循关系数据ACID原则(原子性Atomicity、一致性Consistency、隔离性Isolation、持久性Durability)的数据存储系统。常见的NoSQL数据库如Big Table(Google)、Cassandra、MongoDB、CouchDB等,是出于简化数据库结构、避免冗余、摒弃复杂分布式的目的被设计。

2. 选择合适的数据库管理系统

数据库管理系统(database management system,DBMS)是建立数据库的核心,是用于管理数据的计算机系统软件,它的存在可以使用户更加便捷地定义和操纵数据,维护与组织数据的安全性和完整性。常见的数据库管理系统有IBM的DB2,甲骨文的Oracle、微软的SQL和Access、MySQL AB公司的MySQL等。在选择数据库管理系统时,需要充分考虑其性能、稳定性和安全性等因素。

3. 设计数据库结构

数据库结构是指在计算机的存储设备上合理存放的相关联的有结构的数

据集合的结构。在选定合适的数据库管理系统之后,需要对数据库的结构进行设计,包括确定数据表、字段、过滤器等。数据库结构设计需要充分考虑数据的完整性、一致性、可扩展性等因素,以确保数据库的高效运行和数据的安全性与稳定性。

4. 安装数据库管理系统

安装此前选定的数据库管理系统是建立数据库的重要一步。在安装过程中,需要设置数据库管理员的账号和密码,以及数据库的安装路径等信息。

5. 创建数据库

在安装完成数据库管理系统后,下一步需要创建数据库。在创建数据库时,需要确定数据库的名称、字符集、排序规则等信息。在创建数据库之后,可以在其中创建数据表、字段等。

6. 导入数据

在数据库创建完成后,需要将数据导入到数据库中。数据可以从其他数据库、文本文件、Excel 表格等来源导入。在导入数据时,需要注意数据的格式、完整性等。

7. 配置数据库

在数据库建立完成后,仍需进行一些完善配置工作,以此确保数据库自身的高效运行和存储数据的安全性和稳定性。配置工作具体包括设置数据库的参数、备份数据库、优化数据库性能等。

数据库建立工作是一个较为复杂的过程,需要进行多方面的准备工作和配置工作。只有在充分考虑需求的基础上,在选择合适的数据类型和数据库管理系统,设计好数据库结构等方面充分考虑各种因素,才能使建立的数据库高效、稳定、安全地运行。

第二节　健康信息收集、分析与利用

一、健康信息的概念与来源

(一) 健康信息的概念

健康信息(health information),简单来说就是与人的健康相关的信息,主要包括人体生物信息和疾病相关信息等。具体而言,健康信息是指依据国家法律法规和工作职责,各级各类医疗卫生服务机构在服务和管理过程中产生的人口基本信息、医疗卫生服务信息等,主要包括全员人口信息、电子健康档案、电子病历以及人口健康统计信息等。

(二) 健康信息的来源

由于人们的主要健康和疾病问题一般是在接受相关健康卫生服务(包括预防、体检、治疗、保健、康复)的过程中被发现和记录的,因此健康信息主要来源于各类卫生服务记录。常见的健康信息来源主要有以下三个方面:一是卫生服务过程中的各种服务记录;二是定期或不定期的健康体检记录;三是专题健康或疾病调查记录。

除上述三个来源外,有学者将健康信息源分为个人信息源、实物信息源、文献信息源、数据库信息源和组织机构信息源。

1. 个人信息源

健康领域的个人信息源主要包括医生、健康管理者、健康领域的专家和研究学者等从事医疗健康工作的个人,通过口头交流、通信、学术交流和专题讲座等方式进行信息输出。

2. 实物信息源

健康信息采集工作中常用的实物信息源包括病例体征、人体组织标本、细胞、血液样品、生物样品以及用于科学研究的实验室和各项医疗设备等。

3. 文献信息源

文献信息源是现实中使用最多和最广泛的重要信息源,包括各类健康医疗书籍、期刊文献、学位论文、会议文献、专利文献等。

4. 数据库信息源

数据库信息源是指按照一定方式和结构组织起来的大量医疗健康数据的集合。

5. 组织机构信息源

组织机构信息源是指组织机构中的内部信息源,如存放在各级各类医疗卫生机构以及健康管理机构内的病例信息、健康档案信息等。

二、健康信息的特点及分类

(一) 健康信息的特点

健康信息作为信息的一种,具备信息的一些基本特征,例如依附性、时效性、可贮存性等，但是健康信息也有其自身的特殊性，存在以下典型特征。

1. 数据来源广

健康信息的来源广泛，包括各类卫生服务记录等内容。除此之外，以国内医保为例，各级医保中心都存储着大量的账户信息，同时连接上级管理部门和各联网医院、诊所等，患者在诊疗过程中能够形成以"患者的状态数据"为信号的关联数据群，数据的规模宏大。

2. 数据更新快

医疗数据会随患者状态的变化而变化，从入院挂号到登记化验，再到确诊和开药取药，整个流程中所有的数据都需要按步骤及时更新，严格保持同步，否则将会出现业务中断的情况，甚至会导致医疗事故和医疗纠纷的产生。

3. 数据价值高

健康信息是来源于个人及群体的健康相关数据，具有很高的价值。对患者自身而言，健康信息对疾病预警、探查、诊断和治疗具有重要的意义。除此之外，健康信息也可以用于精准医疗、健康管理、辅助科研、临床决策支持、医疗保障监管、医药研发等领域。

4. 数据共享难

健康信息有各种结构化、半结构化或非结构化文本、影像等多种多样的数据存储形式。实现数据集中采集的前提条件是实现数据共享，但是现阶段面临健康信息数据共享困难的局面。造成这种现象的原因不仅仅是各项执行标准不统一，更是由于医院本身的体制现状。目前，各地区私立医院、公立医院等竞争共存，各自的隶属关系不同，数据结构不同，区域间发展水平尚不均衡。打破这种壁垒，实现数据高度共享，需要综合考虑各方因素，除了牺牲医院一定利益外，还要充分考虑隐私保护等法律问题。

(二) 健康信息的分类

健康信息作为信息的一种，其内涵广泛，可以从不同角度对其分类。

1. 根据信息的内容属性分类

按照信息的内容属性可以将健康信息分为人口数据、社会经济学数据、财物数据、临床数据和卫生服务记录。

人口数据包括姓名、住址、电话、工作单位、社会保险号码等基本信息。社会经济学数据包括个人的婚姻状况、教育程度和个人习惯等。财务数据是指患者通过医疗机构接受治疗时，所发生的费用由自己或保险系统承担，由此产生的支付方信息。临床数据则是患者的有关诊断和治疗过程记录的所有健康数据,包括患者的主诉、既往史、过敏史、医生检查结果、辅助检验结果、医生的诊断、查房记录、手术记录、医务人员信息等。卫生服务记录则包括儿童保健、妇女保健、疾病控制、疾病管理等服务记录。

2. 根据信息的覆盖范围分类

按照信息的覆盖范围分类,可以将健康信息分为个人健康信息和公共健康信息。

个人健康信息是指与个人的健康相关的信息,是健康信息中最核心的一部分,主要包括个人电子病历和健康档案。而公共健康信息是指能够被卫生行政管理部门利用的信息,相对而言是一个群体的健康信息,可以为卫生管理部门提供决策依据。

3. 根据信息的表现形式分类

按照信息的表现形式分类,健康信息包括人口信息、电子病历、居民健康档案和健康统计信息。

人口信息是指全员人口信息库,包括基础信息和扩展信息等。其中,基础信息是指公民个人信息中最基础、变化频率低、广泛使用的信息,例如姓名、性别、居民身份证号码、民族、出生日期、出生地等。扩展信息是指各部门和社会具有普遍共享和服务需求的状态信息,包括居住地、户籍地址、配偶、婚姻状况、文化程度及子女信息等。这些主要来自基层业务办理,然后通过数据交换实现全国汇集,并通过与国家人口基础信息库进行校核、补充,为卫生行业提供统一基础信息服务。

电子病历是以电子化方式记录患者就诊的信息,包括首页、病程记录、检查检验结果、医嘱、手术记录、护理记录等,涵盖患者的一般信息、症状信息、体征信息、实验室检查信息、诊断信息、治疗信息、疾病转归信息、费用信息和医护人员信息等。

居民健康档案是医疗卫生机构为城乡居民提供医疗卫生服务过程中的规范记录,是以居民个人健康为核心、贯穿整个生命过程、涵盖各种健康相关因素的系统化文件记录。档案内容主要由个人基本信息、健康体检记录、重点人群健康管理及其他卫生服务记录组成,可向群众提供连续的预防、保健、医疗、康复等系列服务,方便居民参与个人健康管理。

健康统计信息指行政部门收集并统计的关于健康服务相关的数据,如健康档案数据、疾病统计数据、全国医疗服务情况、全国医疗卫生机构数据等。按照周期可分为月报、公报、季报、年报、统计年鉴等。

三、健康信息的收集

(一) 信息收集的概念

随着现代科学技术的不断发展,当下社会面临信息爆炸的局面。信息不仅呈现爆炸式增长,并且种类繁多,分布广泛复杂,给各行各业的信息资源的管理和利用带来极大的挑战。信息收集正是根据特定需求或者相关规划的需要,依据信息收集的具体原则,使用科学方法收集、检索和获取特定信息的活动过程。信息收集是实现信息资源管理的首要环节,更是开展各项信息服务的物质基础和保障。

健康信息主要从卫生服务过程中的各种服务记录、定期或不定期的健康体检记录、专题健康或疾病调查记录等渠道进行收集。

(二) 信息收集的原则

健康信息收集与普通信息收集的原则基本相同,是复杂艰巨的工作,需要耗费大量人力、物力、财力和时间。因此,为了提高健康信息收集的效率,保障所收集信息的准确性、完整性等,必须在信息收集时坚持以下原则。

1. 计划性

任何机构想要用有限的人力、物力和财力等资源来获取最有效、最准确的信息,必须事先制订周密翔实的信息收集计划,以此确保信息收集工作能够有目的、有步骤地开展下去。

2. 针对性

信息收集的目的最终是满足用户的需求,即人们能够方便地使用这些信息资源。因此,在信息收集时必须根据服务对象、机构性质和任务等因素有针对性地确定信息收集的范围。

3. 科学性

当代信息数量庞大,形式种类多样,给信息的收集与整理带来极大的挑战。因此在信息收集的过程需要采用科学的方法来研究信息的分布规律,从而选择和确定信息密度大、信息含量多的信息源。

4. 系统性

信息的连续性和系统性是信息发挥其效能的重要前提条件,只有在信息收集的过程中及时追踪科学技术和国民经济发展历程,把握信息源的动态变化,系统、连续地收集特定信息,才能有效满足用户的信息需求。

5. 及时性

信息具有很强的时效性,例如军事信息、金融证券信息等瞬息万变,不及时主动地收集和利用就会与很多机会失之交臂。因此,对于信息的收集工作必须坚持及时的原则,尽量以最短的时间将所需要的信息收集到,只有这样才能将信息的使用价值发挥到最大。

6. 预见性

当下社会面临信息的快速增长和信息的老化加速,因此在信息收集的过程中不仅需要充分关注现有的信息源头和信息渠道,还应该保持一定的预见性,着眼未来可能出现的新的信息源头和渠道,以此提高信息服务的主动性。

(三) 信息收集的方法

健康信息的收集对于健康风险的评估至关重要,它的存在不仅可以为个人健康提供物质基础保障,也可以为各级行政部门提供决策依据。因此,选择合适的信息收集方法尤为重要。各类卫生服务记录经过长期填写和积累可以被充分利用,但是对于一些专门问题,需要通过专题调查来获取资料和信息。这种专题调查的方法包括问卷调查法、访谈法和实地调查法等。

1. 问卷调查法

问卷调查法是最常用的健康信息收集方法,是调查者运用事先设计好的问卷向被调查者了解情况或征询意见,是一种书面调查方法。问卷是一种问题表格,而健康问卷又称为健康危险因素调查问卷,是从事健康信息收集工作的人员最常用的工具。问卷的主要用途是为了了解研究对象的基本情况和需求、收集个体健康危险因素的信息,从而进行评价、收集群体相关信息进而确定健康影响因素等。

2. 访谈法

访谈法是以谈话为主要方式来了解某人、某事、某种行为或态度的一种调查方法,是一种访问者通过走家访户,或通过信件和现代通信工具直接与被调查者进行口头交谈,从而获得信息的方式。根据实际情况,访谈法可以是访谈者单独访问被调查者,也可以同时与多个调查对象进行访谈。

3. 实地观察法

实地观察法是由调查员到现场对观察对象进行直接观察、检查、测量或计数而取得资料的一种收集方法。该方法被运用时,观察者基本上是单方面进行观察活动,被观察者不管是人还是物,都是被动处于观察者的视野中,如在生长发育调查中,调查员直接对儿童进行身高、体重等的测量。这种方法所取得的资料较为真实可靠,但所需人力、物力、财力较多。在实际调查中,实地观察法往往与访谈法结合使用,互为补充。

四、健康信息的整理与更新

(一) 数据录入

对健康信息的相关数据进行分析之前,需要将原始数据录入计算机中。数据录入应该遵循便于录入、便于核查、便于分析等原则。数据录入的方式包括手工录入、数据库导入等。在数据录入之后,相关单位必须按照法律法规的规定,遵循医学伦理原则,保障信息安全,保护个人隐私。

(二) 数据核查

无论手工录入还是数据库导入,在数据录入之后,必须先对录入的数据进行核查,以保证数据的质量,而数据的质量集中体现在数据的精确性和有效性上。健康信息的数据核查关系到人民的生命健康,姓名和用药剂量不准确则会带来严重后果。在信息系统中,可以通过指令检查特殊字段的有效性,若出现异常时及时处理。除此之外,收集的信息必须严格按照信息复核程序,避免重复采集、多头采集。

(三) 信息整理

信息的整理是将获取的信息资料分门别类地加以归纳,使信息从无序变为有序,成为便于利用的形式。信息资料的整理一般分为以下三步。

1. 信息分类

信息分类是指根据信息资料的性质、内容或特征进行分类,把相同或相近的资料合为一类,将相异的资料区别开来。

2. 资料汇编

资料汇编是按照研究目的和要求,对分类后的信息资料进行汇总和编辑,使其成为系统、完整、集中和简明的能够反映研究对象客观情况的材料。

资料汇编有以下三项工作需要完成:①审核资料是否真实、准确和全面,不真实的予以淘汰,不准确的予以核实准确,不全面的需要找全补齐;②需要根据研究目的的要求和研究对象的客观情况,确定合理的逻辑结构,对信息资料进行初加工;③汇编好的信息资料需要层次分明,能够系统且完整地反映研究对象的全貌,还要用简单明了的文字阐述研究对象的客观情况,并且注明资料的来源和出处。

3. 资料分析

资料分析是指运用科学的分析方法对信息资料进行分析和考察,研究特定课题的现象、过程以及内外部各种联系,找出事物的规律,形成理论框架。

(四) 信息更新

健康管理的过程是连续的、持续的、完整的,因此健康信息也必须不断更新。应当结合服务和管理工作需要,及时更新与维护相关的健康信息,以确保信息处于最新、连续、有效的状态。

信息更新的方式包括以下几点:①通过居民主动就诊来更新健康数据和信息;②健康信息管理部门与其他公共卫生慢性病管理模块关联,慢性病患者访视信息更新后会自动更新健康管理信息;③通过实地访视对居民健康信息进行更新;④通过其他方式,例如居民健康体检等更新健康信息。

五、健康信息的利用

健康信息是一种重要的战略资源和决策资源,是可以被健康管理者利用的关键资源。因此,信息利用应贯穿健康管理的始终,其应当以提高医学研究、科学决策和便民服务水平为目的,最终服务于群众健康。健康信息的利用包括个体和群体两个层面。

(一) 个体层面的健康信息利用

在个体层面,主要是利用个人的健康信息分析、评价其健康状况和主要的健康危险因素,科学制订个人健康管理计划,提出具体的健康改善目标和健康管理指导方案,并针对健康危险因素的发展趋势进行相应的生活行为方式干预指导。除此之外,个体层面的健康信息还可以用来进行动态的健康管理效果评价,如对心脑血管疾病、糖尿病等慢性病管理进行有效性的评价等。

(二) 群体层面的健康信息利用

在群体层面,主要是利用群体健康信息,分析、汇总和评估一个特定群体的主要健康问题、危险因素和目标人群,为制订总体干预计划提出依据,提供健康的指导建议和相关的健康需求参考资料。通过各种方式,切实落实有效的干预措施,达到最大的防治疾病和改善健康的效果。

除此之外,群体健康信息还可以提供基础数据和结果数据,评价人群健康管理效果,如行为因素流行率、患病率等,以促进健康管理工作的完善和发展。

第三节　居民健康档案

一、居民健康档案的概念与分类

(一)居民健康档案的概念

居民健康档案(resident health records, RHR)的概念最早可以追溯到 1968 年,美国威德(Weed)等人提出的以问题为导向的健康档案记录方式(problem oriented medical record, POMR),这种记录方式随着社会的发展逐步得到了完善。

2009 年 12 月,原卫生部印发了《卫生部关于规范城乡居民健康档案管理的指导意见》,给出了健康档案的明确定义:健康档案是医疗卫生机构为城乡居民提供医疗卫生服务过程中的规范记录,是以居民个人健康为核心、贯穿整个生命过程、涵盖各种健康相关因素的系统化文件记录。

居民健康档案包含四个重要模块:个人基本信息、健康体检、重点人群健康管理记录和其他医疗卫生服务记录。个人基本信息主要收录了姓名、性别等基础信息以及个人的既往病史、家族病史等健康相关信息;健康体检则囊括了普通体检、生活方式、健康情况以及用药情况和健康评估等内容;重点人群健康管理记录遵照国家基本公共卫生服务项目的标准,详细记录并管理 0~6 岁儿童、孕产妇、老年人、慢病患者、严重精神障碍患者以及肺结核患者等重要群体的健康状态;其他医疗卫生服务记录则包括未在上述记录中包含的其他接诊、转诊以及会诊情况的记录。

(二)健康档案的分类

居民健康档案可以细分为个人健康档案、家庭健康档案以及社区健康档案。

个人健康档案是记录一个人从出生至死亡,健康状况的情况和变化以及享受过的所有卫生服务的全面记录。

家庭健康档案是居民健康档案的关键组成部分,包括家庭的基本信息、家系谱、家庭评估信息、家庭主要问题清单、问题详情、家庭成员的个人健康记录,以及家庭生活周期健康维护记录。

社区健康档案则是记录社区自有特性和居民健康情况的信息库。

二、居民健康档案管理的基本原则

居民健康档案管理的基本原则应体现在以下几点:

1. 自愿和引导相结合原则

卫生服务部门应在自愿与引导相结合的原则下制订居民健康档案,并在使用这些档案的过程中必须严格保护居民的个人隐私。

2. 动态更新原则

为了确保居民健康档案的可靠性,卫生服务部门应该采取多样化的信息收集方法来创建居民健康档案,并定期更新,以确保健康信息的连续性。此外,还需要在使用过程中及时更新和补充一些与实际情况不符或者已经发生变化的数据。

3. 统一编码原则

根据《城乡居民健康档案管理服务规范》规定,居民健康档案应当使用17位编码,以确保每份档案都拥有独特的编码。

4. 客观性与准确性原则

应按照规定的标准填写居民健康档案,保证其完整性、真实性和准确性。包括各种体检结果单、转诊和会诊记录等所有相关文件都应被妥善保存并归档。居民健康档案的客观性和准确性使其具备了长期保存并多次利用的价值。因此,医务工作者在接收被服务对象或其亲属提供的主观资料时,也应同时通过家庭巡视、社区研究等方式收集更多的客观资料。

5. 保密性原则

居民健康档案的保存必须严格依照规定,由专职或者兼职的人员承担管理职责,以确保居民健康档案的齐全和安全。由于居民健康档案可能包含个人以及家庭的敏感内容,因此应充分尊重并保障相关居民的权利和要求,绝对不能以任何方式泄漏。

三、建立居民健康档案的基本要求

建立居民健康档案的基本要求是保障资料的真实、科学、完整、连续、可用。

1. 资料的真实性

居民健康档案是由一系列的原始数据组成,这些数据应当准确地反映居民当时的健康状况,并详细地记录居民的病情发展、治疗历程、康复情况等详细信息。

2. 资料的科学性

居民健康档案作为医学信息资料,应按照医学科学的通用规范进行记录,健康问题的描述符合医学规范。

3. 资料的完整性

虽然居民健康档案的记录形式相对简单,但其中的信息必须全面、可靠,以确保完整性。

4. 资料的连续性

居民健康档案所包含的信息具有很强的时效性,在建档时要做到及时更新,保持信息资料的连续性。

5. 资料的可用性

一份理想的居民健康档案应该具备便于保存、能够快速查询和能够有效发挥其功效的“活”资料特性。

四、建立居民健康档案的意义

居民健康档案在卫生保健服务中扮演着至关重要的角色,其既是政府和医疗机构获取基层医疗信息的重要途径,也是维护公众健康的重要手段。

首先,通过建立居民健康档案,能够更加深入、完整、细致地掌握居民的健康问题及其患病的相关背景信息,并且能够根据这些信息,对社区居民的健康问题提供客观、科学的评价,继而才能为社区居民提供最精准、有效的卫生保健服务。

其次,居民健康档案的建立健全可以促进社区服务的规范化管理,从而更加合理有效地利用有限的社区卫生资源,提高基层社区卫生服务的治理水平。

最后,通过建立规范的居民健康档案,能够更好地指导高校与科研单位的科研教学活动。同时,这些信息也对评价健康管理者职业素养与服务效果有着至关重要的意义。此外,一份全面、准确的居民健康档案还可成为处理医疗纠纷的有力证明。

第四节　健康大数据、互联网移动医疗和可穿戴医疗设备

一、健康大数据

(一) 健康大数据的概念

大数据(big data)是指无法在一定时间范围内用常规软件工具进行捕捉、管理和处理的数据集合,是需要新处理模式才能具有更强的决策力、洞察发现力和流程优化能力的海量、高增长率、种类多样化、高价值和真实有效的信息资产或数据集合。

2013 年被认为是"大数据元年",标志着各国政府开始将大数据技术应用于各行各业,其中最显著的例子就是健康大数据(healthy big data)的普及与发展。健康大数据是一种全面的、可持续的、可追溯的、涵盖人类生活方方面面的与健康有关的数据集,它不仅可以帮助我们更好地了解自身健康状况,还可以为政府提供有价值的决策支持,从而为社会发展提供强有力的保障。

(二) 健康大数据的分类

健康大数据的应用非常普遍,它可以划分为四大类:医院内部健康大数据、公共卫生健康大数据、移动互联健康大数据以及生物医学基因大数据。

1. 医院内部健康大数据

医院内部健康大数据主要包括来自医疗诊疗、医学研究以及管理活动中生成的各种类型的数据,如急诊记录、住院记录、影像数据、实验室检查数据、处方信息、手术记录、跟踪随访记录以及付费和保险信息等。随着医疗行业逐渐实现信息化,医院信息系统(Hospital Information System,HIS)、影像信息系统(Picture Archiving and Communication Systems,PACS)、实验室信息系统(Laboratory Information System,LS)、放射信息系统(Radiology Information System,RIS)等都已经高效地集成并转变为以电子病历(Electronic Medical Record,EMR)为核心的医院信息平台。

2. 公共卫生健康大数据

近些年,由于互联网(尤其是移动互联网)、物联网的迅速发展,以及电子商

务和社交网络的广泛使用，产生了大量结构化、半结构化和非结构化的公共卫生信息，这些信息与人群社会活动紧密相关。

公共卫生大数据主要可以分为两个部分：

第一部分来自社交媒体，如微信、微博的信息，或连锁药店、超市销售的卫生和健康相关产品的记录。这些数据的来源多样，容量巨大，变化速度快，但由于其属性缺乏可靠性，且每一个单独数据点的价值相对较低。

第二部分是由政府相关政策支持，各级别和各类型的医院以及基层疾病控制中心构建的覆盖全国的传染病疫情报告信息系统所生成的结构化报告。

3. 移动互联健康大数据

随着各种可穿戴和便携式健康医疗设备的出现，用户可以在任何时间、任何地点监测自己的身体指标，如血压、心率、体重、血糖、心电图等，甚至进行健康的外部诊断。设备产生的数据不仅有助于人们实时追踪自身健康状况，了解其发展趋势，与健康目标群体模型进行对比，还可以被整合到患者的医院电子病历中，以助临床观察和诊断。该趋势正在引领一种全新的健康管理方式的发展。

4. 生物医学基因大数据

"人类基因组计划"的成功引发了生物医学领域的一场重大革新，使高通量测序技术繁荣发展。这不仅大大提升了生物科学研究的数据生成力，而且促成了包括基因组学、转录组学、蛋白质组学、代谢组学等多方面的生物大数据产生。

通过深度挖掘这些庞大的生物医学基因大数据，研究人员能够预测个体罹患某一疾病的可能性，揭示潜在的致命性基因突变并提供疾病诊断。更重要的是，这些大数据还能够在新药的研发过程中发挥重要作用，如辅助药物筛选和药效评估等。换言之，这样的数据分析能力不仅可以预防和诊断疾病，还可以推动新药研发进程和有效性的评定。

不同来源和种类的健康大数据具有不同的性质和不同的医学价值，同时由于健康大数据的多样性、隐私性等特点，使其在实际应用中难以实现数据共享。目前，针对健康大数据的研究主要来源于医院内部数据，外部数据的应用还有很大提升空间。

(三) 健康大数据在健康管理的应用

随着科技的进步与时代的发展，健康大数据在健康管理中发挥着积极作用。大数据技术所具备的精准、高效等特点，使得健康管理更加科学化和智能化,有助于人们预防和治疗疾病,提高健康水平。国务院和国家卫生健康委员会(卫健委)从 2015 年开始出台诸多指导性文件,旨在促进大数据产业和健康医疗技术的发展。2018 年 9 月,为了更好地推动"互联网 + 医疗健康"的实施,更有效地利用卫生医学信息,国家卫生健康委员会发布《关于印发国家健康医疗大数据标准、安全和服务管理办法(试行)的通知》,以此提升卫生医学的整体水平,实现健康中国的目标;2019 年 12 月颁布的《中华人民共和国基本医疗卫生与健康促进法》第 49 条着重强调要推动健康医疗大数据应用的发展。2020 年 12 月,国家卫生健康委员会同国家医保局、国家中医药局印发《关于深入推进"互联网 + 医疗健康""五个一"服务行动的通知》,要求医疗机构要在持续改善线下医疗服务的同时,充分运用互联网、大数据等信息技术拓展服务空间和内容,积极为患者提供在线便捷高效服务以及随访管理和远程指导。通过使用健康大数据,能够为以下几个领域带来巨大的改变。

1. 健康大数据共享

大数据技术能够有效地收集、整理和交流医疗信息,为患者和医生提供更好的服务。除此之外,该技术能够对医疗领域进行集成化,并为健康保健行业提供自动化的解决方案。患者通过向数据库提供其健康信息来加入医疗数据资料库,医生可以通过这些信息更好地处理和诊断病症,并对重大流行病进行监测和评估。

2. 个性化健康管理

大数据技术可以使医生根据患者的基因、疾病、生活习惯以及其他重要因素构建个性化的治疗方案,医生通过对这些数据的深入分析,确定治疗方案和预测疾病发展的趋势,并根据具体情况进行调整。

3. 智能医疗设备

大数据技术可以使医疗设备更加智能化,使其能够收集、识别和传输医疗数据。医疗设备可以与其他设备进行联网操作,实现对患者的全方位监测。同时大数据技术能够在医疗领域提供更高的测量精度,为疾病预测和诊断提供更有力的支持。

4. 疾病预测和预防

基于大数据技术的分析能力,可以开展针对特定人群的健康预测,确定与疾病相关的风险因素并提供相关建议。根据影响健康的因素分析,精准地制订健康管理计划,提升健康水平,减少患病风险。

二、互联网移动医疗

(一)移动医疗的概念

移动医疗的起源可追溯到 20 世纪六七十年代提出的远程医学(tele-medicine)及远程健康(tele healthy)的概念。这是与移动技术并行发展的领域,也是最早接触移动技术的领域之一。近几年,医疗与信息通信技术的深度融合为移动医疗领域的发展开辟了新路径。现如今,大多数医院已经将它们的信息系统做得更加完善,实现了从电子化到网络化的转变,诸如移动查房系统、移动护理系统、病患腕带识别系统等移动医疗的实践也开始在医院中得以应用。

医疗卫生信息和管理系统协会(Healthcare Information and Management System Society,HIMSS)给出了移动医疗(mobile health,m-Health)的定义,是指通过使用移动通信技术(如计算机、移动电话和卫星通信)来提供医疗服务和信息,具体到移动互联网领域,以基于安卓和 iOS 等移动终端系统的医疗健康类应用程序(Application,App)应用为主。移动医疗是电子医疗(e-health)中一个重要分支,使用通信技术如计算机、移动电话和卫星通信等提供医疗和信息。它为发展中国家的医疗卫生服务提供了一种有效方法,在医疗人力资源短缺的情况下,通过移动医疗可解决发展中国家的医疗问题。

(二)互联网移动医疗在健康管理的应用

目前,我国在移动医疗领域的研究主要聚焦医院信息系统(HIS)的移动植入模式。在健康管理中,其已经在以下多个领域得到了广泛的应用。

1. 移动查房和移动电子病历

现在,许多医疗机构采用了更先进的技术来进行查房,这些技术包括使用智能手机、平板电脑等移动设备。这些移动设备可以让医护人员在任何场合随时访问并记录患者的电子病历,并且能够快速、准确地获取相关诊断和处置相关信息。此类技术的使用,使得医护人员在进行工作时更加高效、精细。

2. 移动护理

一些医院已经在其医院信息系统中引入了移动护理模块。在医院的无线网络区域内,护士们可以通过携带式设备与医院信息系统进行连接,从而更有效地管理患者。护士只需通过移动设备扫描患者腕带和药袋或输液袋上的条码,信息系统会自动与医嘱进行比对、签名,从而确保输液和药物使用的准确性。此外,这种方式也使得护士对患者的护理更有效率且更加精确。

3. 移动远程诊疗

互联网的飞速发展,为数据、声音、文本的传输水平带来了极大的提升,也使得远程诊疗变得更加便利。新型的远程诊疗不仅可以通过电子屏幕、无线通信等方式进行,还可以通过实时沟通及远程高质量图片的传输,让医生突破距离限制,对病人的病情进行有效掌控,以确保病人的安全与健康。

4. 社区健康移动管理

某些网络运营商与医疗服务机构进行合作,利用网络通信技术为患者和社区居民提供个人健康管理服务。这些服务主要包括通过移动设备预约挂号和传输健康信息,以及通过远程视频通信技术提供重症监护室或新生儿室的探视服务。此外,还可以利用摄像头远程监护行动不便的患者或老年人。这些网络运营商在搭建移动社区健康信息管理平台的过程中,提供医疗保健远程服务等。

5. 基于智能穿戴的健康信息推送服务

利用射频识别系统,可以实现对药品、手术器械等设备的实时定位、追踪和状态管理。以简化工作流程,提高整体工作效率。智能移动设备上的医疗应用程序,如"春雨掌上医生"等,是医疗移动技术的一部分。

三、可穿戴医疗设备

(一) 可穿戴医疗设备的概念

可穿戴技术源于 20 世纪 60 年代的美国麻省理工学院媒体实验室。它是一种技术突破,主要研究和开发能够直接穿在身体上,或者融入使用者的服饰和配饰中的设备。此技术的核心目标是实现用户在使用智能设备时几乎感觉不到其存在,从而提升用户使用的便捷性。

当我们谈及可穿戴医疗设备,其实是在谈论将可穿戴技术运用在医疗与健康领域的产品。这些设备是能直接穿戴在身体上的便携式医疗或健康电子产品。在软件的帮助下,这些设备可以监测、记录、分析、调整、干预,甚至治疗疾病,或者维持健康状况。换句话说,这些设备能更有效、更随时地关注和管理用户的健康状态。

可穿戴医疗设备能够实时评估慢性疾病患者的健康状况,辅助医生进行疾病诊断和治疗,优化医疗资源分配,同时还能够减少病患治疗的经济负担。此类设备能为慢性疾病患者提供集成的医疗服务,包括疾病的诊断、健康状况的监控,以及疾病的干预。

相较于传统医疗设备,可穿戴医疗设备具有便携性、智能化、舒适度高以及个性化等一系列的优点。在预测慢性疾病的早期发展、持续监控疾病状态以及实现远程诊断的过程中,此类设备发挥着重要作用。换言之,可穿戴医疗设备有助于实现个性化和精准化的医疗健康管理。

常见的设备形态包括头带、项链、眼镜、马甲、衣服、腰带、手表、手环、脚环等。其中,以手表、手环最为常见,大多用于监测健康情况,如运动、睡眠、心率及周围环境相关参数等。此外,还有少数手环、手表被融入了先进技术,实现了基于光学传感器的血压水平与血液成分的监测。

(二) 可穿戴医疗设备在健康管理的应用

可穿戴设备已经成为医疗卫生领域的重要组成部分,它们可以实现对患者的实时监测、诊断、治疗,以及实现远距离的医疗。常用的可穿戴医疗设备包括:连续血糖检测仪、心电图检测仪、脉搏血氧仪、血压检测仪、药物输送仪、除颤仪等。

1. 健康监测

随着中国全民健康水平的不断提升,全民健康意识也日益增强。然而,当前的社会发展趋势(如老年人的增加和医疗资源的短缺等),给全民的健康监督和管理提出了更高的要求。目前,市场上的可佩戴监测产品(如智慧手环和智慧腕表等),拥有可操作性强、便于携带、外形美观的特点。该产品的核心用途包括:计步、生命体征检测、血糖检测、能量消耗及睡眠监测等功能。

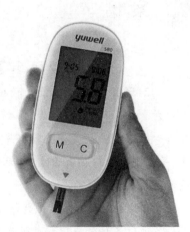

图 3-2　血糖检测仪

2. 疾病治疗

治疗性的可穿戴设备大多处于研究和审评阶段。如可穿戴自动体外除颤器可被用于具有高风险心脏疾病的患者,一旦出现紧急情况,设备能自动进行除颤操作。在临床实践中,也出现了许多穿戴式外骨骼康复设备,包括手部、上肢以及下肢用的外骨骼机器人。这些设备能有效辅助患者进行康复训练,有助于提升康复训练的效果。

3. 远程康复

远程康复具有智能化、个性化、大数据、共享化等特点,是患者居家康复的新选择。它不仅能够为患者提供家庭治疗指导,还能够扩大治疗人群范围,减轻就医负担,并能够及时监测患者的病情。

(伍　琳)

复习思考题

1. 如何理解健康信息的概念?

2. 健康信息有哪些类型? 如何利用和挖掘健康信息?

3. 居民健康档案的建立应当遵循哪些原则和要求?

4. 健康大数据、移动医疗以及可穿戴医疗设备在具体的实践和运用中可能会遇到哪些问题和阻碍?

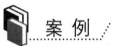 案 例

专家热议 AI 大数据及可穿戴设备对 心脑血管疾病的预警作用

2024 年 1 月 18 日,AI 大数据及可穿戴设备对心脑血管疾病的预警作用技术研讨会在京召开,本次活动以智能可穿戴设备在心源性猝死预警中的应用、人群心血管疾病预警相关数据库构建指标、人工智能技术在心血管疾病中的应用、气象要素与心脑血管疾病、无创血流动力学监测仪的研究与应用等主题,开展学术研讨和交流。

在研讨会上,首都医科大学附属北京安贞医院心内科医生表示,智能可穿戴设备通过各种传感器和软件算法可产生大量数据,有越来越多的证据支持其在心血管疾病风险评估和心血管疾病预防、诊断和管理中的作用。智能可穿戴设备在主动健康管理中亦可发挥作用,以往研究发现自愿实施健康管理行为对个体主观身体健康状况有积极影响,受试者可从自主行为改变干预中受益,可穿戴设备实时、动态监测个体的行为模式和健康指标并设置相关提醒,有助于督促使用者提高和改善自我健康管理的意识和行为。不过,专家们也指出,可穿戴设备在临床实践中的广泛应用还面临很多挑战,包括如何将可操作数据与

噪音分开等问题,克服这些挑战需要各方共同制定全面的评价框架和务实的监管政策,并需进行可靠的临床试验加以验证。

心血管病专家温绍君表示,心血管事件(恶性心律失常、急性心肌梗死等)预警体系是通过 AI 算法,结合用户临床特征,对可穿戴设备采集的生命体征数据进行精准分析和判断,得出生命体征指标与心血管事件的风险值,为用户提供医疗级预警数据研判,降低突发疾病死亡率。

北京天坛医院主任医师杜凤和说,现在智能可穿戴设备采集数据的准确度日益增高,对于突发心血管事件来说,黄金抢救时间重要,如果能提前知道发病就可以提前干预,能够极大地降低死亡率。

在交流现场,AI 算法专家谈到:人工智能,顾名思义,就是为机器赋予人类智慧。AliveCor、梅奥诊所、苹果手表三方合作,研发了智能心电图系统和绘制心电图的表带,其对高钾血症的预测准确率达到 90%～94%,获得 FDA 批准使用。智能可穿戴设备,结合不断创新的人工智能算法,必将对中国的新业态、中老年、亚健康等人群带来实时的健康监护。

北京积水潭医院主任医师赵兴山认为,可将用户健康预警信息和健康监测阈值进行智能分析和判断,集合国内多家医院及医疗机构共同参与对用户的心电数据实时跟踪、分析及应急处置,形成科学预警、科学跟踪状态,形成科学完整的系统体系。

北京三天无限科技发展有限公司负责人表示,通过 AI 技术算法分析对用户院前数据进行监测预警,降低突发疾病死亡率,并且成功打造了中国首款心血管事件(恶性心律失常、急性心肌梗死等)预警体系数字化生态系统。动态数据与静态数据的相结合可以精准分析出心脏疾病的风险等级,且智能预警系统极具人性化设置,当有突发状况时,用户本人、家属、用工单位、急救中心等就会及时收到消息,让突发状况的用户快速得到帮助。同时庞大的分级客服体系会提供强大的有针对性的健康服务保障。

同时,与会专家对心血管健康预警系统在社区广泛应用弥补家庭病床数据无法监测、失能老人防跌倒功能、养老驿站需要功能升级等话题也展开了热烈的讨论。

(资料来源:中国经济网 2024 年 1 月 23 日,略有改动。)

问题:请结合上述内容,思考 AI 大数据及可穿戴设备在应用中可能存在哪些优势和隐患?(提示:可以从数据共享和数据安全保护等方面思考)

拓展阅读：医药业借力大数据加速新药研发

德国默克公司与专注于医药研发的大数据信息平台中国药渡签署战略合作协议，旨在为全球药物研发人员提供更便捷高效的"一站式信息解决方案"。德国媒体称，虽然还处于起步阶段，但大数据解决方案将给医药行业带来革命性的变化，尤其是在缩短研发周期、降低研发成本、处理患者数据、模拟疾病模式等方面。

目前，全球药物研发普遍面临着成功率低、研发生产周期长的瓶颈。一款新药从开始研发到投入市场，至少需要10～15年。许多正在研发的抗癌靶向药虽已取得一定疗效，但仍需数年才能上市，因为还要进行大量临床试验来验证其安全性和有效性，并进一步优化。漫长的研发周期导致抗癌靶向药价格不菲。据《福布斯》杂志的一项研究显示，单一药物的开发和营销成本有时高达3.5亿美元。

随着大数据和数字技术渗透到生产制造的各个环节，医药行业也开始借助这一技术，力图更经济、更有针对性地开发药物。过去，制药公司主要对临床试验数据进行系统分析，这类"纯数据"能以一套标准化的方式解读。而医疗记录等非结构化数据产生于医药生产的各个流程，一些关键数据甚至只能在研究人员手写的实验室记录中找到。大数据则可以收集和解读非结构化数据，从而优化生产流程。比如，拜耳公司依靠数据分析，在去年底推出了既重点突出又多样化的开发战略，将50多个项目几乎同期投入临床开发，最大限度地利用了研发潜力。

新药研发的相关数据量庞大，每一个成功上市的药物背后都有上百万页的文献资料。大数据技术有助于从海量临床记录和医学期刊中，帮助研究人员"站在巨人的肩膀上"发现创新的机会，提高成功率。而对一些突发、传染性强、死亡率高的疾病，更是需要迅速找到有效抑制药物。大数据分析可以在全球范围内更快地检测疾病模式，加速新药的出现。

在大数据时代，患者数据比以往更有价值。在2017年德国杜塞尔多夫国际医疗器械展览会上，结合大数据迈入"医生4.0""病患4.0"时代成为主题，研究人员通过移动终端从病患处实时提取药物测试数据，进行数据共享、协作开发。未来，这种打破数据孤岛的研发理念，将进一步推动医疗行业朝着以病患为本的方向发展。正如德国联邦医学协会信息通信委员会主席弗兰茨·巴特曼所畅想的那样，"患者的智能手机将是 21 世纪的听诊器"。

需要指出的是，虽然大数据大有可为，但大数据不会因其数据量多就更可靠，与经过严谨科学试验获得的"小数据"相比，大数据可以是有力的补充，但不能替代"小数据"。否则，就像流感趋势系统一样，人们如果仅凭关键词搜索数据来预测流感趋势，完全绕过以往的就医统计数据和病理研究，最终只能是贻误病情。

（资料来源：《人民日报》，2018 年 9 月 7 日，22 版）

第四章　健康风险评估

本章从健康风险及识别、健康风险评估概述、健康风险评估方法与工具、我国健康风险评估的发展及现状等四部分内容展开，介绍了健康风险因素及其分类、健康风险评估的概念、健康风险评估的发展和主要内容、健康风险评估的意义和常用的健康风险评估方法与工具，梳理了我国健康风险评估的发展历程与目前面临的问题。

第一节　健康风险及识别

一、健康风险因素

（一）健康与健康测量

卡尔·马克思（Karl Heinrich Marx）指出："健康是人的第一权利，也是人类生存的第一前提，是一切历史的第一前提。"随着人类社会的发展，健康的概念也从"没有疾病"转变为"躯体、精神与社会和谐融合的多维度考量"。人们对健康的认识也从单一的关注身体健康状况扩大到关注健康的影响因素及由健康不佳导致的各种损失。本章沿用 1948 年生效的《世界卫生组织宪章》里给出的"健康"较为经典的定义——健康不仅是没有疾病和衰弱，而是"保持躯体、心理和社会功能三方面的完好状态"。

健康测量是指依据一定的规则，根据被测对象的性质或特征，用数字来反映健康以及健康有关的事物或现象的量化过程。健康测量的维度受人们对健康认识的影响，目前常用的健康测量维度包括 7 个：躯体维度、智力维度、情绪维度、社会维度、精神维度、职业维度、环境维度。健康测量是健康风险评估的基础，为健康风险评估提供依据。

(二) 健康风险的概念

英语中风险(risk)一词来源于古意大利语(riscare),指的是滚落的石头,延伸为各种负面事件。但随着人们对风险的研究和应用,风险又逐渐演变为一个更为中性的词,更多代表关于结果的不确定性。

风险理论源于人们对降低消极事件造成的损失的需要。健康风险是生活中普遍存在的风险之一,它反映了在特定时间段及一定条件下,健康损失发生的可能性。健康风险因素(health risk factors)包括了机体内外环境中能使疾病或死亡发生的可能性增加的因素,人们自身的社会行为因素、所处的工作生活环境、社会的医疗服务水平等,都会对人们的健康状况产生影响。健康与疾病是人生命活动的两个矛盾的表现,人们对健康与疾病的认识的过程受到医学发展水平与医学观的影响。概括起来,医学观的转变经历了以下几个过程:神灵主义医学观、自然哲学医学观、生物医学观、"生物—心理—社会"整体医学观和当代医学观,随着医学观的改变,人们对生命、健康和疾病看法也在发生变化。

1. 神灵主义医学观

神灵主义医学观也称唯心主义医学观,出现在远古时代,该阶段人类的认知能力有限,医学、科学技术知识非常贫乏,无法理解人体结构、生命活动、疾病现象和本质,往往用神话、宗教和巫术来解释疾病现象,主要以有限的药物与祈祷作为治疗手段。

2. 自然哲学医学观

自然哲学医学观是唯心主义向唯物主义发展转变的一种观点,体现了人类对疾病规律的好奇、探究趋势,是医术和巫术分离的标志。但由于人类认知与实践能力有限,自然哲学医学观只展现了对人体结构、健康和疾病比较笼统和模糊的观点。

3. 生物医学观

生物医学观孕育于文艺复兴时期,并成熟于 20 世纪中期,也称为近代医学观。这一时期,人类对细胞层次上的生命现象不断探索,侧重在观察实验的基础上从事实出发来认识生命现象。生物医学观重视疾病的生物学因素,并用以解释、诊断、治疗和预防疾病以及制订健康保健制度。其更多地强调对人机体内部结构的解剖研究,忽视了人的社会性以及精神心理的重要作用,从而导致对健康概念认识得不全面。

4. "生物—心理—社会"整体医学观

过去医生主要面对的是传染病、寄生虫病、营养缺乏病及其他地方病,进入现代社会以来,医生面对的往往是心脑血管病、恶性肿瘤、糖尿病、肥胖等慢性疾病。而这些疾病的治疗需要从生物、心理、社会等多方面加以考量,用综合防治手段加以控制才能奏效。在此背景下,1977 年,美国罗彻斯特大学医学院教授恩格尔(Engel G L)在《科学》杂志上正式提出了"生物—心理—社会"整体医学观,以更好适应 20 世纪 50 年代以来人类"疾病谱"的变化。"生物—心理—社会"整体医学观的确立是人类对疾病的发生、发展及预防、治疗、康复等在认识论上的飞跃,其对疾病的认识不仅仅局限在机体内部,而是考虑社会生活的各个方面,诸如从地理环境、文化背景、风俗习惯、社会阶层、气候特征、生活水平、饮食结构、家庭遗传等去认识、去把握疾病,并且把这些因素与个体的精神心理状态联系起来。

5. 当代医学观

随着人类基因组计划的实施完成,在医学上人们也更多关注到了预防性、预测性、个体性、参与性在健康促进中的重要作用,这便是"4P"医学观,即预防性(preventive)、预测性(predictive)、个体性(personalized)、参与性(participatory)。精准医疗概念提出后,又在"4P"医学观加入了精准医疗(precision medicine),形成了"5P"医学观,更多地把医疗实践作为以病人为中心的、开放的并不断完善的医学认知与实践过程。

进入大数据时代,随着医疗数据的激增和电子化、数字化,从大数据中挖掘和提取有价值的健康信息成为可能。这为疾病预测、诊断、治疗方案确定、医学科研、药物不良反应分析等医学研究及应用提供了可靠的科学依据。同时,大数据存储能力的提升、云计算及移动互联网的发展,也为探索社会环境与生物遗传交互作用与健康和疾病关联的机制研究提供了强大的支持,推动了健康风险因素研究的发展。

(三) 健康风险因素的分类

影响人类健康的因素众多,有些是先天存在的,有些是后天形成的;有些是自然的,有些是人为的;有些是稳定的,有些是变化的;有些是可控的,有些是不可控的。随着人类社会的进步,人们对影响健康因素的认识也在不断发展和深化,从而发展为不同的健康影响因素分类方法。总体来说,影响人类健康的诸多因素可以概括为:

1. 生物(遗传)学因素

人类演化过程中所形成的遗传、成熟、老化及机体内部的复合因素,是影响人类健康的最直接因素,对诸多疾病的发生、发展及分布具有决定性的影响。除了明确的遗传疾病外,许多疾病,如高血压、糖尿病等的发生亦与遗传因素有一定的关联。

2. 环境因素

环境是人类赖以生存的外部世界,人的健康在很大程度上受到环境污染、生态破坏、社会竞争压力等环境因素的影响。环境因素包括自然环境因素和社会环境因素。

(1) 自然环境因素。自然环境因素主要包括生物因素、物理因素和化学因素。其中,影响人类健康的生物因素包括病原微生物、寄生虫、有害动植物三大类,是传染病、寄生虫病和自然疫源病的直接病原;物理因素主要包括噪声、辐射、震动、光污染等;化学因素有各种生产性毒物、粉尘、农药、废气、废水等。

中医早在几千年前就提出"顺应自然,天人合一"的健康观,强调人与自然的和谐相处,根据四季变化和地域差异来调整生活方式和治疗方法,降低健康风险。

(2) 社会环境因素。社会环境因素既包括社会制度、宗教信仰、法律、经济、教育、文化、民族、职业等,也包括工作环境、家庭环境、人际关系等。随着人类经济社会的发展,社会环境因素对人类健康的影响越来越大,因此世界卫生组织(World Health Organization,WHO)特别针对社会因素进行研究,将导致健康不公平的社会因素统称为健康社会决定因素(social determinants of health,SDH),WHO 于 2005 年设立了健康问题社会决定因素委员会,致力于减少由社会因素导致的健康不公平现象。

3. 行为与生活方式因素

"合理膳食、适量运动、戒烟限酒、心理平衡"是 WHO 提出的人类健康的四大基石,人类的健康依赖于合理卫生的行为和方式。随着生活水平的提高,相对于营养不良、传染病等因素,不健康的行为与生活方式引起的心脑血管疾病、癌症等已经成为威胁人们健康的主要原因。此外,诸多研究表明,不良的生活方式与抑郁、焦虑等精神类疾病也有关系。大量流行病学研究表明,大多数慢性非传染性疾病与人类的行为与生活方式关系密切。据 WHO 的统计,全球 10 大主要死亡原因中有 7 个是非传染性疾病,2019 年非传染性疾病占所有死亡人数的 73.6%。就国家统计局 2021 年全国居民主要疾病死亡率及死因构成的统计结果看,心脏病、恶性肿瘤、脑血管病占据前三位,而这些疾病的发生,与人们的生活行为方式息息相关。

此外,心理因素也影响着健康。WHO指出好的心理状态可以使人们认识到自己的潜能,处理生活中的压力,从而进一步促进身体健康。

4. 健康服务因素

健康服务是指医疗卫生、保健机构和卫生(健康)专业人员,为了防治疾病、增进健康,通过整合并有效利用卫生资源,采取多种方法和手段,有计划、有目的地向个体、群体乃至整个社会提供全面的、必要的医疗卫生服务的活动过程。健康服务是影响人类健康的重要因素之一,涵盖了医疗技术、人员专业素质、信息化建设、政策支持、健康促进等多个维度。这些健康服务因素通过提供预防、治疗、康复等全面医疗服务,以及健康教育、咨询和生活方式推广等健康促进活动,降低健康风险,提高健康水平,从而实现对个体和群体健康的全面管理和维护。

此外,从干预效果角度可以将健康风险因素分为可干预因素(如职业暴露风险等)和不可干预因素(如年龄等)。值得注意的是,健康风险的可干预程度是随着科学技术的发展而动态变化的,目前认为不可干预的因素在将来可能会被归为可干预因素。

(四) 健康风险因素的特点

1. 潜伏期长

潜伏期通常是指健康风险因素暴露与疾病发生之间存在的时间间隔。健康风险因素产生危害的潜伏期长,从健康到疾病,需要经过一个过程,特别是慢性非传染性疾病,这个过程可能长达几年、十几年,甚至更长。一般来讲,长期反复接触健康风险因素才有可能发生疾病。比如,缺乏锻炼、熬夜、高油高盐等不健康的生活方式需要长时间不断累积,最后才有可能引发心脑血管疾病。健康风险因素的潜伏期长使得风险因素与疾病之间的因果联系不易被确定,给疾病预防工作带来一定的困难。

2. 特异性弱

由于许多健康风险因素的广泛分布及混杂作用,在一定程度上削弱了健康风险因素的特异性作用。如吸烟可能引发肺癌、心脑血管疾病、支气管炎等多种疾病,而肺癌、心脑血管疾病、支气管炎等疾病的发生又与遗传、生活作息、饮食习惯、工作环境等多因素相关。正是由于健康风险因素和疾病之间的特异性弱,很容易导致人们对健康风险因素的忽视。

3. 联合作用明显

联合作用是指多种健康风险因素同时存在的情况下,会产生增强致病风险的叠加效应。也正因此,面对多个健康风险因素的个体要比面对单个健康风险因素的个体更容易产生健康问题,而这种情况很少引起人们的重视。

4. 广泛存在

健康风险因素广泛存在于人们的生活、工作环境中,已融入人们的日常生活,甚至被大多数人习惯和接受,这便增加了识别和改变健康风险因素的困难程度。

二、健康风险识别

健康风险识别指在健康风险损失发生前,对个体或群体面临的以及潜在的健康风险加以判断、归类整理、定性的过程。有效的健康风险识别需要有计划、系统全面地收集影响个体或群体健康的风险因素,并在此基础上对风险的程度进行判断,形成健康档案并进行动态管理。

健康风险识别的主要方法是健康调查和监控。健康调查包括体检和健康检测(主要是生物性调查,如年龄、性别、身高、体重、血、尿常规检查等)、个人医学史调查(如既往病史、家族病史等)、行为及生活方式调查(如睡眠、饮食、运动、吸烟饮酒等)、心理因素调查(如压力、情绪等)、社会环境因素调查(如居住条件、工作环境、经济收入等)、医疗服务水平调查(如医疗投入、个人健康保健意识、社会保障水平等)。在健康调查的基础上对影响健康的风险因素进行检测并对其进行健康分析,建立完整、动态的健康档案,及时发现健康变化趋势,为健康风险评估收集资料、提供依据。可以说,健康风险识别是健康风险评估的基础,健康风险评估是健康风险识别的逻辑延续。

第二节　健康风险评估概述

一、健康风险评估及其发展

(一)健康风险评估概念

健康风险评估(health risk appraisal,HRA)也称健康危险预测,是基于风险因素调查和监测信息分析,对个体或群体健康风险状况的量化评价,以此测算该个体或群体未来发生某种疾病或损伤,以及由此造成不良后果可能性的大小。其目的是预测个体或群体未来健康趋势及疾病、伤残甚至死亡危险性,以便采取有效措施降低健康风险,是健康管理的基础工具、前提条件和核心环节。

进入 21 世纪,随着我国经济社会发展和人民生活水平的提高,医疗卫生体系也开始由"以疾病为中心"逐步转向"以健康、预防为中心",特别是 2016 年,《"健康中国 2030"规划纲要》提出以来,"健康"已成为新时代社会、经济、文明发展的基础条件与必然要求,健康风险评估作为健康促进的核心内容之一,可以为人民的健康行为改变以及政策规划的提出提供重要的基础数据与科学性建议。目前,健康风险评估已逐步发展成为融合流行病学、卫生统计学、行为医学、临床医学、心理学等多学科的交叉学科,是健康管理研究的热点问题。

风险因素对健康影响的多维性和复杂性,使得健康风险评估也具有复杂性。通常,根据评估对象,可以将健康风险评估分为个体健康风险评估和群体健康风险评估。群体健康风险评估是在个体健康风险评估基础上展开的。根据评估应用的领域,可以将健康风险评估分为临床评估、健康与疾病风险评估、健康过程及结果评估和公共卫生监测与人群健康评估等;根据评估的功能,可以将健康风险评估分为一般健康风险评估、疾病风险评估、行为生活方式评估、生活质量评估、膳食评估和精神压力评估等。

(二) 健康风险评估的发展历史

1. 起源

第二次世界大战后,全球工业和经济飞速发展,伴随着经济发展和人们生活水平的提高,美国为首的西方发达国家率先关注到了心脏病、癌症、脑卒中等慢性疾病增长带来的困扰。

在此背景下,Lewis C. Robbins 医生于 20 世纪 40 年代,基于宫颈癌和心脏病的预防工作经验提出了健康风险与预防的观点:医生应该记录患者的健康风险,用于指导疾病预防工作的有效开展。在这一时期,通过其开发的健康风险表,医生可以通过检查结果初步预测疾病可能,并在弗莱明翰心脏病研究(Framingham heart study)中被用于对心脏病长期临床跟踪的社区研究,由此形成了风险评估概念的雏形。

到了 20 世纪 50 年代,Robbins 医生作为研究癌症控制的领导者,主持制定了《10 年期死亡率风险表格》,在小范围示范教学项目中,以健康风险评估作为医学课程的教材及运用的模式。这一时期的主要手段是调查,将个体的健康状况与其周围的环境进行比较,从而判断个体当前的健康状况是否处于正常水平,并根据这一判断来推断其未来预期的健康状况是否正常。由于当时医疗技术水平的限制,没有能力对个体的健康状况进行准确测量,通过调查获取到的健康信息并不能准确地反映个体当前的健康状况。

20世纪60年代,Robbins医生团队建立了弗莱明翰(Framingham)心血管疾病危险预测模型,用于估算发生心脏病的可能性及死于心脏病的危险程度,为社区医生开展健康教育提供了支持,并首次提出了健康风险评估(health hazard appraisal,HHA)的概念。

2. 发展期

20世纪70年代,基于保险精算方法在病人死亡风险概率估计中的广泛运用,Robbins医生与其合作者在《如何运用前瞻性医学》一书中系统阐述了健康风险因素与健康结果之间的量化关系,并提供了完整的健康风险评估工具包,包括了问卷表、健康风险计算以及反馈沟通的方法等。但是技术手段、实验手段及数据资料等方面的限制,在很大程度上制约了研究人员对个体当前健康状况的准确测量和评价。

1979年,美国疾病控制与预防中心整理、总结了该中心和加拿大卫生与福利部对健康风险评估的10年研究成果,以预测医学为蓝本推出了计算机版的第一代健康风险评估模型"美国成年人健康风险评估软件"(centers for disease control/health risk appraisal,CDC/HRA)。该模型通过疾病、死亡率、健康风险因素的相互关系,为评估对象提供了3个年龄概念——实际年龄、健康年龄和可达到的最健康年龄,帮助评估对象认识个人可控制的健康风险因素,增强自我保健意识,选择健康的生活方式,保持健康的心理状态,提高自我健康管理的责任感。健康风险评估也因此更名为"health risk appraisal(HRA)"。

由此,健康风险评估开启了由计算机技术直接介入的健康干预服务新阶段,计算机及网络技术的发展,为以数据为导向的健康需求与供给服务机制提供了实现的技术基础,形成了健康评估领域人机对话的雏形。

3. 成熟期

20世纪80年代,随着计算机的广泛运用,健康风险评估进入了大规模运用和快速发展期。随着计算机技术和生物信息学技术的不断发展,人们可以运用计算机模拟或统计软件来模拟个体当前健康状况以及未来预期健康状况,并结合传统研究手段来测量和分析个体当前或未来预期的健康状况。1981 年，美国卡特中心与美国疾病控制与预防中心携手合作，对第一代健康风险评估模型"美国成年人健康风险评估软件"进行了重大修改与更新，并于 1989 年推出了第二代健康风险评估系统，把第一代涉及的 25 种重大疾病的死亡率与致死原因增加到 43 种，强调了干预与改变健康行为的重要性，为评估对象提供了不同健康需求服务的预防、保健与医疗资源。

第二代健康风险评估系统满足了市场的多样化需求，同时计算机技术与现代通信技术的革命性发展带来了个人电脑的成熟和普及，进一步促进了健康风险评估的商业化发展，众多小型健康风险评估商业机构应运而生，推动了由健康促进与疾病管理相结合的健康管理服务的诞生与发展。

随着计算机和生物信息学技术在医疗卫生领域中应用越来越广泛，人们对健康风险评估进行研究和分析时也更加注重个体当前和未来预期健康状况之间存在着的关系。经过实践应用与不断完善，目前较为成熟和普适性较强的量表有 36 项健康调查简表（the medical outcomes study 36-item short form health survey，SF-36）、12 项健康调查量表（the medical outcomes study 12-items short form health survey，SF-12）、欧洲生活质量调查表、世界卫生组织生活质量量表等。

4. 未来发展方向

进入 21 世纪后，互联网、人工智能和大数据技术的发展日新月异，现代健康医学检测方法如肿瘤标志物检测、基因测序、免疫细胞检测、组织分子病理、功能医学检测等水平突飞猛进，多学科互融互通，健康风险评估的效率、精准度、便捷度和人性化程度都有了显著的提升，由此出现了以互联网对话形式的第三代健康风险评估服务，通过健康得分来衡量人们可控健康行为，并以此来计算患病率及反映不同患病率的个人医疗费用，为工作场所与医疗保险服务商提供个人与群体健康风险评估与健康管理咨询服务。

同时，随着人们对健康概念认识的深入，针对人群疾病发生风险和个体整体健康的风险评估被广泛应用于企业、医疗机构、健康管理公司等，围绕着健康风险评估的健康管理、健康促进项目也越来越受到人们的关注。

二、健康风险评估的主要内容

本节将从评估功能角度，对健康风险评估的内容进行介绍。

（一）一般健康风险评估

一般健康风险评估是一个系统性过程,涵盖了信息收集、风险估算和评估报告三个核心模块,其核心目标在于精准评估个体的健康风险因素及其潜在的疾病风险。健康风险评估主要通过深入分析个体的行为和生活方式因素、生理指标因素,同时量化了风险因素的数量与严重程度,以达到精准识别主要健康问题及其潜在的疾病威胁的目的,并在此基础上实施针对性的分层管理策略。现实中,高血压危险度分层管理、血脂异常危险度分层管理等都是建立在健康风险评估基础上的健康管理方案。

（二）疾病风险评估

疾病风险评估主要是针对特定慢性非传染性疾病的发病风险进行评估和预测。目前疾病风险评估的方法主要有两种:一是利用流行病学前瞻性队列研究成果进行分析,如生存分析法、寿命表分析法等;二是利用循证医学对以往流行病研究成果进行综合分析,如 Meta 分析法、合成分析法等。疾病风险评估在信息收集上注重客观临床指标(如生化试验指标),在风险估算上倾向于使用严谨的统计学方法,因此更多适用于医院、体检中心、健康保险等专业领域。

（三）行为生活方式评估

广义上,个体内外存在的一切影响健康的因素都是健康风险因素。世界卫生组织的研究指出,在各种影响健康的因素中,生物性因素占比 15%,社会性因素占比 10%,环境性因素占比 7%,医疗服务占比 8%,个人的行为生活方式对健康的影响占比高达 60%。

行为生活方式是动态的,随着社会发展而不断变化,是受到文化、民族、经济、社会、风俗规范、家庭等影响而形成的一系列生活习惯。良好的行为生活方式包括平衡饮食、适度的体力活动、充足的睡眠、控制体重、戒烟限酒、心理平衡等,是维护和促进健康的重要条件。

行为生活方式评估与疾病风险评估不同,它仅对当前的行为生活方式进行评估,不预测未来。行为生活方式评估通过对体力活动、膳食和精神压力等方面进行评估,以帮助个体识别不健康的行为方式,并针对性地为个体提出改善健康的建议。

常用的行为生活方式评估量表有健康习惯量表(health habits scale,HHS)、健康促进生活方式量表(health promotion lifestyle profile,HPLP)、40项青少年健康促进量表(40-item adolescent health promotion,AHP‐40)等。

(四) 生活质量评估

生活质量又称生命质量或生存质量,是以社会经济、文化背景和价值取向为基础,人们对自己的身体状态、心理功能、社会能力及个人整体情形的一种主观体验。生活质量评估主要包括:①躯体健康——活动能力、角色功能、体力适度性;②心理健康——情绪反应、认知功能;③社会功能——社会交往、社会支持;④一般性感觉——健康自评、自我生活评价。

生活质量评估多采用标准化问卷,通过被评估者的自我评价获取信息,它与行为生活方式评估一样,只对当前状况进行评估,不预测未来。

常见的生活质量评估量表有:①一般性生活质量调查问卷——如世界卫生组织生存质量量表(the World Health Organization quality of life,WHOQOL)、12项健康调查量表(the medical outcomes study 12-item short-form health survey,SF-12)、36项健康调查量表(the medical outcomes study 36-item short form health survey,SF-36)、诺丁汉健康量表(Nottingham health profile,NHP)等;②临床生活质量测定量表——如生命健康质量量表(quality of life and health questionnaire,QLHQ)、健康生存质量量表(quality of well-being scale,QWB)、欧洲五维健康量表(EuroQol five-dimension questionnaire,EQ-5D)等;③特殊病种生活质量调查表——如明尼苏达心衰生活质量调查表(Minnesota heart failure quality of life scale,MLHFQ)、糖尿病生命质量特异性量表((diabetes specific quality of life scale,DSQL)、肝癌患者生存质量测定量表(quality of life for liver cancer,QOL-LC)等。

(五) 膳食评估

合理膳食作为人类健康四大基石之一,在健康维持和健康促进中发挥着重要的作用。膳食评估是通过膳食调查获取个体和群体的营养状况信息,从而给出促进健康的营养及膳食建议,也是行为生活方式评估的重要组成部分。膳食评估方法包括:①膳食调查,如24小时膳食回顾、膳食日记和食物频率调查表等;②即时性食物图像记录膳食调查,调查对象在进食过程中拍摄食物图像,以提供客观的信息来帮助营养师进行评估;③基于网络的膳食调查平台和智能化工具,如营养软件、基于网络的自填式膳食评估工具、膳食管理APP等;④膳食营养评估,包括以营养素为主的膳食评估和膳食模式评估,如健康饮食指数(由10个项目组成,包括粮谷蔬菜等5类主要食物、总脂肪及饱和脂肪、总胆固醇及钠的摄入量和食物多样化程度,总分100分。超过80分属于"良好膳食",51~80分属于"需改善的膳食",51分以下属于"不良膳食"),膳食质量指数(涉及膳食适宜度、膳食多样化和膳食构成比例 3 个评价标准,最高分 100 分,分数越高表示膳食质量越好),膳食多样性评分(将食物分为谷类、蔬菜类、水果类、畜肉类、鱼虾类、蛋类、奶类及奶制品类、豆类及豆制品类、油脂类等,评估一周内个体累计消费的种类数量,每消费上述 9 类中的 1 类食物计 1 分,最高 9 分)等。

(六) 精神心理功能评估

众多研究显示精神心理问题是导致各种慢性疾病的原因之一,慢性精神压力是高血压、冠心病等慢性疾病的一大诱因。

精神心理功能评估包括:整体精神功能,如意识功能、定向功能、智力功能、整体心理社会功能、气质和人格功能、气质和人格功能、能量和驱力功能、睡眠功能等;特殊精神功能,如注意力功能、记忆功能、心理运动功能、情感功能、知觉功能、思维功能、语言精神功能等。

精神心理功能评估的实施方法包括:①个案史法,通过对评估对象本人或者家属进行相关记录,获取评估对象的家庭史、疾病史、教育背景、职业和婚姻史、人格发展和形成历程等,对评估对象的心理特征做出系统而全面的判断;②观察法,包括自然观察(如在不加控制情况下进行的面对面观察,通过录像、录音等)和控制观察;③调查法,包括访谈法和问卷调查法,其中量表问卷法是精神心理功能评估的主要方法,包括常见的人格量表、智力量表、症状量表等。在进行精神心理功能评估时,往往联合使用多种方法,以收集更全面的资料。

三、健康风险评估的目的

(一) 为个体提供健康指导

健康风险评估也是将健康数据转化为健康信息的过程。采取合适的评估模型和工具,获取准确的健康风险评估结果,有利于制订合理的健康干预计划,达到指导个体科学促进健康的目的,具体包括:

1. 识别健康风险

健康风险评估的首要目的是帮助个体综合认识健康风险,更全面地了解机体内外存在的使疾病发生概率和死亡概率增加的诱发因素。

2. 修正不健康行为

健康风险评估通过个性化的、量化的结果,帮助个体认识自身的健康风险因素及其危害与发展趋势,为减少或规避后续健康风险提供了方向,有利于医生制订针对性的系统健康教育方案,为个体修正不健康行为及生活方式提供科学的指导。

3. 制订个性化健康干预方案

通过风险评估可以发现个体或群体的关键健康问题及其风险因素,同时根据风险因素的特点制订个性化、针对性的干预方案,维护并促进个体健康。

4. 评价干预措施的有效性

健康风险评估是一个持续的过程,不仅包括相关健康信息的采集、分析与解释,还包括后续的跟踪指导和随访评价。只有通过不断地进行干预结果的比较和实施情况的比较等,才能找出差异、分析原因、修正计划、完善执行,更好地对健康风险进行控制。

(二) 为群体健康管理提供基础

健康风险评估的一个重要功能是根据评估结果对群体健康实现有效管理。通常情况下,对于特定人群来说,针对特定疾病或损伤进行的量化评价和预测,往往能够反映出该人群的健康状况与其可能承受的风险之间的关系。通过健康风险评估,可以将人群按照风险的高低和医疗花费的高低进行分类,从而提高对群体健康干预的针对性和有效性。此外,建立在健康风险评估基础上的群体健康管理,可以帮助国家确定卫生政策的人群优先级,以实现卫生资源的最优配置和群体健康的最大效果。

(三) 促进健康保险产业的发展

通过健康风险评估收集到的群体健康数据,为健康保险产业进行保费估算提供了基线数据,以制订合理化的保险费用、量化回报收益等。这样一方面节省了保险行业健康信息收集的成本,另一方面也保证了健康信息的客观性。此外,健康保险产业也能促进健康风险评估的闭环管理。比如,中国人保健康2017 年推出的"人民健康一卡通"服务模式,整合了国内数万家医疗机构、体检中心、药店、康复护理、运动健身等医疗健康服务资源,为客户制订健康管理计划、匹配家庭医生,提供从健康档案管理、健康评估到健康咨询、就医服务的"线上 + 线下"健康解决方案,实现一站式结算、免押金垫付、储值消费等功能,搭建平台,打造生态,建立健康管理服务闭环,真正体现了健康风险评估对健康促进的作用。

四、健康风险评估的意义

随着经济社会的发展以及人口老龄化、城镇化、工业化进程的加快,我国慢性病患者基数逐年扩大,恶性肿瘤、心脑血管疾病、糖尿病等慢性疾病已经成为人群中的常见病及致死致残的主要病因。伴随老龄化程度的提高,慢性病防控工作将面临巨大的挑战。党的十八大以来,以习近平同志为核心的党中央将人民健康放在优先发展的战略地位,把慢性病防控作为推进健康中国建设的重要举措。《"健康中国 2030"规划纲要》和《国务院关于实施健康中国行动的意见》都强调了疾病预防的重要性,重视对疾病发生危险因素的控制与管理,从"疾病治疗为中心"转向"以健康促进为中心",凸显了健康风险评估的重要性。

如图 4-1,健康风险评估是健康管理的基础,通过健康风险评估,人们可以科学地进行自我保健及预防疾病,可以针对性地参加定期体检和疾病筛查,医院可以及时开展个体的疾病诊治及预防。此外,健康风险评估也是有效的健康教育工具,通过量化的评估结果,健康风险评估帮助被评估对象认识到自身健康风险因素及其危害和发展趋势,从而有利于进一步通过健康教育促使个体改变不良的健康行为,减轻和消除影响健康的风险因素,达到预防疾病、促进健康的目的。

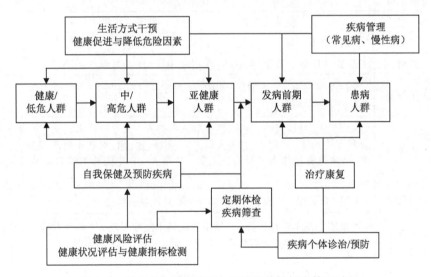

图 4-1　基于个体健康状况与风险评估的健康管理过程

第三节　健康风险评估方法与工具

如前所述,健康风险评估从不同的角度可以进行多种分类,但无论哪种健康风险评估,都包括三个部分:信息收集、风险计算和风险沟通。本节将从这三个部分介绍风险评估的方法与工具。

一、信息收集

问卷调查是健康风险评估的主要信息收集手段。问卷可由评估对象自行填报或由知情亲属、医护人员等协助提供信息。一般而言，问卷内容主要包括以下信息：①生理生化数据，如身高、体重、血压、血脂等；②行为生活方式数据，如吸烟、饮酒、膳食与运动习惯等；③个人或家族健康史，如手术经历、家族遗传疾病等；④态度、知识方面的信息；⑤其他健康风险因素，如精神压力等。表 4-1 是在风险评估中常用的个人信息收集表。

表 4-1　个人基本信息表

姓名：　　　　　　　　　　　　　　　　　　　编号：□□□-□□□□□

性别	0 未知性别　1 男　2 女　3 未说明性别　□		出生日期	□□□□-□□-□□
身份证号			工作单位	
本人电话		联系人姓名		联系人电话
常住类型	1 户籍　2 非户籍　□		民族	1 汉族　2 少数民族_____　□
血型	1 A 型　2 B 型　3 O 型　4 AB 型　5 不详/RH 阴性：1 否　2 是　3 不详　□/□			
文化程度	1 文盲及半文盲　2 小学　3 初中　4 高中/技校/中专 5 大学专科及以上　6 不详　　　　　　　　　　　　　□			
职业	1 国家机关、党群组织、企业、事业单位负责人　2 专业技术人员　3 办事人员和有关人员　4 商业、服务人员　5 农、林、牧、渔、水利业生产人员　6 生产、运输设备操作人员及有关人员　7 军人　8 不便分类的其他从业人员 _____　□			
婚姻状况	1 未婚　2 已婚　3 丧偶　4 离婚　5 未说明婚姻状况　　　　□			
医疗费用支付方式	1 城镇职工基本医疗保险　2 城镇居民基本医疗保险　3 新型农村合作医疗　4 贫困救助　5 商业医疗保险　6 全公费　7 全自费　8 其他_____ □/□/□			
药物过敏史	1 无　有：2 青霉素　3 磺胺　4 链霉素　5 其他_____　□/□/□/□			
既往史	疾病	1 无　2 高血压　3 糖尿病　4 冠心病　5 慢性阻塞性肺疾病　6 恶性肿瘤 7 脑卒中　8 重性精神疾病　9 结核病　10 肝炎　11 其他法定传染病 12 其他_____ □确诊时间　年　月/□确诊时间　年　月/□确诊时间　年　月 □确诊时间　年　月/□确诊时间　年　月/□确诊时间　年　月		
	手术	1 无　2 有：名称 1_____时间_____/名称 2_____时间_____		
	外伤	1 无　2 有：名称 1_____时间_____/名称 2_____时间_____		
	输血	1 无　2 有：名称 1_____时间_____/名称 2_____时间_____		

（续表）

家族史	父亲	□/□/□/□/□/□____	母亲	□/□/□/□/□/□____
	兄弟姐妹	□/□/□/□/□/□____	子女	□/□/□/□/□____
	1无　2高血压　3糖尿病　4冠心病　5慢性阻塞性肺疾病　6恶性肿瘤 7脑卒中　8重性精神疾病　9结核病　10肝炎　11先天畸形　12其他			
遗传病史	1无　2有：疾病名称_____			
残疾情况	1无残疾　2视力残疾　3听力残疾　4言语残疾　5肢体残疾 6智力残疾　7精神残疾　8其他残疾_____　　□/□/□/□/□/□			

二、风险计算

风险计算是健康风险评估的核心内容。

（一）常用的健康风险表示方法

1. 风险等级

风险等级一般会标识为：极低风险、低风险、中等风险、高风险和极高风险。这是一种相对风险表达，反映的是相对于一般人群风险的增减量。如果把一般人群的相对风险定为1，那么被评估个体的相对风险值就是大于1或者小于1。

2. 发病率

发病率是一种绝对风险表达，用于表示未来若干年内发生某种疾病的可能性大小，弗莱明翰（Framingham）风险评分便是一种采取10年内发生冠心病危险的概率表示风险值的绝对风险的评估工具。

3. 理想风险

理想风险表示的是健康风险降低的空间，其目标是通过与当前风险等级的比较，鼓励人们修正不健康行为。理想风险的计算基础是假设个体已经将每一个不健康行为修正到了健康水平。

4. 健康年龄

健康年龄是指具有相同评估总分值的男性或女性群体的平均年龄。为得到健康年龄，需要将评估对象的风险度与同年龄同性别人群的平均风险度相比较。如果该个体的评估风险度与同年龄同性别人群的平均风险度相等，那么该个体的健康年龄就是其自然年龄；如果该个体的评估风险度高于同年龄同性别人群的平均风险度，则该个体的健康年龄大于其自然年龄；如果该个体的评估风险度低于同年龄同性别人群的平均风险度,则该个体的健康年龄小于其自然年龄。

(二) 风险计算的基本方法

1. 基于单一风险因素与发病率的风险计算方法

该方法将某些单一风险因素与发病率的关系以相对风险值来表示其强度,得到的各相关因素的加权分数即为患病的风险。这种风险计算方法的优点是简单实用,不需要大量的数据分析,是健康风险评估发展早期的风险计算方法。比较典型的有哈佛癌症风险指数。

2. 基于多因素分析的风险计算方法

该方法是采用统计学概率理论的方法获得患病风险与风险因素之间的关系模型。这种风险计算方法随着计算机科学的进步而得到了很大的发展。这种以数据为基础的模型,在近几年所采取的处理手段除了常用的多元回归模型之外,还涉及模糊数学的神经网络算法、蒙特卡洛模型(Monte Carlo Model)等。Framingham 风险评分便是基于多因素分析风险计算方法的典型代表。

(三) 几种常见的风险计算模型

进行风险计算时,应根据健康风险评估的对象和内容的不同选择合适的方法和工具。以下是几种常用的风险估算模型。

1. 高血压与心血管疾病风险估算模型

《中国居民营养与慢性病状况报告(2020年)》显示,我国 18 岁及以上居民的高血压患病率已经达到 27.5%。这一数据在不同年龄段也表现出显著差异:18 至 44 岁、45 至 59 岁和 60 岁及以上年龄段的患病率分别为 13.3%、37.8% 和 59.2%。《中国心血管健康与疾病报告 2022》进一步指出,目前我国成人高血压患者人数约为 2.45 亿。

高血压作为一种广泛存在的慢性疾病,其成因复杂,涉及遗传、生活习惯、环境、年龄和精神压力等多方面因素。中国慢性病及危险因素监测和中国卫生服务调查的数据显示,2007 年中国居民中,因身体活动不足(未达世界卫生组织推荐水平)而直接导致高血压的比例高达 8.5%。此外,缺乏运动还可能引发超重或肥胖,进一步增加高血压的风险。吸烟者中高血压的患病率更是高达 41%。

饮食习惯与高血压的发生有着密切的联系。自 2010 年起,贵州省开展了一项人群健康列队研究,深入探讨了膳食模式与高血压风险的关系。研究界定了两种主要膳食模式：以蔬菜及谷物为主导的膳食模式一和以油炸食物、软饮料及甜品为主导的膳食模式二。通过膳食评分，研究发现：遵循以蔬菜及谷物为主导的膳食模式，即膳食模式一得分较高的人群，高血压风险较中等得分组显著降低 22.8%；相反，减少油炸、甜品类食物摄入，即膳食模式二得分较低的人群，高血压风险亦呈现 22.6% 的显著下降。这一发现不仅凸显了均衡膳食的重要作用，而且明确了特定膳食模式在高血压预防中的积极作用。《中国高血压防治指南 2018 年修订版》也强调了多种高血压发病的重要风险因素，包括高钠低钾饮食、超重肥胖、过量饮酒、长期精神紧张、高血压家族史以及缺乏体力活动。

高血压与心血管病的发病和死亡风险密切相关。一项全球范围内的长期观察研究显示，诊室收缩压或舒张压与脑卒中、冠心病事件的风险呈正相关。在亚太地区，这种相关性尤为显著。我国流行病学数据也表明，每年至少有一半的心血管死亡病例与高血压相关。《成人高血压食养指南（2023 年版）》指出，2017 年高收缩压导致我国 254 万人死亡，其中 95.7% 死于心血管疾病。

为了有效控制高血压带来的疾病风险，2022 发表于 *Nature Medicine* 的一篇文章①提出了全球高血压"80-80-80"的控制目标，即知晓率、治疗率和治疗控制率均达到 80%。研究预测，到 2040 年，大多数国家将能够实现这一目标，从而预计可避免 2 亿人患心血管病和 1.3 亿人死亡。这一目标的实现将对全球公共卫生产生深远的影响。

《中国高血压防治指南（2018 年修订版）》将高血压定义为：在未使用降压药物的情况下，诊室收缩压大于等于 140 mmHg 和/或舒张压大于等于 90 mmHg，并根据血压升高水平，进一步将高血压分为 1 级、2 级和 3 级（如表 4-2 所示）。

表 4-2 血压水平分类

分类	收缩压（mmHg）		舒张压（mmHg）
正常血压	＜120	和	＜80
正常高值	120～139	和/或	80～90

① Pickersgill S J, Msemburi W T, Cobb L, et al. Modeling global 80-80-80 blood pressure targets and cardiovascular outcomes[J]. Nature Medicine.[2024-07-26]. DOI：10.1038/s41591-022-01890-4.

（续表）

分类	收缩压（mmHg）		舒张压（mmHg）
高血压：	≥140	和/或	≥90
1级高血压（轻度）	140～159	和/或	90～99
2级高血压（中度）	160～179	和/或	100～109
3级高血压（重度）	≥180	和/或	≥110
单纯收缩期高血压	≥140	和	<90

注：当收缩压和舒张压分属于不同级别时，以较高的分级为准。

在此基础上，进一步根据血压升高水平、心血管危险因素、靶器官损害、临床并发症和糖尿病进行高血压危险分级及心血管疾病风险估算。模型将其他心血管危险因素、靶器官损害以及并发症情况作为一个危险维度，结合血压升高水平进行估算，如表4-3所示，将高血压患者分为低危、中危、高危和很高危。

表4-3　高血压危险分级及心脑血管疾病风险估算

其他心血管危险因素和疾病史	血压（mmHg）			
	收缩压130～139和/或舒张压85～89	收缩压140～159和/或舒张压90～99	收缩压160～179和/或舒张压100～109	收缩压≥180和/或舒张压大于等于110
无其他危险因素		低危	中危	高危
1～2个危险因素	低危	中危	中/高危	很高危
≥3个其他危险因素，靶器官损害，或CKD3期，无并发症的糖尿病	中/高危	高危	高危	很高危
≥4期，有并发症的糖尿病	高/很高危	很高危	很高危	很高危

CKD：慢性肾脏疾病

其中，心血管危险因素包括：①高血压（1～3级）；②年龄，男性＞55周岁，女性＞65周岁；③吸烟或被动吸烟；④糖耐量受损（餐后2小时血糖7.8～11.0 mmol/L）和/或空腹血糖异常（6.1～6.9 mmol/L）；⑤血脂异常（总胆固醇（Total Cholesterol，TC）≥6.2 mmol/L或低密度脂蛋白胆固醇（Low-Density Lipoprotein Cholesterol，LDL-C）≥4.1 mmol/L或高密度脂蛋白胆固醇（High-

Density Lipoprotein Cholesterol, HDL-C)＜1.0 mmol/L）；⑥早发心血管疾病家族史（一级亲属发病年龄＜50 周岁）；⑦腹型肥胖（腰围：男性≥90 cm，女性≥85 cm）或肥胖（身体质量指数（Body Mass Index，BMI）≥28 kg/m²）；⑧高同型半胱氨酸血症≥15 μmol/L。

靶器官损害包括：①左心室肥厚；②颈动脉超声内膜中层厚度（Intima-Media Thickness，IMT）≥0.9 mm 或动脉粥样硬化斑块；③颈-股动脉脉搏波速度≥12 m/s（选择使用指标）；④踝/臂血压指数＜0.9（选择使用指标）；⑤估算肾小球过滤率 30～59 mL/min/17.3 m² 或血清肌酐轻度升高（男性：115～133 μmol/L；女性：107～124 μmol/L）；⑥微量白蛋白尿 30～300 mg/24 h 或白蛋白/肌酐比≥30 mg/g(3.5 mg/mmol)。

伴发临床疾病包括：脑血管病、心脏疾病、肾脏疾病、外周血管疾病、视网膜病变和糖尿病。

2. 哈佛癌症风险指数

哈佛癌症风险指数（Harvard cancer risk index）是一种疾病风险评估工具，该模型基于美国流行病检测样本开发而成，通过生活方式及常规体检资料进行癌症风险评估，主要用于预测 40 岁以上个体的癌症发生风险，适用于约占 80%的主要类型癌症。哈佛癌症风险指数测算的是个体相对于同性别年龄组一般人群就某一类型癌症发生的相对风险，其风险评估模型如下：

$$RR = \frac{RR_{L1} \times RR_{L2} \times \cdots \times RR_{Ln}}{[(P_1 \times RR_{c1}) + (1 - P_1) \times 1.0] \times [(P_2 \times RR_{c2}) + (1 - P_2) \times 1.0] \times \cdots \times [(P_n \times RR_{cn}) + (1 - P_n) \times 1.0]}$$

其中，RR 为被评估对象患某疾病与同性别年龄组一般人群比较的相对风险，RR_{Ln} 为该个体中存在的危险因素的相对危险度，P_n 为同性别年龄组人群中暴露于某一危险因素者的比例，RR_{cn} 为基于专家共识赋值的相对风险。

国外学者采用前瞻性队列研究对哈佛癌症指数进行了验证，结果表明哈佛癌症指数对女性的卵巢癌和结肠癌及男性的胰腺癌均有较高的辨识能力。我国学者依据近 20 年肺癌流行病学资料，运用哈佛癌症风险指数构建了适用于我国居民的肺癌发病风险评估模型。

3. 弗莱明翰(Framingham)风险评分

Framingham 风险评分是 Framingham 心脏病研究项目（FHS）的成果之

一,用于预测不同危险水平的个体在一定时间内(如 10 年)发生冠心病危险的概率。现在使用的评分模型初步形成于 1976 年,在之后被不断完善,由威尔逊(Wilson)等人于 1998 年对外报道。该模型使用危险分层替代连续变量,更有利于医生对患者进行风险评估。模型采用的 10 年风险评估为未来患冠心病低危、中危、高危人群分类提供了方便的方法,被美国国家胆固醇教育计划成人治疗小组指南采用。

直到现在,Framingham 风险评分仍旧在临床和科研中被广泛使用,作为评估个体发病危险和指导临床治疗的工具,被国际上多个高血压、高脂血症防治指南采用。许多国家基于 Framingham 风险评分的模型架构,利用自己的研究团队建立了适宜本民族人群特点的预测模型。

4. 中国心血管疾病评估模型(参见图 4-2)

我国是冠心病相对低发、脑卒中相对高发的国家,为了更恰当地反映我国人群存在的心血管病危险,我国的心血管疾病评估模型依据中美心血管和心肺疾病流行病学合作研究队列随访资料,将冠心病事件和缺血性脑卒中事件合并后的联合终点称为缺血性心血管病事件,并结合临床情况和我国人群危险因素的分布特征,建立简易危险度预测模型,并据此制订适合我国人群的心血管疾病综合风险评估工具,如缺血性心血管疾病 10 年发病危险度评估模型、中国动脉粥样硬化性心血管疾病风险预测模型(prediction for ASCVD risk in China,China-PAR)等。

中国动脉粥样硬化性心血管疾病风险预测模型将性别、年龄、居住地、腰围、总胆固醇、高密度脂蛋白胆固醇、当前血压水平(收缩压和舒张压)、是否服用降压药、是否患糖尿病、是否吸烟、是否有心脑血管病家族史作为主要的风险因素,针对 20 岁及以上、无心脑血管病史的人群,给出心脑血管病发病风险分层(包括 10 年风险分层:低危(<5%)、中危(5%~9.9%)或高危(≥10%))。目前居民可通过网址 https://www.cvdrisk.com.cn/ASCVD/Eval、APP 或者微信小程序"心脑血管病风险评估"进行自主评估。

5. 卒中风险计算器

卒中风险计算器(Stroke Riskometer)由新西兰奥克兰理工大学的学者于 2014 年提出,旨在通过便捷的移动应用程序(APP)预测 20 岁以上人群未来 5 年或 10 年内发生卒中的风险,并提供相关的卒中风险提示和教育功能。该模型使用多个预测因子评估个体的卒中风险,包括年龄、性别、收缩压、降压治疗

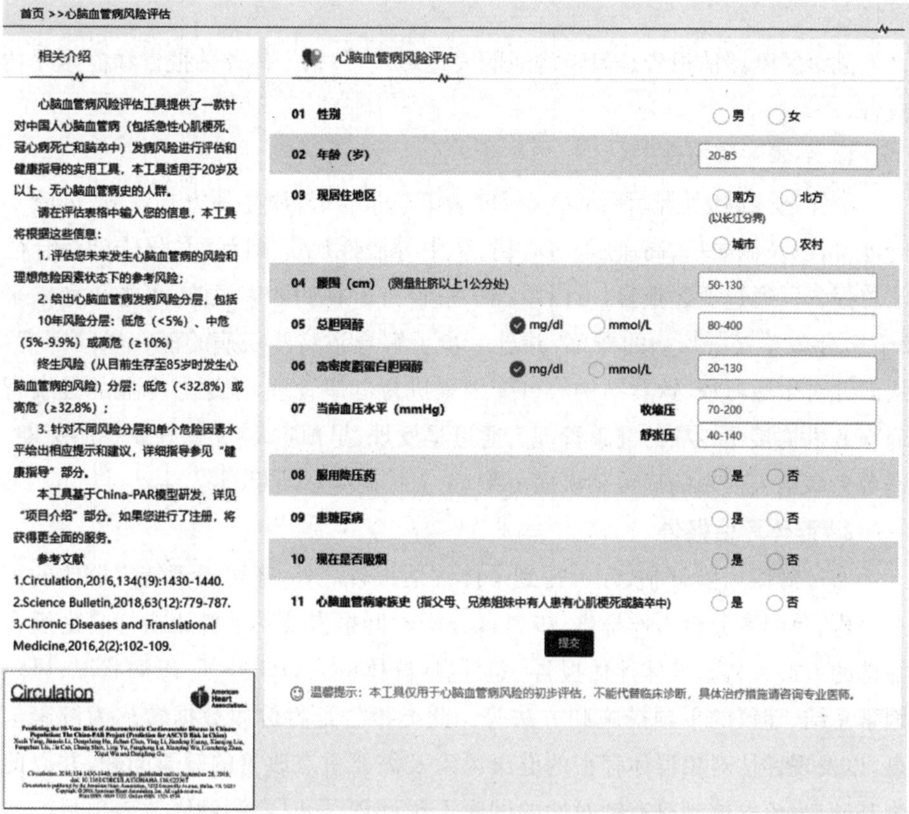

图 4-2 心脑血管病风险评估网站页面截图

情况、糖尿病、心血管病史、吸烟史、心房颤动、左室肥大、个人或家庭中的卒中或心脏病史、饮酒史、压力水平、体力活动水平、腰臀比、种族、饮食、认知障碍或痴呆症状、记忆力下降、脑外伤史、身体质量指数（BMI）、腰围等因素。

目前全球范围内正在进行该模型的验证工作，以评估其在不同人群和地理背景下的准确性和适用性。卒中风险计算器的应用有助于个体及健康管理专业人员更全面地了解和管理卒中风险，为采取有效的预防措施和治疗策略提供科学依据。

三、风险沟通

风险沟通是健康管理机构与健康管理对象之间交换信息和看法的双向互动过程，包括收集信息、组织信息、再现和提炼信息，并为决策服务。风险沟通是风险评估的重要内容，贯穿健康风险管理的全过程，是健康风险管理的重要途径之一。

健康风险评估报告是风险沟通的表达形式,包括个体评估报告和群体评估报告。

1. 个体评估报告

个体通过健康风险评估可获得健康汇总报告、健康生活方式评分、健康年龄评价,以及糖尿病、高血压、冠心病、卒中等慢性疾病风险评估报告的综合性汇总报告。通过上述报告,可以系统了解自身潜在的健康风险,可细化到未来5～10 年发生某一疾病的概率,并进一步了解导致这些疾病的潜在风险因素,从而针对生活习惯、饮食结构等可变因素进行健康管理,或通过专业的健康管理服务机构接受专项的健康管理。通过早发现、早预防,将疾病控制在萌芽期,避免患病给人带来的痛苦和疾病负担,全面提高生活质量。

2. 群体评估报告

通过健康风险评估,除可得到个体评估报告之外,还可得到特定群体的汇总报告、单因素分析人群报告、多因素分析人群报告及其他健康指标自由组合筛选的人群报告。群体评估报告一般包括群体的人口学特征、患病状况、风险因素总结、建议的干预措施和方法等。此类报告是将健康数据转化为健康信息,以发现评估对象群体存在的健康风险及需要重点改善的健康问题,并以此为基础,为该群体制订有针对性的健康干预计划,同时监测健康改善项目的实施进度。

第四节　我国健康风险评估的发展及现状

一、我国健康风险评估的发展

新中国成立后特别是改革开放以来,中国卫生健康事业获得了长足发展。20 世纪 80 年代之前,我国并未形成正式的健康风险评估系统,健康风险评估工作更多地以健康体检的方式作为医院的业务之一。我国健康管理相关研究起步较晚,健康管理理念与发达国家相比有一定的差距。加之我国居民与欧美国家居民在生活习惯、体质特征等方面都有较大差异,流行病学特征也有区别,无法照搬国外成熟的健康风险评估模型。在发展初期,我国的健康风险评估主要集中在单个疾病或病组的评估上，并没有形成全面的健康评估系统，存在着数据来源的局限性、可靠性以及评估方法的单一性、准确性等方面的问题。

在此背景下，从 20 世纪 90 年代开始，国内部分学者着手进行健康风险评估方法的研究，如许军等学者编制的《自测健康评定量表》，但由于国内相关产业发展不均衡，卫生行业数据标准尚未统一，该量表的效度评价及推广应用存在困难。2005 年后，健康管理相关学术机构相继成立，如中华医学会健康管理学分会、中华预防医学会健康风险评估与控制专业委员会等，《中华健康管理学杂志》也于 2007 年创刊。2009 年是中国健康管理发展历程中重要的一年，在这一年，《健康管理概念与学科体系的中国专家初步共识》发布，《中华人民共和国卫生行业数据标准》和《健康档案公用数据元标准》相继建立，使健康风险评估数据实现了全国统一化。同年原卫生部发布的《关于规范城乡居民健康档案管理的指导意见》，将居民健康档案的建立纳入国家基本公共卫生服务项目，为居民健康风险评估提供了数据基础。标准化的居民健康档案有利于不同医疗机构之间健康信息资源共享，同时也提高了医疗卫生机构的工作效率和服务质量。

2015 年，教育部增设健康服务与管理专业为管理学一级学科下的特设专业。2017 年，健康管理作为一门新兴学科首次进入复旦版"中国医院最佳专科声誉排行榜"，2018 年，在第十二届中国健康服务业大会暨中华医学会第十次全国健康管理学学术会议上，中国健康促进基金会理事长白书忠教授创新性地提出了"健康联合体"的理念，"防大病、管慢病、保健康"成为我国健康管理事业的核心服务内容。

一系列配套政策的出台、管理制度的健全及学术机构的发展，极大推动了中国健康风险评估理论及实践研究的进展，大批学者开展了健康风险评估模型研究并取得了卓越的成果。顾东风院士牵头开展的中国动脉粥样硬化性心血管疾病风险预测（prediction for ASCVD risk in China，China-PAR）研究就是一个典型的例子。该研究整合了"中国心血管健康多中心合作研究""中国心血管流行病多中心合作研究"等四项前瞻性队列随访数据，总样本量超过 12 万人。China-PAR 研究分男性、女性构建了动脉粥样硬化性心血管疾病的终生发病风险预测模型。2019 年 1 月，《中国心血管病风险评估和管理指南》发表于《中华预防医学杂志》，China-PAR 模型被正式推荐用于中国 20 岁及以上无心血管病史人群的心血管病 10 年风险和终生风险评估。

随着我国国民经济水平的显著提高以及城镇化的快速推进，人民群众的预期寿命从 1981 年的 67.77 岁增长到 2022 年的 77.93 岁,然而,与环境、生活习惯和饮食密切相关的心脑血管疾病、糖尿病、恶性肿瘤等慢性疾病的发病率不断增加,并已成为主要疾病谱,医疗负担快速增长。面对日益严峻的健康问题,健康风险评估及疾病防控变得刻不容缓,医疗卫生体系也开始由"以治病为中心"逐步转向"以健康、预防为中心"。通过运用健康管理理念,将预防工作的重点由防控突发传染病的常态调整到预防传染病和慢性疾病并重或着力防控慢性疾病及其风险因素的新常态上来,并调整医疗卫生服务方向,真正将三级疾病预防体系(一级预防防止疾病发生,二级预防做好早发现、早诊断、早治疗工作,三级预防防止病情恶化、残疾或死亡)落实到操作层面,使健康管理成为广大居民基本医疗卫生服务的常态和医疗健康服务供给的重要内容。从 2012 发布的《"健康中国 2020"战略研究报告》,到 2016 年的《"健康中国 2030"规划纲要》,再到 2019 年的《国务院关于实施健康中国行动的意见》,2022 年的《"十四五"国民健康规划》,一系列的重大举措标志着"健康"已成为新时代社会、经济、文化发展的基础条件与必然要求,是民族昌盛和国家富强的重要标志。健康风险评估作为健康促进领域的核心环节,将为人民群众的健康行为改变及相关政策性规划的提出提供重要的基础数据与科学性建议。

目前,我国的健康风险评估工作已经进入快速发展阶段,涉及领域广泛,采用的技术和方法也越来越先进。预计未来随着健康评估的不断深入和完善,其将在更广泛的领域发挥作用,为提高中国人民的整体健康水平作出更大的贡献。

二、我国主要健康风险管理领域的发展现状及主要问题

(一) 社区卫生服务中心的健康风险管理

作为健康风险管理工作的主要场所,我国社区卫生服务中心面临数量庞大且增长快速的慢性病患者,任重而道远。近年来,国家相关部门也陆续出台各项政策落实社区卫生服务中心的健康管理功能。

目前,社区卫生服务中心主要开展辖区内慢性病患者的健康管理工作,就《2022 年我国卫生健康事业发展统计公报》的统计数据来看,2022 年在基层医疗卫生机构接受健康管理的 65 岁及以上老年人数达 12 708.3 万人,接受健康管理的高血压患者人数达 11 236.3 万人,接受健康管理的 2 型糖尿病患者人数达 3 791.5 万人。

随着社会老龄化的发展，社区卫生服务中心作为承担老年人健康管理的最基层机构，将在老年人健康体检基础上做实老年人健康管理服务，加强上级医院或医共体牵头医院对基层医疗卫生机构的技术指导和质量控制，做好老年人健康体检报告分析和结果反馈，加强后续有针对性的健康指导、健康咨询和健康管理等服务。

（二）工作场所的健康风险管理

随着"健康中国战略"的推进，工作场所的健康风险管理建设越来越受重视，自 2019 年国家卫生健康委员会联合全国爱国卫生运动委员会办公室、工业和信息化部等七部门印发了《关于推进健康企业建设的通知》，围绕着管理制度、健康环境、健康文化等维度的健康企业建设取得了长足的发展，工作场所的健康风险管理也从传统的职工医疗保险、定期体检服务和文体活动组织层面，转向更为系统的健康促进政策及相应管理制度的制定及实施，将员工健康管理上升至企业的战略层面。

健康风险管理在企事业单位的推进，一方面保障了劳动者的健康，大大降低了新发职业病确诊病例（2022 年全国报告新发职业疾病例数比 2019 年下降了 40%）以及员工的职业倦怠；另一方面，安全的工作环境有效提升了劳动者的工作效率和增强了员工的组织归属感，降低了用人单位的员工流失率。

（三）体检、保险及健康管理机构的健康风险管理

随着人民群众健康意识的逐渐提升和社会老龄化程度的不断加深，为保证健康及医疗卫生服务的充分供给，近年来政府相关部门陆续发布了促进健康服务产业发展的指导文件，我国大健康产业迎来了快速发展期。包括体检服务单位、保险和健康管理公司在内的各类相关社会机构积极参与医疗及健康产业，并发挥着越来越重要的作用，但其在完善健康管理服务内容方面仍有待进一步提升。

（申瑜洁）

复习思考题

1. 请简述健康风险因素的类别。
2. 什么是健康风险评估？健康风险评估的意义有哪些？
3. 请简述健康风险评估的主要内容。
4. 我国健康风险评估领域面临的主要问题有哪些？

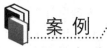

案 例

北京大学第三医院体检中心：智慧健康管理新纪元

在"健康中国2030"战略的指导下，北京大学第三医院体检中心（以下简称"体检中心"）积极响应，致力于推动疾病管理向健康管理的转变，并深入探索更为先进的健康管理模式。作为健康管理的核心机构，体检中心站在守护健康的前沿，通过一系列的业务调整和优化，筑牢健康防线。

首先，在检前阶段，体检中心注重慢性病风险因素的筛查。通过设计个性化的慢性病体检问卷，体检中心推出了针对不同性别和年龄阶段的慢性病风险评估体检套餐，确保每位体检者都能接受到符合其实际情况的评估。

其次，在检中阶段，体检中心严格把控慢性病的质控流程。通过建立慢性病筛查模型和知识库，体检中心能够及时发现体检过程中的潜在风险人员，并为其开具专业的健康管理处方。同时，体检中心还开通了内分泌代谢、心血管病、脑血管病、睡眠、运动医学等多个专业门诊的绿色通道，为体检者提供更为便捷、专业的医疗服务。

最后，在检后阶段，体检中心将慢性病及风险因素的管控作为工作重点。通过实施动态化闭环监督管理，体检中心从饮食、运动、睡眠等多个方面对体检者进行全方位的健康指导。同时，体检中心充分利用检后管理平台和智能移动终端设备，为慢性病患者提供便捷的慢性病风险筛查、日常健康指标监测，以及个性化的健康指导服务，帮助他们更好地管理自己的健康。

体检中心在健康管理领域展现了前瞻性的视野，深度利用现代科技成果，特别是大数据和人工智能技术，革新传统体检模式，引领健康管理进入智慧化新纪元。体检中心打造的智能化体检系统，依托互联网技术，实现了"检前—检中—检后"全流程的风险发现与管理。通过有机串联这三个环节，为疾病患者或潜在风险人群提供全面、连续、主动的检后管理，构建了一套动态预警、监测、评估体系。该体系不仅关注体检者的饮食、运动和睡眠，还提供精准化、个体化的科学指导，确保健康管理的高效与精准。

体检中心在顶层设计上充分考虑了跨学科融合的重要性，将公共卫生、营养学、运动学、临床医学等多个学科进行有机融合，实现了科技赋能、数字赋能的共享协同发展。例如，体检中心结合医院特色学科，组织专家编写了运动功能测评流程，并邀请健康管理、运动医学、骨科、心内科、康复科等多学科专家共同制订了基于运动功能测定与评估的健康管理方案。这些方案能够依据运动测评结果制订个体化精准运动处方，确保运动锻炼的安全与有效，同时发现潜在的健康风险。

健康管理与人工智能、光学、材料学等领域的交叉融合，是行业发展的必然趋势。我国已将健康大数据纳入国家战略布局，体检中心也紧抓这一契机，利用体检大数据开展学术研究，构建疾病预警体系，推动健康管理学科的快速发展。此外，体检中心还致力于利用体检数据实现全生命周期服务，将体检者的信息集中在一个区域数据中，实现资源共享，提高体检者对自身健康的认知，从被动接受健康管理转变为主动寻求健康管理。

在现代信息技术的加持下，人工智能、互联网、物联网、云计算、大数据等技术与健康体检深度融合，共同构建了智慧化体检系统。人工智能贯穿于"检前—检中—检后"的每一个环节，尤其在检后健康管理方面发挥显著优势，不仅建立了动态预警、监测、评估体系，还积极开展健康教育和管理，引导人群自觉接受健康理念，提高整体健康素养。

作为疾病前期和健康风险监测的哨所，体检中心深知"管"好健康的重要性。因此，体检中心将工作重心从筛查疾病转向筛查健康风险因素，并及时进行指导和干预，以满足人民群众对健康管理的迫切需求，共同促进全民健康。

（改编自资料：张思玮，王鹏，2022.打造健康管理智慧化新格局.中国科学报，https://news.sciencenet.cn/htmlnews/2022/3/475803.shtm）

问题：

请根据案例内容思考未来我国健康风险管理的趋势。（提示：可根据当下我国健康风险管理面临的问题与未来的需求、技术发展方向等结合案例作答。）

拓展阅读：健康风险的中医应对理念

我国的传统养生学包含着中医应对健康风险的理念。养生在我国有着悠久的历史，早在春秋战国时期的中医学经典著作《黄帝内经》中就明确提出"治未病"的观点和如何养生的经验。数千年来，经过历代的中医药学家和养生学家不断的积累和总结，给现代人留下了宝贵的健康风险治理经验，《"健康中国2030"规划纲要》提出健康风险治理的中国方案，要"充分发挥中医药独特优势"。

应对生活环境中的健康风险，中医早在几千年前就提出"顺应自然，天人合一"的健康理念，强调人与自然的和谐相处。中医认为"风、寒、暑、湿、燥、火"是自然界四季不同的气候变化，人要顺应四时气候变化的规律，"法于阴阳""四时调神"，与气候环境保持协调统一，使精神内守，形体强壮。

同时，中医发现地理气候的差异和地理环境的不同，也会带来健康风险，故而提倡因地制宜，预防和治疗疾病都要根据地理差异不同对待。此外，居住环境是否适宜也对人体的健康产生影响，认为人生活在洁净、温度适宜的环境中有利于保持健康。

应对生活习惯中的健康风险，中医强调"法于阴阳，和于术数"，避免不良生活习惯引发的健康风险，同时又强调"养生扶正"来提高抵御健康风险的能力。中医提倡饮食有度、作息规律，同时强调适当运动的重要性（《素问·宣明五气》中提到"久卧伤气，久坐伤肉"）。

应对社会生活中的健康风险，中医提倡"以德养生，形神并调"的养心观，认为人的情志、心理和人的健康密切相关。中医认为，人要获得健康，不仅要顺应自然，而且还要重视建立良好、和谐的人际关系。中医不仅在养生上强调保持情绪稳定的重要性，在诊疗中也强调"上工守神"，身心兼顾，会使用情绪疗法和心理疗法治疗情志病。

应对疾病治疗中的健康风险，中医提出"未病先防，既病防变"，通过"治未病"避免疾病的发生、传变和恶化。"治未病"是中医的特色和优势，通过对人体健康的管理和调护，在人未病之前就采取各种措施积极预防，把疾病控制在源头，减少或避免健康风险带来的伤害。

此外，在治疗中，中医还强调"自然合理，过犹不及"的原则，减少过度医疗，避免过度医疗带来的健康风险。

（资料来源：宗倩，严琪，等，2021.健康风险管理：生命文化视角.北京：北京工业大学出版社，1-11）

第五章 健康干预

人的健康是受多种因素共同作用的,在影响健康的各类因素中,行为生活方式所占比重最高,而此类危险因素恰是可以被干预和改变的。健康管理的目的在于识别和控制危险因素,降低疾病风险,促进个体和群体的健康。因此,有效的健康干预是健康管理的重要手段和核心环节,对于健康增益具有十分重要的意义。本章将对健康干预的概念、内容与方法、设计原则以及设计的基本程序进行逐一介绍,为科学、规范地开展健康干预项目提供依据。

第一节 健康干预概述

一、健康干预的概念

健康干预(health intervention)是健康管理过程中的核心环节,主要是根据健康人群、亚健康人群、疾病人群等不同人群健康监测、分析评估的结果,确定其所处的环境和存在的风险因素,进而针对高风险因素展开干预,以多种形式来帮助个体或群体建立健康的生活行为方式,纠正不良行为习惯,控制影响健康的危险因素,实现个体与群体健康管理计划目标的全过程。

健康干预通常是由专业人员或健康行业从业者与个人或社区、单位展开合作,以制订和实施目标导向的计划,旨在改变或减少个体或群体危害健康行为,养成或维持健康行为。"健康干预"并不只是"对行为的干预",而是一个包含制订干预计划、定期随访、健康教育与促进、满足健康需求、疾病管理等内容的动态过程。在一个健康管理的周期中,体检、建档、评估等健康管理内容往往可以在较短的时间内完成,被认为是健康管理的准备工作;只有健康干预是贯穿始终的,是健康管理的核心和本质。同时,越早开始干预就越容易对个体健康状况产生促进作用。

根据干预对象、干预手段和干预因素的不同,健康干预有多种形式,具体包括:①个体干预。指以个体为对象,对其健康危险因素进行干预,所干预的健康危险因素可以是单一危险因素,如针对个体血压的干预;也可以是综合危险因素,如对个体心脑血管疾病危险因素的综合干预。②群体干预。指以群体为对象,对影响群体健康的危险因素开展干预,如孕期增补叶酸预防新生儿出生缺陷就是对孕妇群体的干预措施。③临床干预。主要指对特定病人个体或群体在临床上采取的以控制疾病进展和防止并发症出现为目的的干预措施。④药物干预。指以药物为手段,以减低疾病的风险和防止病情进展为目的的干预措施。药物干预既可以是针对病人群体的临床治疗干预,也可以是针对特殊群体的预防性干预,如采用小剂量他汀类药物对心脑血管疾病高危人群的干预属于预防性或保护性干预。⑤行为和生活方式干预。指对个体或群体不健康行为如吸烟、酗酒等进行的干预,以及对个体或群体生活方式如膳食结构、运动等进行的干预。⑥心理干预。指对可能影响个体或群体健康状况并引发心理疾病的健康危险因素进行的干预。⑦综合干预。指同时对个体或群体的多种健康危险因素进行的干预,在健康管理中通过健康监测和风险评估形成的健康指导方案应包括综合干预措施。

二、健康干预的意义

(一) 控制危险因素,降低疾病风险

健康管理的意义在于通过健康干预,有效控制健康危险因素,降低疾病风险,对一般人群的健康干预能够充分发挥一级预防和"治未病"的作用,从而预防和降低疾病发生的风险。世界卫生组织研究报告表明:人类三分之一的疾病通过预防保健是可以被避免的,有力地证明了健康干预的重要性。危险因素控制中最重要的是行为因素的改变,旨在激发个体采取积极的健康行为和生活方式,包括戒烟、控制体重、增加体力活动、改善饮食等。

(二) 控制疾病进程,提升生命质量

健康干预在有效降低疾病发病风险的同时,对患病人群的早期干预可以有效控制病情进展和其他共病的发生与发展,即"未病先治,既病防变"。此外,健康管理实践证明,通过健康干预可以提高患者就医和用药的依从性,从而降低患者疾病的严重程度,改善预后,提升其生命质量。美国健康管理的经验证明,

通过有效的主动预防与干预,健康管理服务的参加者按照医嘱定期服药的概率提高了 50%,医生能开出更为有效的药物与治疗方法的概率提高了 60%,从而使健康管理服务对象的综合风险降低了 50%。

(三) 减少医疗费用,降低健康损失

健康干预通过一级预防和早期干预为高危人群和患病人群提供了高性价比的非医疗健康服务,可以明显减少医疗费用支出和降低健康损失,获得健康增益。数据证实,在健康管理方面投入 1 元,相当于减少 3~6 元医疗费用的开销。如果加上劳动生产率提高的回报,实际效益可达到投入的 8 倍。

第二节　健康干预内容与方法

一、健康干预内容

(一) 健康危险因素干预

随着经济社会的发展和人类疾病谱的变化,行为和生活方式对健康的影响越来越受到重视。健康危险因素干预是指综合运用临床医学、预防医学、行为医学、心理学、营养学和其他健康相关学科的理论和方法对个体和群体的健康危险因素进行控制和干预,以达到预防疾病、促进健康、延长寿命的目的。健康危险因素干预的核心是不良的行为和生活方式的改变,是在全面了解管理对象健康状况,并对其存在的不良生活方式进行风险评估的基础上,以多种形式来帮助和指导管理对象采取健康行动或纠正不良的生活方式和习惯,控制健康危险因素,从而实现改善健康的目标。

常见的危险因素干预内容包含以下几个方面。

1. 饮食干预

结合被干预对象实际情况,根据收集的饮食习惯、营养需求和评估结果计算每日推荐膳食摄入量,再结合三餐比例、各营养素比例、国民情况和疾病的饮食禁忌等制订短期(一般为一周)食谱。如果没有专职的营养师,也可以选择包含上述功能的健康管理软件开展饮食干预。接受营养咨询、进行营养指导、宣传食品卫生与安全等均属于饮食干预的内容。通过个性化的饮食干预,指导人们合理饮食,均衡营养,达到控制体重、预防疾病、降低慢性病发病风险和减缓其发病进程的目的。健康饮食的三大原则分别是保证食物多样性、避免暴饮暴食及均衡营养,从而为人们提供各种营养素和恰当热量维持身体组织的生长,帮助其增强抵抗力和保持适中的体重。《中国居民膳食指南》可作为饮食干预的纲领性文件。

饮食干预的内容一般包括:

(1)均衡饮食。包括合理搭配膳食营养素、增加蔬菜水果的摄入量、少盐少糖、保证充足的饮水量等。

(2)控制体重。通过帮助个体控制摄入食物的热量和脂肪含量,达到管理体重和减重的目的。

(3)特殊饮食计划。实施心脏健康饮食、糖尿病健康饮食等干预计划,以满足特定人群的健康需求。

饮食干预的方法包括:针对个体,编制个性化的食谱;针对群体,实施创建全民健康生活方式行动示范活动,建设社区、单位、学校等的示范食堂及餐厅,营造健康饮食的支持环境,普及健康饮食相关知识,提供健康饮食指导,培养人群的健康饮食意识和能力,从而提高健康水平。

2. 运动干预

一般认为"迈开腿"比"管住嘴"更重要,合理的运动能带动身体的各方面向好的方面发展。体力活动(physical activity)是指由骨骼肌收缩产生的身体活动,也是指在基础代谢(basal metabolism)的水平上,身体能量消耗增加的活动。开展运动干预时要考虑全天基础代谢及所有活动,而不仅仅是体育锻炼。体力活动不足已被证实是各类疾病重要的独立危险因素之一,与心血疾病、糖尿病、结肠癌和其他一些重大疾病的发生密切相关。体力活动一般包括职业劳动、日常通勤中的体力活动、闲暇时间的体力活动、家务劳动四种。通常所指的运动干预主要是针对闲暇时间的体力活动,即需要通过一定技能而进行的竞争性的身体活动,按照一定的组织形式、遵循特定的规则来开展。一般运动干预需要先进行运动评测,然后根据个体健康状况和运动习惯来制订个性化方案。运动方案的内容因制订方案者的专业水准而异,至少应包括运动项目的推荐、运动量和强度的建议、运动注意事项和宣教,最好能够以通俗的步数形式进行总运动量的规范。

科学、合理的体力活动,可以提高个体心脏功能,降低血脂含量和高血压风险等,从而预防多种慢性病,包括心血管疾病、糖尿病、结肠癌、乳腺癌、肥胖及精神性疾病等,降低过早死亡的风险。此外,还可以缓解焦虑和抑郁情绪,提高个体的心理健康水平。通过运动干预,指导个体和群体形成合理运动的习惯,避免运动损伤,达到增强体质、预防和辅助治疗疾病、提高生命质量的目的。不同年龄、性别、疾病人群的体力活动推荐量不同,需根据人群特征展开针对性的运动干预。

3. 其他不良生活习惯干预

常见的不良生活习惯包括吸烟、嗜酒、熬夜、少动、偏食、网络成瘾等,也是许多慢性病的主要诱因。其中,烟草和酒精的危害是当今世界最严重的公共卫生问题之一,对人民群众的健康影响尤为突出。需要通过健康干预,帮助公众认识到吸烟和饮酒的危害,掌握科学的戒烟方式,减少饮酒。想要彻底改变一个人的习惯并非易事,不良生活习惯的干预最能体现健康管理者的智慧,一般需要陈明利害、持续随访、动员家属等形式共同提高被干预者自我管理意识和能力,有必要的话需进行对应治疗。需要注意的是,多数不良生活习惯可以归纳到成瘾、依赖等方面,此时可以尝试与心理干预一同实施。

4. 心理干预

心理平衡是健康四大基石之一,实践证明也是健康最重要和基础的因素。心理干预的关键需要做好以下两点:①能够与管理对象保持良好的关系,建立信任,最好是伙伴式的关系,一定程度上能够缓解简单的心理问题;②能够识别心理疾病,不回避,并安排专业的心理医师进行辅导和治疗。

需要注意的是,心理健康也包括个体对社会和自然的适应性。心理干预通过积极的引导、启发、转移、排解等方法达到缓解精神心理压力的目的,并能给予及时、适当的治疗建议。心理干预也包括鼓励个体重视心理健康的重要性,注重日常心理健康自我调节。同时,专业的心理治疗和咨询,能够帮助个体积极应对情感和心理挑战等。

5. 环境干预

现已公认,环境是影响疾病发生和造成死亡的重要因素。尽力营造对健康有利的工作和生活环境是十分必要的。应该重点关注室内通风、采光、隔音、景观植物、宠物喂养、人均面积、装修污染、饮水来源等与人群健康息息相关的环境问题。

在实际工作中,可将上述干预手段和方法定制成单个或组合的健康干预包,针对健康管理对象,按需实施所有的干预方法。

(二) 慢性病人群干预

按照《"健康中国 2030"规划纲要》和《中国防治慢性病中长期规划(2017—

2025 年)》的有关要求,以控制慢性病危险因素、建设健康支持性环境为重点,以健康促进和健康管理为手段,提升全民健康素质,降低高危人群发病风险,提高患者生存质量,以减少可预防慢性病的发病、死亡和残疾为目标,实施慢性病人群干预活动。

1. 构建慢性病风险预测模型,发现慢性病高风险人群

(1)创建慢性病健康管理的政策与环境支持性条件,鼓励在家庭、社区、单位、公共场所提供高风险人群风险预测的环境和便利条件。

(2)鼓励医疗卫生机构或研究人员开发慢性病风险预测模型与技术,可通过日常诊疗活动、单位员工和社区居民定期体检、大型人群研究项目等方法应用风险预测模型对人群进行健康筛查,发现高风险人群。

(3)慢性病高风险人群一般具有以下特征之一:

① 血压水平为 $130\sim139/85\sim89$ mmHg(1 mmHg $= 133.3$ Pa)。

② 现在吸烟者。

③ 空腹血糖水平(fasting blood glucose,FBG)为 6.1 mmol/L$\leqslant$FBG$<$ 7.0 mmol/L。

④ 血清总胆固醇(total cholesterol,TC)水平为 5.2 mmol/L$\leqslant$TC$<$ 6.2 mmol/L。

⑤ 中心肥胖者:男性腰围$\geqslant90$ cm,女性腰围$\geqslant85$ cm。

2. 对高风险人群进行分类健康干预

通过风险预测模型识别慢性病高风险人群,对其进行健康干预,降低慢性病的发病风险。具体可根据被干预对象的风险预测值,对其进行风险等级评定,从而采取分类管理的方式,包括,

(1)对危险因素的监测进行动态调整

① 血压,介于 $130\sim139/85\sim89$ mmHg,每半年测量血压 1 次;

② 体重,男性腰围$\geqslant90$ cm,女性腰围$\geqslant85$ cm,每季度需测量体重及腰围各 1 次;

③ 血糖,6.1 mmol/L$\leqslant$FBG$<$$7.0$ mmol/L 或 5.2 mmol/L$\leqslant$TC$<$$6.2$ mmo/L,每年测量血糖 1 次。

(2)对不同风险等级人群实施不同的行为干预策略

① 针对具有 1 项高风险特征者,可以通过群体健康干预,提高其自我管理的意识和能力,强调主动健康,依靠其自身力量改变行为生活方式,控制慢性病

危险因素。

② 针对具有 3 项及以上高风险特征者,应当采取个体健康干预手段,包括定期监测危险因素水平,不断调整生活方式干预强度,必要时进行药物干预。

二、健康干预方法

(一) 个体及群体健康干预方法

从干预对象角度来看,健康干预可以分为个体干预及群体干预。个体干预及群体健康干预在定义和干预目标上是有区别的,同时健康干预的方法和策略也会有差异。

1. 群体健康干预(population health intervention)

将人群健康看作是一个目标,其定义是"某人群的健康结局(health outcome)及其在不同人群间的分布"。在进行群体健康干预时,要综合群体成员共性的健康问题进行干预方案的设计与实施,充分保证每位成员都能在干预过程中受益。

(1) 干预原则。在实施干预时,应把握以下原则,包括:①分类指导,阶段渐进调整;②把握核心信息,切中要害;③培养知识技能,态度关键。

(2) 干预策略。①制订群体规范。在面向群体开展健康干预活动时,需要预先制订出一套所有参与者同意的规则,用以规范人们的行为。对违反或危害他人健康的行为及时运用群体压力加以纠正或给予惩罚,保证干预的顺利实施。②加强群体参与度。确定共同的健康目标,提高个体的参与度和积极性。③形成良好的互帮互助氛围。一方面加强集体决策,通过群体成员一起讨论,确立共同目标,提高参与意识;另一方面,增进成员间的信息交流,增强群体内部的团结程度,进而促进健康干预活动的顺利开展和健康行为的形成和巩固。④有效利用评价和激励技术。进行阶段性总结,通过语言或物质激励手段对个体积极的态度和行为变化给予支持和强化。⑤树立群体榜样。选择态度明确坚定、干预参与度高且行为改变较快的个体为典型,树立榜样模范,带动群体行为向好的方向变化和发展。

2. 个体健康干预(individual health intervention)

个体健康干预是以个人作为干预对象的干预活动,相比群体干预,个体健康干预的特点和优势在于其个性化和精准性。

(1) 干预原则。讲计划、列清单、教方法、找问题、用工具、做记录、常随访、小改变、多健康。

（2）干预策略。①评估干预个体存在的危险因素，了解其知识、态度和行为情况，了解干预对象行为改变所处阶段，采取相应的策略。②分析各种危险因素对健康的影响效应，制订危险因素干预优先顺序、阶段目标和干预计划。③干预策略要个性化、具体化和人性化。④创造健康干预的支持环境，包括危险因素监测、评估和干预的具体环境。⑤根据危险因素变化和行为变化情况，及时调整干预措施。

（二）健康干预中的信息记录与追踪

在健康干预中，需要时刻追踪个体或群体的健康信息，一般包括生理、生化指标，行为生活方式等。有效的信息记录方法是确保准确、系统地跟踪个体或群体健康信息，完善干预计划的关键。

1. 健康信息的记录内容

（1）健康状况指标。①体重、身高、身体质量指数（Body Mass Index，BMI）等。②血压、心率、血糖水平等生理、生化指标。③慢性病患病情况等疾病指标。

（2）行为生活方式指标。①饮食记录：包括摄入的热量、蛋白质、脂肪、碳水化合物等。②运动记录，包括运动类型、频率、强度和持续时间。③睡眠模式，包括入睡时间、醒来时间、睡眠质量。④吸烟、饮酒等其他行为指标。

（3）心理健康指标。可以借助适当的心理健康量表来记录和跟踪被干预对象的心理健康状况和变化情况。

2. 健康信息的记录与追踪方法

（1）自我监测。被干预对象对自身的健康状况进行经常性监测。自我监测可以帮助被干预对象及时了解自己的健康状况，在干预过程中可以对干预效果进行阶段性评估，提升自我效能，激发干预积极性。

（2）医疗机构、专业的健康管理公司或其他第三方监测。被干预对象定期到医疗机构进行的健康检查。由医疗机构专业人员对其健康信息进行记录、分析和解答。

（3）远程监测。被干预对象配备手机健康相关软件、智能手环等可穿戴设备，第三方机构或人员通过网络提取用户信息，完成健康信息监测。

（4）健康信息记录与追踪工具。①纸质日志，简单方便，不需要技术设备，但不易保存和调取。②健康追踪应用和设备，可以自动收集数据，减少了手动输入的工作，并能提供实时数据反馈和提醒。还可以与健康设备包括智能手环、体重秤等集成使用。③在线健康平台或社交媒体，可以同步获得社交支持与建议。

第三节　健康干预方案设计

一、健康干预方案的设计原则

健康干预由制订方案、实施干预和评价效果三个连续的阶段组成。其中，对个体或群体提供健康咨询和健康检查是制订干预方案的前提；对健康危险因素进行干预是实施干预的核心；对干预方案的适宜性和干预结果的有效性评价是完善干预的重点。

在设计健康干预方案时应遵循以下原则：

1. 目标原则

健康干预方案要以干预目标为导向，建立明确的总体目标和切实可行的具体目标，使干预活动有明确的方向，促使干预活动紧密围绕目标方向开展，以保证干预取得成效。

2. 整体性原则

健康干预方案必须围绕健康目标，树立大局观，综合各方因素。在制订健康干预方案时，不仅要考虑方案本身的完整性，也要充分考虑当前的卫生政策和健康环境，还要结合干预对象的实际情况，使健康干预方案与整体卫生健康发展规划协调一致，确保干预活动的顺利开展。

3. 前瞻性原则

在设计健康干预方案时要兼顾方案的长期执行和可持续发展要求，要有前瞻性，充分考虑人群需要，资源、环境条件的变化，体现一定的先进性，使其可以顺应变化，持续可行。

4. 弹性原则

健康干预对象具有复杂性和动态性，此外干预环境也具有多变性，而健康干预的实施是一个过程，需要一定时间及周期才可完成。因此，在制订方案时要提前考虑到干预实施过程中可能发生的变化，留有余地并预先制订应急策略，以便在干预过程中根据实际情况进行动态弹性调整，确保计划顺利实施。

5. 从实际出发原则

要充分考虑现实条件，遵循一切从实际出发原则，因地制宜，制订切合现实的需求,具有可行性的健康干预方案。

二、健康干预方案的基本程序

(一) 评估干预需求

在制订健康干预方案时,首先要评估被干预对象的健康需求,了解他们的健康问题,进行健康危险因素分析,明确问题靶点,对点施策。评估干预需求过程如下:

1. 健康问题分析

通过健康问题分析,客观评估目标人群存在的主要健康问题,确定其中需要优先干预的问题,包括健康问题的严重性,以及健康问题对目标人群生活质量、社会经济等各方面的影响。在健康问题分析阶段,通常采用出生率、死亡率、生育率等能直接反映健康状况的指标进行流行病学分析。国外学者提出了测量健康的"5D"指标,即死亡率(death rate)、发病率(disease rate)、伤残率(disability rate)、不适(discomfort)和不满意(dissatisfaction)。通过上述指标,可以客观评估目标人群的健康状况,并可直观确定优先干预的健康问题。

2. 影响健康的危险因素分析

影响健康的主要因素包括环境因素、遗传因素、行为和生活方式因素,以及健康服务因素。此阶段主要分析各类危险因素在目标人群的主要健康问题发生过程中的影响效应,确定需要优先干预的危险因素。由于在各类影响因素中,行为和生活方式作用效应最大,且更易被改变,因此需要重点对可改变的行为和生活方式因素进行分析。包括行为因素是否与主要健康问题有关,以及其发生的频率及可干预性。此阶段分析结果是确定健康干预目标的主要依据。

3. 确定优先干预的健康问题

优先干预的健康问题必须是对健康影响大且与之相关的影响因素,具有高可变性,可通过健康干预进行预防或者控制其发生发展的最有效项目。为确定干预目标,此阶段需重点梳理可变因素与不可变因素,预防性因素与治疗性因素。之后对上述因素进行排序,评估各因素的预期干预效果,从而确定优先干预项。

(二) 确定干预目标

干预目标是健康干预实施和效果评价的依据,在进行健康干预方案设计时,需要根据健康问题确定一个总体目标和若干个具体目标。

1. 总体目标

总体目标是指开展健康干预后预期应达到的理想健康状况和行为改善效果。总体目标多为宏观的远期目标,通常是为干预计划指明总体的努力方向。例如,多重慢病患者干预计划的总目标是降低多重慢病发病风险,提高多重慢病患者的生活质量。

2. 具体目标

相比总体目标,具体目标要求明确提出干预所要达到的结果指标,其特征包括明确性、具体性和可测量性。其要求可归纳为 SMART 原则,即明确的(Specific,S)、可测量的(Measurable,M)、可实现的(Attainable,A)、有相关的(Relative,R)、有时限的(Time-bound,T)。

此外,具体目标必须可以解释 4 个"W"和 2 个"H"要素问题,即:

Who——目标人群是谁?

What——实现什么变化?

When——在多长时间内实现这种变化?

Where——在什么范围内实现这种变化?

How much——变化程度多大?

How to measure——如何测量这种变化?

例如对某社区老年多重慢病患者进行为期 1 年的健康干预,要求多重慢病高风险人群健康管理率达 80%以上,多重慢病患者健康促进生活方式平均得分提高 1 分,生命质量平均得分提高 1 分。

3. 目标前置因素

在进行健康干预的过程中,个体或群体往往会出现与最终目标相关的前置行为或因素改变,即行动立即指向的因素,这类因素不是干预最终寻求改变的目标,但会因干预而发生改变,促进最终目标的实现,应该被关注和重视。

通常,可以同时确定目标前置因素和总体目标或具体目标。例如,对于要求在烟草产品包装上显示健康警告的法律干预手段来说,公众烟草产品购买意愿可以被视为接近目标,而烟草使用行为的改变是最终目标。许多公共卫生干预措施可以通过改变目标人群的知识、技能、态度、自我效能、社会规范和环境方面等因素,以实现其行为改变。这些因素是行为改变的促成因素或前兆,可能是行动的直接目标,也应该在目标中予以体现。因此,目标的设置应该充分考虑不同类型或水平的目标,通过不同目标的设置,逐步影响,实现最终的健康干预目标。

（三）制订干预策略

干预策略的制订需综合考虑目标人群的特征和需求,围绕预期要达到的总体目标和具体目标,运用多学科的理论与方法,分析影响健康的各类因素,包括健康干预组织方的资源与能力、干预场地的环境与可行性、区域卫生服务的政策与机制,综合各方因素后,制订出最终的干预策略。

健康干预策略包括:

1. 目标个人或群体能力建设

主要通过健康管理策略,提高被干预个体或群体的健康意识、素养水平,从而改变其行为生活方式,增加其自我健康管理的能力。通常采用的方式有健康教育、技能培训等。

2. 形成健康支持环境

健康支持环境主要通过社会策略、环境策略和卫生服务策略进行建立。

（1）社会策略。主要是通过政策、法规、制度等规范人们的行为。

（2）环境策略。即改善社会、人文、自然环境,使其更有利于目标人群健康行为的建立和不良行为改变。

（3）卫生服务策略。向目标人群提供卫生服务,包括随诊指导、举办健康讲座和健康技能培训、进行社区健康教育活动等。

3. 干预方案涉及的其他内容

一份完整的健康干预方案还需要包含健康干预活动何时实施、由谁实施以及如何实施的具体计划。此外还需要提前编制项目预算,确定项目的监测和评价方案。只有在干预前,按照标准的程序进行健康干预方案设计,才可以保证干预计划的顺利进行。

（张持晨　郑　晓）

复习思考题

1. 什么是健康干预,健康干预的方法有哪些?
2. 群体干预和个体干预的策略分别是什么?
3. 试述健康干预方案包含的主要内容。
4. 简述干预方案中具体目标设置的原则。

第六章　健康管理评价

在进行健康管理活动后,要对健康管理计划内容、执行情况以及实施后的效果与既定的目标进行比较,通过客观、严谨的评价对其有效性和科学性进行检验。健康管理评价不仅可以对其干预效果进行综合评估,还可以对健康管理过程进行监督,根据评价结果动态调整健康管理方案,最大限度地保障方案的先进性和实施的质量。因此,效果评价也是保证健康管理取得预期成效的关键举措。本章主要从健康管理评价的概念、评价的内容和类型、评价的方案设计以及评价的影响因素入手,帮助了解和实施健康管理评价。

第一节　健康管理评价概述

一、健康管理评价的概念

健康管理评价是指健康管理项目实施后通过有效的数据,对项目产生的成效进行判断,从而科学地说明健康管理项目是否达到预期目标及其可持续性,明确项目的贡献与价值。同时也是一个系统地收集、分析、表达资料的过程,旨在确定健康管理项目的价值,帮助健康管理中的决策。根据目的不同,健康管理评价分为形成评价、过程评价和效果评价3种类型。

二、健康管理评价的目的

科学和严谨的健康管理效果评价可以减少在制订健康管理方案和实施过程中的主观性和盲目性,做到计划和决策有据可依。具体而言,开展健康管理评价的目的包括以下几个方面:

1. 确保健康管理方案的有效性和合理性。

2. 掌握项目进展情况,确保健康管理项目实施的可行性。

3. 比较健康管理结果与预期目标的差异,确定影响因素以及衡量项目设计的可行性。

4. 通过过程性评价总结健康管理项目的优势与不足,及时修正项目方案。

5. 向健康管理目标人群和政府等实施主体介绍项目成效,扩大项目影响力,争取获得更多的支持。

三、健康管理评价的意义

(一) 是保障健康管理成功的必要手段

在制订健康管理方案的过程中,对本领域国内外研究进展,目标人群的健康状况、健康管理需求及资源情况进行评估,可以确保制订适宜的干预方案。在实施阶段,及时评价项目实施情况,可以保证健康管理实施的质量和进度。

(二) 体现健康管理的科学价值

健康管理旨在通过适宜的干预措施改变目标人群的相关行为,进而改善其健康状况。然而,在项目实施的过程中,除干预因素外,健康管理效果还可能受到多种因素的影响。只有采用科学的评价方法,剔除混杂因素对结果的影响,才能科学地说明健康管理项目对目标人群相关行为及健康状况的作用效果,明确健康管理项目的贡献与价值。

(三) 有助于提升健康管理专业人员的理论与实践水平

通过健康管理评价可以帮助工作人员发现自己在项目设计、干预活动实施、资源配置等各个环节中的不足,促使其不断提升自我能力,完善工作环节,提高工作效率。

四、健康管理评价的特点

(一) 全过程性

评价应该贯穿健康管理活动的整个过程,包括健康管理方案设计、实施和结果评价。在前两个阶段,主要通过评价确定健康管理方案的科学性、可行性和适宜性,并对实施过程进行动态监测,及时调整方案,以确保健康管理活动的顺利开展。最后一个阶段则是对健康管理活动是否实现预期目标,取得的成效如何进行最终评估。

(二) 多元比较

评价的基本原理是比较,要在整个健康管理活动过程中进行不断的比较,包括客观结果与预期目标的比较、活动实施情况与活动计划方案的比较等,只有这样才能发现不足、找出原因,修正方案、完善方案,使健康管理活动取得更好效果。

(三) 预设标准

评价是基于一定的认知和标准,然后通过系统的资料收集、分析,最终确定结果的过程。因此,在进行健康管理效果评价时,必须提前预设一定的标准,这个标准可以是公认的金标准,如标准血压值、BMI 值等,也可以是该健康管理活动的基线水平。

(四) 科学测量

测量是完成评价的重要方式和方法,只有通过科学的测量方式,才能得出准确的评价结果。因此,在进行健康管理效果评价时,必须建立一套完整的评价指标体系及各项指标具体的测量标准。此外还需要明确评价的方法,建立完善的信息收集和分析系统。科学测量方法可以是定量测量,包括问卷调查、生理生化等体检指标;也可以是定性测量,包括专题小组讨论、访谈等。定性测量多用于政策、环境等指标测量。

第二节　评价的类型和内容

一、评价类型的比较

根据目的、内容、指标和研究方法的不同,健康管理评价可以分为形成评价、过程评价和效果评价 3 种类型。这 3 种评价类型的差异见表 6-1。

表 6-1　健康管理评价的种类和内容

	方案设计阶段	方案实施阶段	方案评价阶段				
评价类型	形成评价	过程评价	效果评价				
评价内容	方案设计的合理性	项目实施进展情况	健康相关行为的影响因素(倾向因素、促成因素)	健康相关行为变化	健康状况	生命质量	卫生服务与社会经济状况

（续表）

	方案设计阶段	方案实施阶段	方案评价阶段				
评价指标	科学性、支持性、适宜性、可接受度	项目执行情况、干预覆盖人群、人群满意度等	健康知识知晓率、健康行为技能水平、卫生知识均分、健康政策、环境条件等	某行为流行率、某行为改变率等	生理指标、心理指标、疾病指标、死亡指标	生活质量指数、日常活动量表评分、生活满意度指数等	月（年）度病假天数、年住院日、年门诊花费、年住院花费等
			近中期效果评价		远期效果评价		

二、形成评价

（一）形成评价的目的

形成评价是为健康管理方案设计和顺利开展提供全面信息而进行的评价。主要在项目设计阶段，进行目标人群健康风险识别、健康管理需求评估，以及相关政策、环境、资源评估等信息收集与分析，其目的是设计出符合目标人群实际情况，且更科学、完善的健康管理方案。

（二）形成评价的评价内容

1. 了解目标人群的基本特征与健康管理需求

如健康状况、健康相关行为、健康知识知晓率、存在的健康风险，以及对健康管理项目的认可与需要程度。

2. 评估健康管理方案实施的可行性

主要是对现阶段已有的资料进行评价，包括目标人群的文化程度、社区或其他干预场所的环境、项目开展所需要的资源等。

3. 进行健康管理预试验，收集反馈信息

根据预试验执行阶段出现的新情况、新问题，对健康管理方案进行适度调整。

综上，形成评价主要在健康管理方案设计阶段，在健康管理实施前，请专家及利益相关人员对方案的科学性、可行性进行评价，增加项目成功概率。此外，在方案预试验过程中进行评价，及时获取反馈信息、纠正偏差，进一步提高项目的成功率。

(三) 形成评价的方法与指标

1. 形成评价的方法

在形成评价中,可采用多种方法进行相应内容的评估。例如文献分析法、专家咨询法、专题小组讨论法、目标人群调查研究法、现场观察法、试点研究等。

2. 形成评价的指标

形成评价一般从以下几个方面展开:方案的科学性、政策的支持性、技术的适宜性、目标人群对项目的接受程度等。在健康管理项目方案拟定后,组织有关专家和利益相关人员从上述几个方面对方案的理论与实践价值进行论证,综合分析项目开展的可行性和科学性。

3. 工作步骤

①确定需要管理的健康问题;②围绕健康问题收集资料;③在资料分析的基础上,进行问卷调查、访谈、专题小组讨论;④对收集的所有资料进行整理、归纳、汇总,形成评价报告。

三、过程评价

(一) 过程评价的目的

过程评价是在形成评价之后,与健康干预同步实施,贯穿健康干预的全过程。过程评价可以实现对项目进度的把控以及项目质量的监督,从而促进健康管理项目按计划完成,保证健康管理目标成功实现。有效的过程评价资料可以为解释健康管理效果提供丰富信息。

(二) 过程评价的主要内容

1. 针对健康管理活动过程的评价内容

针对健康管理活动过程中的评价内容需要从以下七个方面展开:①参与健康管理项目的个体有哪些? ②在项目中运用的干预策略和活动有哪些? ③这些活动是否按计划进行? 计划是否做过调整? 为什么调整? 以及是如何调整的? ④目标人群对健康管理活动的反馈如何? 是否满意并接受这些活动? 采用何种方法了解目标人群的反馈? ⑤目标人群对各项健康管理活动的参与度如何? ⑥项目资源的消耗情况是否与计划一致? 不一致的原因是什么? ⑦对上述各方面的改进建议。

2. 针对组织过程的评价内容

针对组织过程的评价内容需要从以下四个方面展开:①项目的实施者涉

及哪些组织？②各组织间是如何沟通协调的？各组织参与项目的程度和决策力量如何？③是否需要对参与的组织进行调整，如何调整？④是否建立了完整的信息反馈机制？项目实施档案、各项资料记录的完整性、准确性如何？

3. 针对政策和环境的评价内容

针对政策和环境的评价内容需要从以下三个方面展开：①项目涉及哪些政府部门？具体与政府的哪些部门有关？各部门的参与度如何？②在项目执行过程中有无政策或环境方面的变化？这些变化对项目是否有影响？③在项目执行过程中是否与决策者保持良好沟通？

（三）过程评价的方法与指标

1. 过程评价的方法

过程评价可以通过查阅档案资料、目标人群调查研究和现场观察研究三种方法进行。为确保过程评价的准确性，必须要在评价过程中进行严格的质量控制，包括内部质控和外部质控两方面。内部质控主要体现在项目实施人员在执行项目过程中能准确记录项目活动的进行情况，制订可操作性的评价指标，并严格按照标准实施。外部质控一般由非项目成员进行，通常选择有项目评价经验的专业人员以专家小组审查的方式进行，从而更加客观地反映项目实施情况。

2. 过程评价的指标

过程评价常用的指标包括：①项目活动执行情况；②干预活动覆盖人群；③目标人群满意度；④活动经费使用情况等。

四、效果评价

（一）效果评价的目的

健康管理的最终目的是改善人群健康状况、提高生活质量。与其他策略不同的是，健康管理主要是通过改变人们的健康相关行为来实现其增进健康的目的。管理效果评价可分为两类：一类是要评估健康管理项目所产生的目标人群健康相关行为及其影响因素的变化；另一类则是对目标人群健康状况及生命质量所产生的变化情况进行评估，亦可称为结局评价。

（二）效果评价内容

1. 行为改变的倾向因素

评价在项目实施后目标人群的健康相关行为知识知晓程度、健康价值观、对健康相关行为的态度，对疾病的易感性和严重性的认知，采纳健康行为的动机、行为意向以及自我效能等是否发生了转变。例如在进行高血压患者健康管理时，评价在实施干预后，目标人群对于高血压危险因素的认知水平是否提高，是否愿意采纳健康行为来控制血压等。

行为改变的倾向因素也可被认为是从个体角度评价行为的影响因素，可采用以下指标进行评价。

（1）健康知识知晓率＝（知晓健康知识题目数/健康知识题目总数）×100%

（2）健康行为技能水平：根据个体操作行为技能的表现进行评估。

（3）健康素养水平：健康素养指人们获取、理解、运用健康信息与服务，并利用这些信息和服务做出正确的判断和决定，促进自身健康的能力。我国目前多采用《中国公民健康素养调查问卷》对 18 岁及以上居民的健康素养进行调查。该问卷围绕《中国公民健康素养——基本知识与技能（2024 年版）》展开，包含基本健康知识和理念、健康生活方式与行为、基本技能等三方面。此外，还有专门针对中医健康素养水平和健康信息素养水平的测量问卷和工具。

2. 行为改变的促成因素

目标人群实现行为改变所需的因素的变化，包括政策、法规、资源、环境、条件、服务等方面；或者与目标人群关系密切的人对目标人群采纳健康行为的支持程度。同样在上述的高血压患者健康管理项目中，对社区卫生服务中心是否提供免费的测血压服务、是否进行健康教育活动、目标人群的家庭是否可以提供行为改变的环境等，都是对该项目促成因素的评价。

行为改变的促成因素也可理解为从人群的角度评价行为的影响因素，常见的指标包括：

（1）卫生知识均分＝被调查者知识得分之和/被调查者总人数

（2）卫生知识合格率＝（卫生知识达到合格标准人数/被调查者总人数）×100%

（3）信念持有率＝（持有某种信念的人数/被调查者总人数）×100%

（4）社区行动与影响：可以从社区的参与度、社区能力发展程度等方面进行评估。

（5）健康政策：包括与健康相关的政策、法规、财政资源配置等。

（6）环境条件：包括卫生服务提供情况，自然和人文社会环境等，通常采用定性指标进行评价。

3. 行为生活方式

主要评估项目实施后目标人群行为生活方式发生了什么样的改变,各种变化在人群中的分布如何,如吸烟、饮酒、饮食情况、运动锻炼等行为变化。行为生活方式的评估可以对具体行为进行测量,也可以采用标准量表对行为总评分进行测量,如健康促进生活方式量表。

常见的群体行为指标包括,

(1) 某行为流行率 =(有特定行为的人数/被调查者总人数)×100%

(2) 某行为改变率 =(在一定时期内改变某特定行为的人数/观察期开始有该行为的人数)×100%

(3) 健康行为生活方式合格率:可以通过标准量表进行测量,也可通过询问具体的行为表现进行测量。

4. 健康状况

健康状况改善是健康管理的本质目标。但不同健康管理项目针对不同的健康问题,通过健康管理所能达到的健康目标并不一致,所需的时间也不尽相同。如对于肥胖的干预,可能在数月内就可以观察到结果;而对于慢性病等相关疾病的干预,则可能需要更长的时间。因此,需要根据不同的项目目标来设定健康状况评价指标。

常见的健康指标包括以下两类:

(1) 个体生理和心理健康指标。个体生理指标如身高、体重、腰围、BMI值、血压、血糖等;心理健康指标如焦虑、抑郁等。

(2) 群体疾病与死亡指标。群体疾病指标如疾病发病率、患病率、死亡率等;死亡指标如婴儿死亡率、5 岁以下儿童死亡率、孕产妇死亡率、平均期望寿命、减寿人年数指标。

5. 生命质量

生命质量主要是评价通过改善健康状况所获的社会和个体健康效益,如社会经济发展、健康寿命延长、劳动生产率提高、环境改善等。现阶段多采用标准量表对个体水平的生活质量进行评估,获得每一被测量个体的生活质量现状。相关指标和量表包括:

(1) 生活质量指数。反映一个国家或地区在一定时期内,人民的实际经济与物质生活水平,既可以从不同侧面确定一系列指标作单项反映,又可以通过设置一个综合指标来进行全面反映。

(2) 美国社会健康协会指数(ASHA)。是以美国社会健康协会(American

Social Health Association)机构名称命名的一个综合评价指标,用来反映一个国家,尤其是发展中国家的社会经济发展水平以及在满足人民基本需要方面所取得的成就。ASHA 指数由就业率、识字率、平均预期寿命、人均 GNP 增长率、人口出生率、婴儿死亡率六个指标组成。

(3)日常活动量表评分。这是悉尼·卡茨(Sidney Katz)在 1963 年提出的。日常生活活动能力(activities of daily living, ADL)指一个人为了满足日常生活的需要每天所必须进行的活动。日常生活活动能力评定又包括了基本日常生活能力评定(basic activities of daily living, BADL)以及工具性日常生活能力评定(instrumental activities of daily living, IADL)。其中,基本日常生活活动能力指穿衣、进食、洗澡、上厕所、室内走动等五项指标,是康复评价最常用的指标。

(4)生活满意度指数。生活满意度指数主要从认知和情绪感受等方面测量个体的生活满意度,常用的量表包括生活满意度指数 A(life satisfaction index A, LSIA)、生活满意度指数 B(the life satisfaction index B, LSIB)等。

6. 卫生服务与社会经济状况

社会经济状况评价主要是对健康管理项目实施后,目标人群社会参与度、经济支出、卫生服务利用等方面的变化进行评估。

常见的个体卫生服务与社会经济评价指标包括:

(1)月(年)度病假天数。

(2)年住院日。

(3)年门诊花费。

(4)年住院花费。

常见的群体卫生服务与社会经济评价指标包括:

(1)月(年)度患病总人数、总天数。

(2)年住院总人数、总天数。

(3)年医疗保健支出、年健康保险支出。

下面以社区血压健康管理为例,列表说明(表 6-2)。

表 6-2 高血压健康管理的评价指标(以社区为例)

项目内容	评价指标	指标基本含义和测算公式
方案形成过程	方案的科学性、政策的支持性、技术的适宜性、目标人群对项目的接受程度	问卷调查、专家咨询和专题小组讨论汇总资料

(续表)

项目内容	评价指标	指标基本含义和测算公式
高血压管理过程	社区高血压患者建档情况	建档百分比＝（社区建立高血压患者管理档案的人数/社区实际的高血压患者人数）×100%
	高血压随访管理覆盖情况	高血压管理百分比＝（遵循高血压患者健康管理流程的患者数/社区实际的高血压患者人数）×100%
	高血压患者治疗情况	治疗百分比＝（每年在社区接受治疗的高血压患者人数/当年社区中全部高血压患者人数）×100% 规范治疗百分比＝（每年在社区能按照医嘱接受规范治疗的高血压患者人数/当年社区中全部高血压患者人数）×100%
	双向转诊执行情况	转出百分比＝（社区医院中符合转出标准且转出的高血压患者数/社区医院符合转出标准的高血压患者数）×100% 转回百分比＝（综合医院中符合转回标准且转回的高血压患者数/综合医院符合转回标准的高血压患者数）×100%
高血压管理效果	高血压及其防治知识知晓率	高血压知晓率＝（被调查对象中了解高血压防治知识的人数/被调查的总人数）×100%
	高血压患者接受教育情况	高血压患者健康教育接受率＝（接受高血压患者健康教育的患者数/社区实际的高血压患者人数）×100%
	高血压患者规律用药情况	规律用药率＝（规律服用降压药的高血压患者数/需要规律服用降压药的高血压患者数）×100%
	高血压检出情况	高血压检出率＝（高血压检出人数/社区受检人数）×100%
	相关行为指标，包括体力活动、饮食、睡眠等	通过标准量表进行测量

第三节　评价方案的设计

对健康管理项目效果进行评价时，主要根据评价的目的以及项目的具体内容，如项目周期、资源、技术方法等选择合适的评价方案。常见的健康管理评价方案可分为三类，分别是实验设计、准实验设计和非实验设计。

一、实验设计

实验设计（experimental design）方案的特点是将研究对象随机分为干预组和对照组，观察对比两组目标人群在干预后的目标变化情况。这类设计方案充分保证了干预组与对照组之间的可比性，减少了混杂因素对结果真实性的影响，同时又削弱了目标人群自身因素、测量与观察因素及回归因素的影响。

例如，在某社区开展的糖尿病患者健康管理项目中，首先需要按照实验设计原理对人群进行分组，将前来就诊且符合入组条件的糖尿病患者依次按顺序编号，然后将全部患者随机分成干预组和对照组。其次需要制订干预方案，对于干预组的患者，在常规的用药指导外，增加本项目所设计的健康管理干预内容，而对照组患者则维持常规的用药指导或安慰剂干预，不参与干预组相关活动。最后对干预效果进行分析评价，在干预周期结束后，采用统一标准分别对两组的糖尿病患者进行有关知识、行为、血糖值的测量，比较干预组和对照组的变化和差异，从而评价健康管理的效果。

实验设计是最为理想的健康管理评价方案，但其实际操作难度大，主要体现在难以实现完全随机化，特别是在社区、学校、工作场所这类环境中。但在条件充足情况下，建议首选此方案。

二、准实验设计

准实验设计（quasi-experimental design）是介于非实验设计和实验设计之间的一类实验研究设计。它是在接近现实的条件下尽可能地运用实验设计的原则和要求，最大限度地控制混杂因素，实施实验处理。因此，准实验设计的实验结果较容易与现实情况联系起来，现实应用性比较强。同样，准实验设计方案需要设立干预组和对照组，但并未按随机化原则控制组间差异，而直接对干预后两组结果进行了观察比较。相比实验设计，此类设计更易于实施，适用于大规模的健康管理项目评价。具体有以下几种设计方案：

（一）非等同对照组设计

非等同对照组设计的设计原理是设立与接受干预的目标人群（干预组）相匹配的对照组，通过对比干预组与对照组在项目实施后自身的变化、对照组与干预组之间的变化量差异，来评价健康管理项目的效果。此类设计方案需要保证对照组的各方面条件与干预组相匹配。

例如,在一所学校针对学生开展的健康管理项目,为了评价健康管理方案的效果,可以选择非等同比较组设计的评价方案。此时的对照组可以是与干预组男女生比例基本一致、学生家庭经济状况相当、学校性质相同的另一所学校。在干预开始前,对两所学校的目标人群进行同样的行为及其影响因素调查,然后在干预组开始进行一定周期的健康管理活动,而对照组不开展任何干预活动。在干预结束后,再次对两校的学生进行行为及影响因素调查,然后比较干预后两组学生相关评价指标的差异。在计算评价效果时,扣除掉对照组与干预组同样的指标变化量,干预组额外的变化就是健康管理项目的作用效果。

该评价方案的优点在于增加了与对照组的比较,可以消除一些时间因素、测量与观察因素等混杂因素,从而更科学、准确地确定健康管理干预的效果。需要注意的是在非等同对照组设计中,方案的精确性在很大程度上依赖于对照组的选择。因此需要注意两方面:一方面是要选择与干预组主要特征相匹配的人群作为对照组,保证两组的可比性;另一方面,要保证对照组与干预组的观察时间的一致性,即在对干预组进行基线观察及干预效果观察时,同时采用完全相同的方法和内容对对照组进行观察。

(二) 复合时间系列设计

复合时间系列设计同时兼顾了时间系列设计和准实验设计,既有对照组,又需进行多个时间点的测量与观察。此类设计的优势在于可控制历史性因素对健康管理的影响,同时可以观察对照组和干预组的变化趋势。不足之处在于观察时间点多,周期长,实施难度大。

三、非实验设计

非实验设计(non-experimental design)是指对不设对照组的同一个体或群体作健康管理前后比较,这是评价方案中最简单的一种,其基本思想是通过直接比较目标人群在项目实施前和实施后有关指标的变化情况,反映健康管理的干预效果。

例如在进行社区老年人体重健康管理项目效果评价时,首先需要在项目开展前进行基线调查,测量老年人的身高、体重、体力活动量、饮食情况等指标。在干预过程中,建立老年人健康档案,记录体重及相关指标变化数据。干预结束后,采用与基线调查相同的测量方式和内容对老年人进行重复测量,并将结果与基线情况进行比较。通过比较两次测量结果的差异,评价健康管理项目的效果。

该评价方案的优点在于方案设计与可操作性相对简单,能节省人力、物力、财力。但缺点在于无法排除其他混杂因素对结果的影响,如自然环境的变化,目标人群的自身健康状况等,从而影响对干预效果的准确测量。这一方案比较适用于周期较短或资源有限的健康管理项目的评价。

四、不同评价方案的优缺点

实验设计、准实验设计和非实验设计三种评价方案的优缺点比较见表 6-3。

表 6-3 三种健康管理评价方案的优缺点

	实验设计类	准实验设计类	非实验设计类
优点	减少混杂因素对结果真实性的影响,可靠性高	可以消除一些时间、测量与观察等混杂因素,可操作性相对简单	方案设计与可操作性相对简单,能节省人力、物力、财力
缺点	实施难度大,可操作性相对较差	准确性和可靠性低于实验设计类	无法排除其他混杂因素对结果的影响,可靠性较差
适用条件	适用于小规模,且各方面条件成熟的健康管理项目的评价	适用于大规模的健康管理项目的评价	周期较短或资源有限的健康管理项目的评价

第四节 评价结果的影响因素

开展健康管理效果评价的目的在于准确评估项目本身对健康目标的影响。但是在实际实施过程中,由于时间周期长,不可避免会有其他混杂因素对结果产生干扰。因此在评价过程中,要特别注意混杂因素在项目实施过程中的影响,尽可能避免其对结果的干扰。常见的混杂因素有以下五种:

一、时间因素

时间因素又称为历史因素,指在健康管理执行或评价期间发生的重大的、可能对目标人群行为或健康状况产生某种影响的因素,如与健康相关的公共政策的出台、重大生活条件的改变、环境的变化等。历史因素不属于健康管理内容,但也可以对人群的行为、健康状况等干预目标产生积极或消极影响,甚至加强或减弱健康管理项目本身的干预效果。此外,社会、经济、文化等因素会随着时间发展发生相应改变,目标人群的行为、健康状况也会有所改变。因此,当健康管理项目周期较长时,需要重点关注这些历史因素对项目真实效果的干扰。一般可通过增加测量节点和设立对照组排除相关因素对健康管理效果评价的影响。

二、测量或观察因素

在评价过程中,需要对健康管理实施情况、目标人群行为与生活方式、健康状况等目标进行观察和测量。能否确保测量的真实性和准确性取决于观察者(测量者)、测量工具、测量对象(目标人群)三个方面。具体表现为:

(一) 暗示效应

测量者或评价者的态度、行为及语言技巧等可能会使目标人群受到暗示,其行为向测量者所期望的结果发展,此时就无法得到目标人群的真实评价情况。

(二) 观察者的技术性

随着项目的持续进展,测量者及其他项目工作人员能越来越熟练地运用测量工具和技术,开展相应健康管理干预,可能会出现测量偏倚,表现为同一测量者即使采用同样的工具和技术测量相同内容,但两次的测试结果也不尽相同的情况。此外,不同的测量者可能会按照自己的想法进行测量和评价,降低对干预组的评价标准,使得干预效果符合预期目标而偏离实际结果。

(三) 测量工具的选择

测量工具包括调查问卷、仪器设备、药品、试剂等的有效性也会直接影响测量结果的准确性。因此,在进行测量前,必须对测量工具的可靠性、准确性和灵敏度进行调试和校正,确保结果的客观真实。

(四) 霍桑效应

霍桑效应又被称为"霍索恩效应"或"被试效应",是指由于实验对象对其被试身份的认知及态度而产生的实验偏差。对于目标人群,当他们得知自己正在被研究或观察时,可能表现出与平时不同的行为状态,放大了项目效果,从而会影响项目效果的真实反映。因此,需要从多个角度出发避免霍桑效应对健康管理效果评价的干扰。在研究设计方面,需要确定研究范围、实验的设计以及数据的收集。在研究实施方面,需要注意研究人员的行为以及研究环境的设定。在数据分析方面,需要注意数据的分析方法以及数据的处理方式。

三、回归因素

回归因素指的是由于受到混杂因素影响,个别被管理对象的某种特征水平突然过高或过低,在之后的干预过程中又恢复到原有实际水平的现象。回归因素的影响是一种假象,不容易被识别和监测,但可采用重复测量的方法来减少其对健康管理效果的干扰。

四、选择偏倚

选择偏倚通常出现在设立对照组的评价方案中。设立对照组的目的在于控制时间因素、测量因素、回归因素等对项目效果评价的影响。但当对照组的主要特征指标与干预组的特征指标不一致时,就无法发挥对照组的作用,这种因为对照组选择失误而产生的偏差称为选择偏倚。此外,在选择目标人群时,没有按照随机的原则,可能导致挑选的样本不能很好地代表总体,也会出现选择偏倚。

五、失访

失访是指在健康管理执行或评价过程中,目标人群由于各种原因退出该项目,不能被干预或评价。当目标人群的失访率较高(超过 10%)或是非随机失访,即其中具有某种特征的人集中失访时,会影响评价结果。在健康管理实施过程中,应强化过程评价和监督,减少人员失访;此外,要对应答者和失访者的主要特征进行比较,鉴别是否发生了非随机失访,从而估计失访是否会引起评价偏倚及其偏倚程度。

(郑　晓　张持晨)

复习思考题

1. 健康管理评价类型有哪些,其评价内容和指标有何区别?
2. 如何选择健康管理评价方案? 各自的优缺点是什么?
3. 健康管理效果评价的内容包含几个方面?
4. 如何保证健康管理评价结果的真实性和有效性?
5. 如何控制健康管理失访率?

下篇

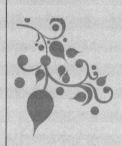

扩展篇

第七章　健康教育学及应用

　　健康教育是引导个体或群体自愿采取有益健康行为而设计的学习活动,也是帮助人们达成知行合一的实践活动,其核心是健康行为的养成。健康教育是一个内化和增权的过程,通过教育,个体由衷地、自愿地和乐意地采纳某一健康相关行为。当今主要的人群健康问题多数都与行为有关。健康信念模型是一种常用的行为变化理论,用于解释个体在健康行为方面的态度、信念和行为决策,常用于健康教育实践。通过健康传播的研究,提高健康教育和宣传的效果,促进人们采取积极的健康决策和行为,以改善整体健康水平和减少健康不平等问题。本章将对健康教育学基本概念、健康行为相关理论、行为与健康及健康传播学的相关内容等进行介绍。

第一节　健康教育学概述

一、健康教育学的内涵

　　健康教育学以健康相关行为为研究对象,研究健康教育与健康促进的基本理论和方法。作为一门科学,健康教育学应用医学、公共卫生学、行为学、心理学、教育学、传播学、社会学及政治学等相关学科的理论与方法,解释人类行为与健康之间的关系及规律,探讨人类健康相关行为的影响因素与干预策略;作为一门艺术,健康教育学在实际应用中,感知和尊重干预对象的人文背景与心理特性,使人们身心愉悦地采纳健康的建议,同时也提升人们幸福感(即健康和福祉)。

（一）健康教育学的相关概念

1. 健康教育

健康教育是指有计划、有目的地应用教学原则、方法与技术，传播健康知识、树立健康观念、掌握健康技能的机会，帮助人们形成有益健康的态度并执行有益健康的行为、建立健康生活方式的过程。

2. 健康教育与增权

健康教育不仅仅是理解健康知识，而是建立内化的健康态度并增权的过程，通过健康教育活动，人们主动并欣悦地采纳某一健康相关行为。增权（empowerment）是指增强人们对自己生活状态的掌控力，有能力在面对决定自身健康的问题时，作出明智选择。增权的重要核心是这一掌控力不能够被给予，而是必须由自我内化后获得。

3. 健康素养

健康素养是指个体在进行与医疗健康服务、疾病预防保健和健康促进有关的日常活动时，通过获取、理解、评价和应用健康信息，做出健康相关决策以维持或提高生活质量的知识、动机和能力。根据《中国公民健康素养——基本知识与技能（2024 年版）》，将健康素养划分成 3 个方面，即基本的健康知识和理念素养、健康生活方式与行为素养、基本技能素养。

4. 健康促进

健康促进是促使人们维护与提高自身健康的过程。健康促进是一个综合的社会政治过程，它不仅包含了加强个人素质和能力的行动，还包括了改变物质、社会环境及经济条件，从而削弱它们对大众以及个人健康的不良影响。另外，健康促进是指增强人们对健康及其决定因素的控制能力，从而促进健康的过程。健康促进的出现标志着行为干预的重点从"健康的选择"到"使健康选择成为简单选择"的转变。"健康促进＝健康教育×健康共治"。

5. 健康共治

健康共治是指各级政府及相关部门以整个政府和全社会的方式引导社会组织、企业与公众为了健康和福祉，共同采取的行动。健康共治强调以"整个政府和全社会的路径"来应对当今社会所面临的健康问题与挑战，突出全球、国家、地方和社会事务的共治，并构建多元主体共同参与的平台、完善多元主体平等协商的机制，从而激发社会活力。其落脚点是全体人民的健康和福祉。

（二）健康教育的环节

健康教育通常包括以下五个主要环节,以确保向公众有效传达健康知识和培养积极的健康行为。

（1）需求评估:旨在了解目标受众的健康需求和问题。该环节通过调查、观察等方法,收集和分析数据,确定目标受众的特定健康需求,包括他们面临的健康风险、知识缺乏或不良行为等问题。

（2）目标设定:根据需求评估的结果,制订明确的健康教育目标。目标应该是具体的、可衡量的和可实现的,与目标受众的需求和特点相匹配。例如,提升目标受众对健康饮食的认识和实践水平,降低吸烟率,或者改善目标受众的心理健康状况。

（3）教学和传达:作为健康教育的核心环节,向目标受众提供健康知识和技能。教育者可以使用多种教学策略,如讲座、小组讨论、案例研究、角色扮演、多媒体资源等,以激发目标受众兴趣,重要的是使用易于理解和适应受众特点的语言和教材,以促进目标受众知识的掌握和应用,吸引其参与。

（4）实践和行动:目标受众被鼓励将所学的健康知识转化为实际行动。教育者可以向目标受众提供实践机会,如模拟活动、角色扮演、实地考察等,帮助其应用所学的健康技能。此外,制订行动计划、设定目标、提供反馈和支持也是重要的步骤,以帮助目标受众在日常生活中采取积极的健康行为。

（5）评估和反馈:旨在评估健康教育的效果和成效,并为进一步的改进提供反馈。教育者可以使用各种评估工具和方法,如问卷调查、测试、观察和反馈讨论,来了解目标受众的知识水平、行为变化和满意度。根据评估结果,教育者可以调整教育策略、重新设定目标,并提供个性化的反馈和建议。

这些主要环节相互关联,形成一个循环的过程。通过不断评估、改进和迭代,健康教育可以更好地满足目标受众的需求,促进他们健康意识的提升和行为习惯的改善。

（三）健康需求的评估方法和步骤

（1）数据收集:收集与目标受众相关的数据,以了解他们的健康情况和需求。可以使用多种数据收集方法,包括问卷调查、面试、观察、文献研究等。例如,可以设计问卷调查来了解他们的健康知识水平、行为习惯、生活方式和健康问题。

（2）需求分析:对收集到的数据进行分析和解读,以明确目标受众的主要健康需求和问题。使用统计分析、主题分析、内容分析等方法,统计和分析数据,发现其中的模式和趋势。例如,分析问卷调查数据,确定目标受众最关注的健康领域或特定健康问题。

(3) 专家评估:寻求专家的评估和意见,以获取更深入的洞察和专业的建议。专家可以包括健康教育专家、医生、护士、心理学家等。他们可以通过评估数据来提供专业见解,帮助确定目标受众的健康需求和问题。

(4) 目标受众参与:直接与目标受众进行互动,引导其参与,以了解他们的观点和需求。可以组织小组讨论、焦点小组会议、个人面谈等形式的交流活动,听取他们的意见、建议,从而更全面地了解他们的健康需求和目前所面临的健康问题,并确保健康教育的内容和方法与他们的实际情况相适应。

(5) 文献研究和调研:通过查阅相关的研究文献、报告和调研结果,获取目标受众的健康需求和问题的相关信息。可以参考公共卫生机构、健康组织等相关机构权威来源的数据和报告,从中获取对目标受众健康需求和问题的典型描绘和洞察。

综合利用以上方法,可以更全面、客观地了解和评估目标受众的健康情况和需求。这些评估结果将为目标受众制订健康教育计划和个性化的教育策略提供基础,并确保健康教育的内容与目标受众的实际情况相契合。

(四) 健康教育的评估和反馈的工具和方法

在健康教育的评估和反馈环节中,可使用多种工具和方法来收集评估和反馈教育效果。以下是一些常用的工具和方法。

(1) 问卷调查:设计问卷,调查目标受众的意见、知识水平、行为变化等信息。可分发给目标受众闭合式或开放式问题的问卷,以及评分量表来获取定量和定性数据,并通过统计分析来得出结论。

(2) 测验和考试:使用测验和考试来评估学生对健康知识的理解水平和掌握程度。可以设计选择题、填空题、判断题等形式的测验,以便客观地评估目标受众的学习成果。测验和考试还可以用于比较不同时间点或不同群体之间的学习成果。

(3) 观察和记录:通过直接观察目标受众的行为和其实际应用健康知识的情况,评估他们在实践中的表现。观察可以在课堂、实地环境或模拟环境中进行。观察记录可以包括行为记录表、观察量表或评分表,用于记录和评估学生的行为变化。

（4）反馈讨论和焦点小组：组织反馈讨论会或焦点小组会议，邀请目标受众分享他们的学习体验、意见和建议。通过开放式的讨论和互动，可以获取目标受众更深入的反馈和洞察，了解他们对健康教育的感受和实际取得的效果。

（5）反馈调查：设计特定的反馈调查表或评估表，收集目标受众对健康教育的满意度、知识改变、行为改变等方面的反馈。可以使用评分量表、满意度调查等形式，以便定量地评估教育效果。

（6）个案研究和跟踪调查：通过个案研究或长期跟踪调查，深入了解目标受众在接受健康教育后的情况和行为变化。可通过面谈、观察、学习日志等方式进行，以获取详细的个体经验并收集数据。

以上工具和方法可以根据具体的评估目标和评估对象的特点，选择合适的组合来进行评估和反馈。同时，结合定量和定性数据的分析，可以获得更全面和准确的评估结果，为进一步改进和优化健康教育提供有价值的反馈。

二、健康教育学的意义

通过学习健康教育学，不仅有助于个人提高健康素养和预防疾病，还有助于培养社区推动健康和关注健康不平等的能力。此外，健康教育学可以在个人和社会层面上发挥积极的健康促进作用，为创造更健康、更公平的社会做出贡献。

1. 健康促进与疾病预防

健康教育学的核心目标之一是促进健康和预防疾病。通过健康教育学，可以了解健康问题的根源、疾病的发生机制以及有效的预防措施；能够在个人、家庭、社区和更广泛的社会层面上推广健康行为和健康的生活方式。

2. 健康素养的提升

健康教育学提供了关于身体健康、心理健康和社会健康的全面知识。通过学习健康教育学，人们可以提高自己的健康素养，包括了解健康风险因素、学习健康维护的技能、掌握健康信息获取，提高自身健康评估能力等，从而能够作出明智的健康决策，有效地管理和改善自己的健康。

3. 社区健康推动

健康教育学强调在社区层面的健康推动和干预。健康教育学可以使人们成为社区健康工作者、健康教育者或健康促进专家，从而可以运用所学的知识和技能，与社区居民合作，设计和实施健康促进项目、开展健康教育活动，增强社区居民的健康意识和健康行为，改善整个社区的健康状况。

4. 健康不平等问题的关注

健康教育学涉及社会和环境对健康的影响,以及与健康不平等相关的问题。健康教育学可以使人们更加关注和理解社会健康不平等问题的存在和根源,并致力于推动公平的健康机会和资源分配,以实现更加公正和包容的健康体系。

第二节　健康行为理论

国家卫生健康委《中国居民营养与慢性病状况报告(2020年)》中指出,我国居民不健康生活方式仍普遍存在。膳食脂肪供能比持续上升,家庭人均每日烹调用盐和用油量高于推荐值;居民在外就餐的比例不断上升;儿童青少年饮用含糖饮料问题仍未得到改善;居民身体活动不足问题普遍存在。鉴于当今主要的人群健康问题多数与行为有关,研究行为与健康的关系及其干预措施,并应用健康教育与健康促进科学有效的手段,营造支持性的物质和社会环境,改善人们行为和生活方式,则是公共卫生领域非常重要的一个方面。通过合理设计和实施的健康干预项目,通过改变人们的生活行为方式、开展癌症筛检等手段来预防失能和早逝,已取得了较好的成效。以研究健康相关行为为核心的健康教育学无疑也是医学领域的重要学科。

健康教育学以有益或有害健康的相关行为为对象,了解并描述人类行为本质,分析行为与健康之间的关系,找出影响行为的"阻碍因素"与"促成因素",解释养成或纠正这些行为的规律,评价行为改变策略的效果,从而形成指导健康教育与健康促进实践工作的健康行为理论或模型。这些理论提供指导健康教育实践的框架与原则,帮助教育者和健康专业人士在实施健康教育活动时,更加有效地达到预期的结果。

一、健康信念模型

健康信念模型(health belief model,HBM)是一种常用的行为改变理论模型,用于解释个体在健康行为方面的态度、信念和行为决策。该模型认为,个体对健康行为的采纳取决于其对当前健康问题的认知、对采取行动的信念和对行动结果的评估。该模型强调了个体对健康问题的感知和态度对行为改变的影响,教育者可以通过提供相关信息和改变个体的认知来促进健康行为的采纳。如果教育者希望促使青少年戒烟,他们可以通过提供有关吸烟对健康的负面影响的准确信息,增强个体对吸烟危害的认知。同时,他们可以强调戒烟行为对个体健康的重要性,并提供成功的戒烟案例。此外,教育者可以帮助个体评估吸烟行为对其未来健康的风险,并提供戒烟的支持资源和策略,以增强个体采纳戒烟行为的意愿。

1. 健康信念模型的组成

(1) 感知到的疾病严重性(perceived susceptibility):个体对患某种疾病的风险的主观感知。

(2) 感知到的改变的效益(perceived benefits):个体对采取特定健康行为或接受特定干预措施后,预防、减轻或控制疾病的好处的主观感知。

(3) 感知到的行为障碍(perceived barriers):个体对采取特定健康行为或接受特定干预措施所面临的障碍、困难或成本的主观感知。

(4) 自我效能(self-efficacy):个体对自己能够成功采取特定健康行为或完成特定干预措施的信心和能力的主观感知。

(5) 诱因(cues to action):个体获得有关采取特定健康行为或接受特定干预措施的提示、启发或促进的外部或内部因素。

(6) 行为意向(behavioral intention):个体采取特定健康行为或接受特定干预措施的倾向或计划。

2. 健康信念模型的基本假设

(1) 个体在决定是否采取健康行为时,会权衡潜在的疾病风险和行为效益。

(2) 个体在考虑采取健康行为时,会考虑行为障碍和自我效能。

(3) 个体的行为意向受到诱因的影响,诱因可以是外部的(例如,医生建议、媒体信息)或内部的(例如,自身症状出现)。

3. 健康信念模型的应用范围

(1) 预防行为:例如,疫苗接种、健康筛查、艾滋病防护行为等。

(2) 健康促进和健康教育:例如,吸烟戒断、健康饮食、体育锻炼等。

(3) 慢性病管理:例如,药物依从性、饮食控制、血糖监测等。

4. 健康信念模型的局限性

(1) 健康信念模型假设个体是理性决策者,但实际上个体的行为决策可能受到情感、社会、文化等多种因素的影响。

（2）健康信念模型没有考虑人际关系和社会环境对个体行为决策的影响。

（3）健康信念模型过于强调个体的认知因素，忽视了情感和动机等心理因素的作用。

总体而言，健康信念模型提供了一个框架，用于理解和解释个体在健康行为决策中的态度、信念和行为意向。它可以被应用于设计和评估健康干预措施，以促进积极的健康行为改变。然而，在实际应用中，需要考虑到模型的局限性，并根据实际情况对模型进行适当的补充和修正。

5. 健康信念模型在实际应用中的案例

（1）疫苗接种：健康信念模型可以应用于疫苗接种行为的研究和干预。研究者可以调查个体对疫苗接种的感知，包括感知到的疫苗接种的严重性（如疾病的风险）、感知到的疫苗接种的效益（如预防疾病的好处）、感知到的接种障碍（如接种的成本、副作用等），以及感知到的接种行为的自我效能（如接种的信心和能力）。通过分析这些因素，研究者可以预测和解释个体是否愿意接种疫苗，从而设计相关干预措施，提高疫苗接种率。

（2）健康筛查：健康信念模型可以用于研究和推动健康筛查行为。个体感知到的筛查的严重性（如疾病的风险）、感知到的筛查的效益（如早期发现疾病的好处）、感知到的筛查障碍（如费用、不适感等），以及感知到的筛查行为的自我效能，都会影响他们是否参与健康筛查。通过评估和干预这些因素，研究者可以提高个体的筛查参与率，促进早期发现和治疗疾病。

（3）健康促进活动：在健康促进活动中，健康信念模型可以用于设计干预措施，以改变个体的健康行为决策。例如，针对吸烟者，可以通过增加个体对吸烟危害的感知、提高个体对戒烟效益的认知、降低个体对戒烟困难的感知、增强个体对戒烟行为的自我效能等方式来推动戒烟行为的改变。通过干预这些因素，可以增加个体戒烟的意愿和行动。

（4）健康教育活动：健康信念模型可以用于指导健康教育活动的设计和评估。在健康教育活动中，可以通过增强个体对健康问题的感知、提高对预防行为效益的认知、降低行为障碍的感知、增强行为自我效能等方式来促进个体健康行为的改变。通过评估这些因素的变化，可以了解教育活动对个体健康信念和行为的影响。

6. 健康信念模型应用于慢性病管理的案例

（1）药物依从性管理：慢性病患者需要长期服用药物来管理他们的疾病。健康信念模型可以用于研究和干预患者对药物依从性的态度和行为意向。通过评估个体对药物的感知效益（如减少症状、控制疾病进展）、感知障碍（如药物副作用、复杂的用药方案），以及自我效能（如对正确用药的信心和能力），该模型可以帮助医疗团队了解患者是否愿意遵守药物治疗，并设计相应的干预措施以提高患者的药物依从性。

（2）饮食控制：在慢性病管理中，饮食控制通常是关键的一环，例如糖尿病患者需要控制血糖水平、高血压患者需要限制钠的摄入等。健康信念模型可以被用来研究和干预个体对饮食控制的态度和行为意向。通过评估个体对饮食控制的感知效益（如改善病情、降低并发症风险）、感知障碍（如口味限制、社交压力），以及自我效能（如对控制食物摄入的信心和能力），该模型可以帮助患者和医疗专业人员共同制订可行的饮食计划，并提供支持和教育以提高饮食控制的成功率。

（3）锻炼管理：慢性病患者通常从体育锻炼中获益，例如心血管疾病患者需要增加身体活动来改善心血管健康。健康信念模型可以用于研究和干预个体对体育锻炼的态度和行为意向。通过评估个体对锻炼的感知效益（如改善心肺功能、降低疾病风险）、感知障碍（如时间限制、身体不适），以及自我效能（如对坚持锻炼的信心和能力），该模型可以帮助患者制订适合自己情况的体育锻炼计划，并提供支持和鼓励以增加锻炼的持续性和一致性。

这些案例突出了健康信念模型在慢性病管理中的应用。通过了解个体对慢性病管理行为的态度、信念和行为意向，研究者可以定制个性化的健康干预措施，以提高患者的自我管理能力和改善治疗效果。

二、社会认知理论

社会认知理论（social cognitive theory）强调个体的学习和社会环境对行为的影响。它认为，个体通过观察和模仿他人的行为来学习，同时通过自我效能感和自我调节能力来决定或调整自己的行为。在健康教育实践中，教育者可以利用正面的角色模型、提供成功经验和增强个体的自我效能感来促进个体做出积极的健康行为。在一个旨在提高老年人的身体活动水平的健康教育项目中，教育者可以组织社交活动，邀请身体健康的老年人作为正面的角色模型，展示积极的身体活动行为。教育者还可以提供运动训练和活动参与的机会,以增强老年人的自我效能感。此外,通过讲授自我监控技巧和自我调节策略,教育者可以帮助老年人克服其在身体活动中的困难和障碍,从而提高他们的身体活动水平。社会认知理论包含以下几个重要概念:

(一) 自我效能感

1. 定义

自我效能感指的是个体对自己完成特定任务的能力的信心和信念。自我效能感是个体对自己能否成功执行某项行为的主观评估。自我效能感的概念由心理学家阿尔伯特·班德拉(Albert Bandura)提出,并成为社会认知理论的重要组成部分。自我效能感与个体的认知、情感和行为密切相关。

2. 自我效能感的关键要点

(1) 自信心和信念:自我效能感涉及个体对自己能力和技能的信心和信念。当个体具有较高的自我效能感时,他们相信自己能够成功地完成任务,即使面临困难或挑战。

(2) 影响行为表现:自我效能感对个体的行为表现有重要影响。较高的自我效能感通常与更积极、坚持和有效的行为表现相关,而较低的自我效能感可能导致消极、退缩或放弃的行为。

(3) 基于经验和观察:个体的自我效能感可以基于个人的经验、观察他人的行为,以及对环境中的反馈信息的解释来形成。例如,通过成功完成一项任务或观察他人成功地执行某项行为,个体的自我效能感可能会提高。

(4) 可塑性和发展:自我效能感可以通过各种方式进行塑造和发展。适当的培训、支持和反馈可以增强个体的自我效能感。此外,个体的自我效能感也可以通过个体逐渐面对挑战、逐步获得成功,以及逐步积累经验来提高。

总之,自我效能感是社会认知理论中的重要概念,它涉及个体对自己能力的信心和信念,它对个体的行为表现、动机和自我发展具有重要影响。

(二) 与社会认知相关的其他重要概念

1. 观察学习(observational learning)

社会认知理论强调个体通过观察他人的行为和结果来学习新的行为。观察学习也被称为模仿学习或社会学习。个体可以通过观察他人的行为和后果,从中获取信息,并将其应用于自己的行为中。

2. 模型（modeling）

在社会认知理论中，模型是指被观察者用来学习和模仿的人或角色。模型的行为可以是实际的，也可以是媒体中的虚拟人物行为。模型的行为对观察者的学习和行为产生影响，尤其是当模型受到尊重、与观察者有联系或展示出成功的结果时。

3. 自我调节（self-regulation）

社会认知理论关注个体对自己思维、情感和行为的调节和控制能力。自我调节涉及个体设置目标、制订计划、监控自己的行为，并对自己的表现进行评估和调整。自我调节也包括个体对内部刺激（如思维和情绪）和外部刺激（如环境反馈）的管理。

4. 反馈（feedback）

反馈在社会认知理论中被视为重要的学习和行为调节机制。个体通过接收来自环境和他人的反馈信息，了解他们的行为结果，并对其进行评估。积极的反馈可以增强个体的自我效能感和动机，而负面的反馈可以引起个体的调整和学习的需求。

以上这些概念共同构成了社会认知理论的核心。它们强调了个体的学习、认知和行为是通过观察、模仿、自我调节和反馈等过程相互作用的结果。通过理解这些概念，可以更好地解释和预测个体的行为，并设计干预措施来促进个体积极的学习和发展。

三、社会生态模型

社会生态模型（social-ecological model）认为，个体的健康行为受到多个层面的影响，包括个人层面、人际关系层面、社区层面和社会层面。在健康教育中，教育者需要考虑和介入这些不同层面的因素，例如提供个体技能培训、促进支持性社交网络、改善环境条件和倡导政策变革等。如，某社区想要提高居民的膳食质量，教育者可以与当地的超市、餐馆和社区团体合作，提供健康饮食的信息和资源。他们可以倡导政策变革，例如推动超市提供更多的健康食品选项，或者在学校食堂中引入更多的健康菜单选择。此外，教育者还可以通过社区活动和烹饪课程等方式，促进居民之间的互动和支持，创造一个支持健康饮食选择的社区环境。

四、认知行为理论

认知行为理论(cognitive-behavioral theory)认为,个体的思维和行为之间存在相互作用的关系,人们的行为取决于其对事件的解释和评估。在健康教育中,教育者可以帮助个体识别和改变不健康的认知和行为模式,通过认知重构、问题解决和行为技能训练来促进积极的健康行为。例如,在一个旨在帮助个体减少压力和应对焦虑的健康教育项目中,教育者可以提供认知重构的技巧,帮助个体识别和改变消极的思维模式,以减少焦虑。他们可以讲授问题解决策略,帮助个体应对压力和解决问题。此外,通过提供放松训练和心理调适技巧,教育者可以帮助个体应对压力和焦虑,并建立积极的应对机制。

五、社会行为理论

社会行为理论(social behavioral theory)关注社会环境和群体对个体健康行为的影响。它认为,人们的行为受到社会规范、社会支持和社会影响力的塑造。在健康教育实践中,教育者可以通过社会动员、群体互动和社会影响力来推动群体中的健康行为改变。在一个旨在提高儿童的牙齿健康行为健康教育活动中,教育者可以通过展示正确的刷牙技巧和饮食建议,提供正面的社会规范,鼓励儿童模仿和采纳健康口腔卫生行为;还可以组织小组活动和角色扮演,以增强儿童之间的互动和支持,促进其养成良好的口腔卫生习惯。

这些理论为教育者和健康专业人士提供了指导,指导他们设计和实施有效的健康教育策略和活动。理论研究不断推动着健康教育学的发展和创新,使健康教育更具科学性和实操性。这些案例说明了健康教育学理论在实际健康教育活动中的应用。教育者可以根据具体的健康教育目标和受众群体,选择适合的理论框架和策略,以提高健康教育的效果并促进积极的行为改变。然而,需要注意的是,每个案例的具体实施方式可能会因情境和目标的不同而有所调整。

第三节　行为与健康

一、行为与健康行为

行为是指人类或动物在特定背景下所展示的活动或行动。它是对环境刺激的反应,包括各种动作、举止、言语、思维和情绪等。行为可以是自愿的,也可以是习得的或受到外界影响的。健康行为是指个体在日常生活中所采取的与健康相关的行为,是有意识的行为选择,旨在促进和维护健康,预防疾病,从而提高生活质量。健康行为可以涵盖广泛的领域,包括饮食习惯、体育锻炼、睡眠质量、应对压力、戒烟、限制酒精摄入等。

健康行为与一般行为的主要区别在于它们与健康状态的联系和影响。健康行为通过生活方式和行为选择,有助于预防疾病、促进健康和提高生活质量。相反,不健康的行为,如不良的饮食习惯、缺乏体育锻炼、吸烟、饮酒过量等,可能增加患病风险,对身体和心理健康产生负面影响。

健康行为是一个动态的概念,它可以受到多种因素的影响,包括个体的信念、知识、态度、经济条件、文化背景和社会环境等。个体的健康行为选择往往受到这些因素的综合作用。因此,健康管理师和公共卫生专业人员通常致力于通过教育、干预和采取政策措施等手段,促进积极的健康行为,并减少不健康行为的发生。

总之,健康行为是指个体在追求健康和预防疾病等方面所采取的有意识的行为选择。它们是积极的生活方式和行为习惯,对促进健康和提高生活质量至关重要。通过采取积极的健康行为,个体可以主动参与自己的健康管理,促进身体和心理的健康。

二、促进健康的行为和危害健康的行为

1. 促进健康的行为(health-promoted behavior)

指个体或群体表现出的客观上有利于自身和他人健康的行为。包括日常生活中有益于健康的行为,减少或避免不利于健康的行为。促进健康的行为可分为五大类。

(1)日常健康行为:指日常生活中有益于健康的基本行为,如合理营养、充足的睡眠等。

(2)避免环境危害行为:指避免暴露于自然环境和社会环境中有害健康的行为,如离开污染的环境等。

(3)戒除不良嗜好:指戒除日常生活中对健康有害的个人偏好,如吸烟、酗酒、滥用药物等。

(4)预警行为:指对可能发生的危害健康的事件加以预防,以防止事件的

发生,或在事故发生后正确处置的行为,如驾车使用安全带。

(5) 合理利用卫生服务:指有效、合理地利用现有卫生保健服务,以实现三级预防,维护自身健康。

2. 危害健康的行为(health-risky behavior)

是指不利于自身和他人健康的行为,可分为四大类:

(1) 不良生活方式:指一组习以为常的、对健康有害的行为习惯,如吸烟、酗酒、缺乏体育锻炼等。

(2) 致病性行为模式:导致特异性疾病发生的行为模式,如:A 型行为模式和 C 型行为模式。

(3) 不良疾病行为:指在个体从感知到自身患病到疾病康复过程中所表现出来的不利健康的行为。常见表现有:疑病、瞒病、恐病、讳疾忌医、自暴自弃等。

(4) 违规行为:指违反法律法规、道德规范并危害健康的行为,违规行为既直接危害行为者个人健康,又严重影响社会健康。如药物滥用、混乱的性行为等。

三、行为与健康之间的关系

行为与健康之间存在密切的关系。个体的行为选择和习惯对于健康的维护和促进起着重要作用。以下是行为与健康之间关系的几个方面:

1. 健康行为的影响

积极的健康行为,如健康饮食、适度的体育锻炼、充足的睡眠、压力管理和戒烟等,对身体和心理健康产生积极影响。这些行为有助于预防慢性疾病的发生,提高免疫力,增强心血管健康,改善心理健康,并提高生活质量。

2. 不健康行为的危害

不健康的行为习惯,如不良的饮食习惯、缺乏体育锻炼、吸烟、饮酒过量等,对健康产生负面影响。这些行为增加了患慢性疾病(如心脏病、糖尿病、高血压等)的风险,削弱免疫系统功能,导致肥胖、心理问题等健康问题。

3. 健康行为的预防作用

健康行为的采取有助于预防疾病的发生。例如,均衡的饮食和适度的体育锻炼有助于维持健康的体重和血压水平,降低患肥胖、心血管疾病和 2 型糖尿病的风险。戒烟可以降低患肺癌、心脏病和慢性阻塞性肺疾病等疾病的风险。

4. 行为的复杂性

健康行为受到多种因素的影响,包括个体的信念、知识、态度、经济条件、文化背景和社会环境等。因此,改变不健康的行为并采纳积极的健康行为是一个复杂的过程,需要综合考虑个体的动机、能力和环境因素。

基于行为与健康之间的关系,公共卫生专业人员通常致力于促进积极的健康行为,并通过教育、干预和采取政策措施等手段来改变不健康的行为习惯。通过提供健康教育、建立支持型的社会环境、制订健康政策和提供个体化的健康管理计划,可以帮助个体采取积极的健康行为,提高整体健康水平。

四、健康行为评估

(一) 评估健康行为改变和效果的常见评估方法

1. 自我观察和报告:要求个体进行自我报告,即让他们描述自己的健康行为改变情况。可通过问卷调查、日记记录或口头报告等方式进行。

2. 行为记录和自我监测:要求个体记录他们的健康行为,例如饮食、运动、药物使用等。个体可以记录行为的频率、持续时间、强度等相关信息。这种方法可以提供客观的数据,有助于评估健康行为改变的程度和持久性。

3. 生物测量和检测指标:某些健康行为改变可以通过生物测量和检测指标进行评估。例如,可以测量个体的体重、血压、血糖水平、血脂指标等,以评估个体在饮食和运动方面的行为改变对生理健康的影响。

4. 认知和知识测试:进行认知和知识测试,以评估个体在特定健康领域的知识水平和认知改变。可以通过问卷、测试或口头提问等方式进行。通过比较改变前后的测试结果,了解个体在知识方面的进展和认知水平的改变。

5. 反馈和评估工具:使用特定的健康评估工具来评估个体的健康行为改变和效果。这些工具可以包括标准化的问卷、量表、评估表,用于评估特定的健康行为和健康结果。通过使用这些工具,获取客观的、可比较的数据,并进行定量或定性的分析。

在评估健康行为改变和效果时,应该结合多种方法和数据来源,以获取全面、准确的评估结果。还应考虑个体的主观感受、生理指标和行为变化的一致性。通过综合评估结果,了解个体在健康行为改变方面的进展,并相应地调整和优化干预策略。

(二) 评估方法的选择依据

在选择评估方法时,应考虑以下因素来判断哪种评估方法最适合特定的健康行为改变。

1. 目标和目的

需要明确评估的目标和目的。不同的评估方法可能关注不同的方面,例如行为频率、生物指标、认知变化等。根据所需的评估目标和目的,选择能够提供相关信息的评估方法。

2. 可行性和可接受性

需要考虑评估方法的可行性和可接受性。即在实践中可以有效地实施。它们还应该是可接受的,即对于个体来说不会过于繁琐或造成困扰。因此,评估方法应该能够适应个体的时间、资源和能力。

3. 数据的准确性和可靠性

选择评估方法时,应考虑数据的准确性和可靠性。某些评估方法可能提供更准确和客观的数据,例如生物测量和检测指标,这些方法可能需要专业设备和技能。对于其他行为改变,如饮食和运动,自我报告和自我监测方法可能被更常用到,但也需要注意数据的主观性和可靠性。

4. 适应性和灵活性

评估方法应具有适应性和灵活性,以适应不同个体和健康行为改变的特点。不同的个体可能有不同的偏好、需求和能力,因此评估方法应针对个体进行个性化调整。此外,评估方法还应具备灵活性,以便在干预过程中可被调整和修改。

5. 综合性和多源数据

最好使用多种评估方法来获取全面的评估数据。单一的评估方法可能无法提供足够的信息,而综合使用多种方法可以增加评估的准确性和可靠性。例如,结合自我报告和行为记录、认知测试和生物测量等不同的评估方法,可以获得更全面的健康行为改变和效果的评估结果。

综合考虑以上因素,可以根据特定的健康行为改变和评估目标和目的,选择最合适的评估方法。灵活运用不同的评估方法,可以获得更全面、客观和准确的评估结果,以指导健康管理实践和优化干预策略。

第四节　健　康　传　播

一、健康传播的定义和主要研究内容

（一）健康传播的定义

健康传播是指通过传播和沟通的方式,传递健康信息、促进健康行为改变,以及提高公众对健康问题的认知和理解。它涉及广泛的传播渠道和策略,旨在影响个体、群体和社会层面的健康决策和行为。

（二）健康传播的主要研究内容

1. 健康信息传播

健康传播研究关注如何有效地传播健康信息,包括健康风险、预防措施、治疗方法和健康资源等。研究者探讨如何设计和传递健康信息,以提高信息接收者的健康知识水平、意识和能力。这涉及健康信息的内容、语言和形式选择,以及传播渠道和媒介的运用。

2. 健康行为促进

健康传播研究探讨如何通过传播策略和干预,促进人们采取积极的健康行为,包括鼓励个体参与身体活动、健康饮食、戒烟、戒酒、预防传染病等健康行为。研究者研究和开发有效的健康行为促进策略,包括信息教育、社交影响、行为模型、奖励激励等。

3. 健康沟通与决策

健康传播研究关注个体和群体在健康决策中信息获取、处理和交流的过程。研究者探索人们在健康问题上的信息需求和偏好,以及信息获取的决策路径和影响因素。此外,研究者还研究人们在健康决策中的心理和社会因素,如风险感知、信任、社会支持和文化价值观等。

4. 健康传播策略与效果评估

健康传播研究探讨和评估不同传播策略和干预的效果。研究者研究广告、宣传、社交媒体、医疗机构和健康组织等传播渠道的使用效果,以及传播策略的有效性和可持续性。此外,研究者还研究健康传播在社会影响和公共政策层面的效果。

5. 健康传播与健康不平等

健康传播研究关注健康不平等和社会公正的问题。研究者研究不同社会群体在健康信息获取和健康行为改变方面的差异,以及不同社会因素对健康传播的影响。他们探索如何通过健康传播的策略和干预,减少健康不平等,并提高弱势群体的健康素养和行为水平。

这些研究内容旨在提高健康教育和宣传的效果,促进人们采取积极的健康决策和行为,以改善整体健康水平和减少健康不平等问题。

二、健康传播常用的传播渠道和媒介

1. 印刷媒体:包括报纸、杂志、宣传册、健康手册等。印刷媒体被广泛应用于健康教育和宣传活动,可以传递详细的健康信息和指导,以及提供实用的健康资源。

2. 电视和广播:电视和广播被广泛用于健康宣传和教育。健康广告、健康专题节目、健康访谈等形式可以传递健康知识、倡导健康行为,并提供相关的资源。

3. 互联网和社交媒体:随着互联网和社交媒体的普及,它们成为健康传播的重要渠道和媒介。健康网站、健康博客、健康应用程序等提供了广泛的健康信息和在线交流平台,人们可以获取健康知识、分享经验,并参与健康群体的讨论。

4. 社区和工作场所:社区和工作场所是健康传播的重要地点。通过社区健康教育活动、健康促进项目和工作场所健康倡议,可以直接与个体和群体接触,传递健康信息和促进健康行为改变。

5. 医疗机构和健康组织:医疗机构和健康组织是传播健康信息的重要渠道。医生、护士、健康教育者等专业人员可以通过面对面的咨询、讲座、宣传资料等方式向个体提供健康信息和建议。

6. 移动通信技术:随着智能手机的普及,移动通信技术成为健康传播的新兴领域。通过短信、移动应用、多媒体信息等方式,可以向个体提供个性化的健康信息、提醒和支持。

需要注意的是,在选择传播渠道和媒介时,需要考虑目标受众的特点、健康问题的性质以及传播效果评估的可行性。不同的传播渠道和媒介有不同的优势和限制,研究者和健康专业人士应根据具体情况进行选择和整合,以达到最佳的健康传播效果。

三、人际传播和大众传播

1. 人际传播

人际传播是指发生在个人之间的交流和信息传递过程。它涉及面对面、一对一或小规模的交互活动，包括利用口头语言、肢体语言、非语言符号等。人际传播是一种双向的、交互性强的传播形式，参与者可以直接回应和调整信息的传递过程。人际传播具有以下几个特点。

（1）直接性和互动性：人际传播是直接的、实时的交流过程，参与者可以即时回应和互动，进行双向的信息交流。

（2）个性化和情境化：人际传播可以根据参与者的特点、关系和情境进行个性化的沟通，更加灵活和针对性。

（3）多样性和复杂性：人际传播涉及丰富的语言、非语言和符号表达方式，参与者之间的意义和解释可以更加复杂和多样化。

（4）影响力和信任：人际传播中的参与者通常有更高的信任感和亲密度，信息的传递和影响力更容易产生。

2. 大众传播

大众传播是指通过广播、电视、报纸、网络等大规模的媒体向大众传递信息和消息的过程。它是一种单向的传播方式，信息发出者和接收者之间通常不存在直接的交互。大众传播具有以下几个特点：

（1）广泛覆盖和扩散性：大众传播可以迅速覆盖广大的受众群体，将信息扩散到更大范围。

（2）统一性和标准化：大众传播通过媒体进行信息传递，信息内容和形式通常是经过筛选和标准化的，以适应大规模传播的需要。

（3）间接性和单向性：大众传播是一种单向的传播形式，信息发出者无法直接获得受众的反馈和回应。

（4）媒体中心和集权化：大众传播通常由媒体机构或组织掌控，它们在信息选择、编辑和传播过程中起着关键的决策和控制作用。

3. 人际传播与大众传播的区别

（1）交互性：人际传播具有双向的交互性，参与者可以直接回应和调整信息，而大众传播是一种单向的传播形式，信息发出者无法直接获得受众的反馈和回应。

（2）覆盖范围：人际传播通常局限于个人之间或小规模的交流。而大众传播可以迅速覆盖广大的受众群体。

（3）影响力和信任：由于人际传播中参与者之间通常存在更高的信任感和亲密度，因此信息的传递和影响力更容易产生。而大众传播的影响力通常依赖于媒体的广泛传播和受众的接受程度。

（4）个性化和标准化：人际传播可以根据参与者的特点、关系和情境进行个性化的沟通。而大众传播通常通过媒体进行信息传递，信息内容和形式通常是经过筛选和标准化的，以适应大规模传播。

随着社交媒体和互联网的发展，人际传播和大众传播之间的界限变得模糊。例如，在社交媒体平台上，个人可以通过发布内容与大量的受众进行交流，从而在一定程度上实现了双向互动。同时，大众传播媒体也可以通过用户生成内容、评论和分享等功能与受众进行更加个性化和直接的交流。因此，传播形式的划分在实际中可能并不是非常绝对，而存在交叉和融合的趋势。

4. 人际传播与大众传播的结合

在健康传播中，可以结合使用人际传播和大众传播，提高信息传递的效果和影响力。

（1）人际传播辅助大众传播

利用人际传播的特点和优势，可以增强大众传播的效果。例如，通过个人与个人之间的面对面交流，家庭、朋友或社交网络中的口碑传播等方式，将健康信息传递给个体，并鼓励个人在自己的社交圈内分享和传播。这样可以在个人层面上建立信任和亲近感，增加信息接受和行为改变的可能性。

（2）大众传播支持人际传播

大众传播媒体可以提供健康信息的广泛覆盖和标准化传播，为人际传播提供支持和背书。例如，通过电视、广播、网络等媒体传播健康知识，提高了公众对健康问题的认知和关注度。这样，人们在进行人际传播时，可以借助大众传播媒体传播的影响力和可信度，加强信息的有效传递。

（3）整合多渠道传播

将人际传播和大众传播渠道有机地结合起来，形成一个多层次、多渠道的传播网络。例如，通过社交媒体平台建立健康相关的群组或社区，让个人可以在这些平台上与其他人进行交流和分享健康信息。同时，媒体可以利用这些平台传播健康信息,引导个人在人际传播中分享和传递这些信息。

（4）个性化传播策略

人际传播和大众传播结合时,需要考虑不同受众的特点和需求。个体之间的交流更具个性化和情境化的特点,人际传播可以根据不同受众的需求和背景进行针对性的健康传播。大众传播则需要考虑受众的多样性和广泛性,通过媒体的广泛传播来覆盖更多的人群。

（5）评估与反馈

在健康传播中,不仅需要进行有效的传播,还需要评估传播效果和受众接受程度。通过收集受众的反馈和评估数据,可以了解人际传播和大众传播的效果,及时调整和改进传播策略,以提高健康信息的传递效果和影响力。

综上所述,人际传播和大众传播在健康传播中相辅相成,可以互相支持和增强。通过合理整合和运用这两种传播形式,可以提高健康信息的传递效果,促进健康知识的普及和行为的改变。

5. 人际传播和大众传播在健康传播中的结合运用

假如某健康组织致力于推广良好的饮食习惯和健康饮食知识,该组织可以采取以下策略将人际传播和大众传播结合应用:

（1）大众传播阶段

该组织可以通过电视、广播、网络等大众传播媒体发布广告、宣传片或通过健康栏目来传递有关健康饮食的信息。这些媒体广告可以提供简洁明了的健康饮食指南、食谱、烹饪技巧等内容,吸引公众的注意并提高他们对健康饮食的认知水平。

（2）人际传播辅助阶段

在大众传播的基础上,该组织可以邀请饮食专家或健康教育者到社区、学校或工作场所等地方进行面对面的讲座和培训。这些专家可以深入讲解健康饮食的重要性,与听众进行互动,回答他们的问题,并提供个性化的建议和支持。通过与专家之间的直接互动,人们更容易接受和理解健康饮食的概念,并愿意改变自己的饮食习惯。

（3）社交媒体支持阶段

该组织可以在社交媒体平台上创建专门的群组或社区,聚集对健康饮食感兴趣的人。在这些平台上,该组织可以分享有关健康饮食的文章、食谱、健康食材购买建议等内容,并鼓励群组成员之间进行互动和交流。这种社交媒体的运用可以促进人与人之间的人际传播,让群组成员分享自己的饮食经验、健康食谱,并通过彼此的支持和鼓励来维持健康饮食的习惯。

通过以上人际传播和大众传播结合的策略,该组织可以在广泛传播健康饮食信息的同时,实现更个性化的传播和互动。大众传播媒体可以覆盖更多的受众,提高公众对健康饮食的认知;而人际传播则可以深入到个体层面,提供更具体的建议和支持,增加个体行为改变的可能性。社交媒体的运用则进一步加强了人际传播的效果,让更多的人参与到健康饮食的传播和实践中。

四、健康传播效果评估

对健康传播效果进行评估是确保传播策略有效性的重要环节。以下是一些常用的方法和指标,用于评估健康传播的效果。

1. 知识和认知评估

通过问卷调查、测试或测验等方式,评估受众对健康信息的知识水平和认知程度。可以了解受众对特定健康主题的了解程度,以及他们是否理解和记住传达的关键信息。

2. 行为和态度评估

通过观察受众的行为和态度变化来评估健康传播的效果。例如,可以测量受众在传播后是否采取了有益健康的行为,如改变不良的饮食习惯、增加体育锻炼等。此外,也可以调查受众的态度和意见变化,了解他们对健康问题的态度是否有所改变。

3. 受众反馈和参与度评估

通过收集受众的反馈和参与度数据,评估他们对健康传播活动的参与度和满意度。可以通过焦点小组讨论、调查问卷、社交媒体分析等方法,了解受众对传播活动的反应和意见,从而评估传播效果。

4. 媒体指标评估

针对通过大众传播媒体开展的健康传播活动,可以使用各种媒体指标来评估其传播效果。例如,通过电视广告的观众收视率、广告点击率、社交媒体上的转发和评论等指标,来衡量传播活动在媒体上的曝光度和影响力。

5. 长期效果评估

健康传播的效果评估应该考虑到长期影响。长期效果评估可以通过追踪受众的行为变化、健康结果和相关数据来进行。例如,可以通过观察健康指标的变化(例如体重、血压等)或疾病发病率的变化,来评估传播活动对受众健康状况的长期影响。

综合利用以上评估方法和指标,可以对健康传播的效果进行全面评估。评估结果可以帮助评估传播策略的有效性,发现潜在问题,并为进一步改进和优化健康传播活动提供指导。

五、沟通技巧

在健康传播中,使用有效的沟通技巧对于确保信息传达的准确性、理解和行动起到至关重要的作用。

(一) 健康传播中常用的沟通技巧

1. 清晰简洁的语言:使用简单明了的语言,避免使用过多的专业术语或复杂的句子结构,确保信息易于理解,并能够被不同受众群体接受和记忆。

2. 目标受众导向:了解目标受众的背景、需求和偏好,并根据其特点调整语言和信息呈现方式。针对不同受众群体采用恰当的沟通风格和内容,以提高信息的相关性和可信度。

3. 故事化和情感引导:使用故事、案例和个人经历等方式,将健康信息融入具体的情境中,以激发受众的情感共鸣和提高受众的参与度。情感化的沟通可以增加信息的可记忆性和影响力。

4. 图像和多媒体支持:利用图片、图表、视频等多媒体形式,辅助文字信息的传达。视觉和多媒体元素能够更直观地呈现健康信息,提高受众的注意力和理解度。

5. 互动和参与:鼓励受众参与和互动,通过回答问题、讨论或提供意见等方式,促进信息的共享和交流。互动性的沟通能够增强受众的参与感和责任感,提高信息接受度和行动的可能性。

6. 强调个人效益:突出健康行为对个人的益处和积极结果,激发受众的自我动机。强调健康行为的正面效果,能够增加受众采取行动的意愿。

7. 口头和书面反馈:提供及时的反馈和回应,以回答受众的问题、解决疑惑或提供进一步的指导。确保受众对健康信息的理解。

8. 尊重和文化敏感:尊重受众的个人信念、文化价值观和生活方式,避免歧视性言语和行为。在传播中考虑不同文化背景和社会群体的差异,以确保信息的接受度和可信度。

这些沟通技巧可以帮助提高健康传播的效果,促进受众对健康信息的理解。根据特定的传播目标和受众群体,可以选择和组合适当的技巧来实现更有效的沟通。

(二) 鼓励受众参与和互动的技巧

1. 提出引人入胜的问题:在传播中提出引人入胜的问题,激发受众的思考和参与。确保问题与受众的兴趣和关注点相关,并鼓励受众分享观点和经验。

2. 创造互动的平台:提供一个互动的平台,例如社交媒体群组、在线论坛或评论区等,让受众能够分享他们的看法、提问或回应。确保及时回复和参与互动,以建立积极的互动氛围。

3. 使用调查和投票:利用调查和投票工具,邀请受众参与决策或表达自己的意见。可以让受众感到他们的声音被重视,并增加他们在传播活动中的参与感。

4. 举办互动活动:组织互动活动,如讲座、研讨会、工作坊或问答会等,让受众有机会与专家或其他受众进行面对面的交流和互动。这有助于深入讨论和解答问题,增加受众的参与度。

5. 鼓励用户生成内容:鼓励受众生成和分享相关的内容,如照片、视频、故事等。可以设立相关的主题或挑战,以鼓励受众积极参与并分享他们的经验。

6. 利用游戏化元素:将游戏化元素融入传播中,例如抽奖、挑战、积分或徽章等,以激发受众的竞争心理和提高受众的参与度。可以增加受众的乐趣和动力,促使他们更积极地参与互动。

7. 个性化互动:个性化互动是指与受众进行一对一的互动,例如回复受众的评论、提供个性化的建议或回答他们的问题。这种互动能够建立更紧密的关系,增强受众的参与感和忠诚度。

8. 创造分享和参与的奖励机制:提供奖励机制,如特别优惠、免费赠品或独家权益等,以鼓励受众分享和参与互动。奖励可以激发受众的积极性。

这些技巧可以帮助鼓励受众参与和互动,建立积极的传播环境,并促进信息的共享和交流。根据传播目标和受众特点,可以选择适合的技巧来实施。

六、健康传播活动评估的案例

1. 高血压防控宣传活动评估

假设一个健康组织进行了一项宣传活动,旨在提高公众对高血压防控的认知和行动,可以使用以下方法评估活动效果。

(1)知识和认知评估:通过问卷调查,测试公众对高血压的知识水平和认知程度。

(2)行为和态度评估:通过电话访谈或在线调查,了解公众是否采取了预防高血压的行动,如改变饮食习惯、进行定期体检等,并了解他们对该宣传活动的态度和满意度。

(3)媒体指标评估:通过广告点击率、社交媒体转发和评论等指标,评估宣传活动在媒体上的曝光度和影响力。

2. 疫苗接种推广活动评估

假设一个公共卫生部门进行了一项疫苗接种推广活动,旨在提高受众的疫苗接种率,可以使用以下方法评估活动效果。

(1)行为和态度评估:通过医疗记录和调查问卷,比较活动前后受众的疫苗接种率,了解接种率是否有显著的提高。同时,调查受众对疫苗接种的态度和意见变化。

(2)社交媒体参与度评估:通过社交媒体分析,评估活动期间相关话题的讨论量、转发量和参与度,了解受众在社交媒体上对疫苗接种的讨论和参与程度。

(3)长期效果评估:通过追踪疫苗接种率的长期变化,评估宣传活动对受众的长期影响。

3. 无烟校园倡导活动评估

假设一个教育机构进行了一项无烟校园倡导活动,旨在增强学生和教职员工的禁烟意识和行为,可以使用以下方法评估活动效果。

(1)行为和态度评估:通过匿名调查问卷,了解活动前后学生和教职员工的吸烟率、禁烟意识和态度变化,以及他们对无烟校园政策的遵守情况。

(2)观察和记录:通过校园巡查和记录,观察吸烟行为是否减少,并记录违反无烟政策的情况。

(3)宣传材料分发量评估:通过统计宣传材料(如海报、传单等)的发放量和回收率,评估宣传活动的覆盖范围和影响力。

这些案例展示了不同健康传播活动的评估方法和指标。根据具体的传播目标和受众群体,可以选择适合的方法进行评估,并根据评估结果进行改进和优化。

（杨　瑾）

复习思考题

1. 简述学习健康教育学的意义。
2. 简述健康教育与健康促进概念的区别和联系。
3. 论述如何将人际传播与大众传播结合应用于健康教育实践活动中。

第八章　心理学在健康管理中的应用

心理学在健康管理中具有广泛的应用价值。健康心理学探索了个体在健康行为选择、行为变化和健康干预方面的心理过程和心理决策,应用心理学理论和知识能提高健康行为的采纳和维持水平。在世界卫生组织的心理健康概念、标准、指导原则和框架的指导下,不同国家和地区开展了心理健康服务项目,帮助改善心理健康服务的可及性、质量和公平性,促进心理健康的发展和维护。评估心理健康的方法多种多样,心理干预的方法也有多个理论流派,可以选择合适的心理健康评估工具、心理治疗方案对心理健康水平进行评估,早发现、早干预心理问题,以便更好地实现健康管理目标。正念干预在健康管理中的应用非常广泛,包括压力管理、心理健康、疼痛管理以及饮食和体重管理等方面。通过培养正念,个体可以提高对内心和身体的觉察能力,以更积极、非判断和非反应的态度来应对各种健康挑战,从而改善整体的身心健康状态。本章将对心理学与健康管理、心理健康与常见心理问题、心理干预、心理治疗流派及技术、心理咨询的步骤和流程以及心理干预在健康管理中的应用等相关内容进行介绍。

第一节　心理学与健康管理

一、心理学及健康心理学的基本概念

(一) 心理学概念

心理学是研究人类心理过程和行为的学科。它致力于理解个体的思维、情感、行为和心理功能,并探索它们与内在生物学、环境因素和社会因素之间的互动关系。心理学旨在揭示人类心理的本质、原因和影响,以及如何应用这些知

识来改善个体的生活质量和促进社会福祉。

心理学的目标包括描述和解释心理现象。心理学努力描述和解释人类心理过程和行为的规律和原因,从而深入了解个体的思维、情感和行为模式。预测和控制行为方面,心理学通过研究人类行为和影响行为的因素,试图预测和控制个体的行为表现,包括发展干预策略和治疗方法。在改善个体和社会福祉方面,心理学致力于改善个体的生活质量和促进社会福祉。它关注心理健康、心理障碍的治疗、教育、职业发展、人际关系和社会问题等方面,并为个体和社会提供支持和指导。

心理学的研究范围十分广泛,涵盖了多个领域和子学科。其中,健康心理学是一个相对较新的学科领域,它的发展历史可追溯到 20 世纪下半叶。健康心理学研究心理因素对健康和疾病的影响。它关注心理健康、应对和压力、健康行为和健康促进,以及心理干预对身体健康的影响。健康心理学的发展经历了从心理社会医学到行为医学,再到积极心理学的演变过程。它聚焦心理因素对健康的影响,探索个体心理健康、应对和压力、健康行为和行为干预等领域,并为促进个体的整体健康和幸福提供理论和实践支持。

(二) 健康心理学概述

健康心理学的兴起源于人们对传统医学模式的质疑。

20 世纪 60 年代末,人们开始关注心理因素对健康和疾病的影响,开始认识到心理因素在健康和疾病中的作用。心理社会医学作为健康心理学的前身开始发展。心理社会医学强调心理、社会和行为因素与健康和疾病之间的关系。它关注个体的心理健康和社会环境对身体健康的影响,强调整体健康的重要性。

20 世纪 70 年代中期,研究者开始关注应对和压力对健康的影响。研究表明,应对方式和应对资源对个体的生理和心理健康具有重要影响。这些研究为健康心理学提供了理论基础和干预方法。

20 世纪 70 年代末和 20 世纪 80 年代初,行为医学成为健康心理学的重要分支。行为医学强调个体的行为习惯和生活方式对健康的重要性,并通过行为干预介入来改善健康行为和健康结果。

20 世纪 90 年代和 21 世纪初,积极心理学的兴起对健康心理学产生了积极影响。积极心理学关注个体的心理健康、幸福和优质生活,强调积极情绪、个体优势和心理韧性对健康的重要性。近年来,健康心理学的研究重点逐渐转向健康行为和健康促进。研究者探索了个体在健康行为选择、行为变化和健康干预方面的心理过程和心理决策,以提高健康行为的采纳和维持。

(三)健康心理学的研究范畴

健康心理学是研究心理、情绪和行为等心理过程对个体身体健康、疾病预防和疾病管理的影响的学科领域。它关注个体在不同生理和环境条件下的心理状态、心理过程和行为对健康和疾病的影响,以及如何通过心理干预来促进健康、预防疾病和提高生活质量。

健康心理学的研究范畴包括以下几个方面。

1. 健康促进:研究如何通过心理干预手段来促进健康、预防疾病和提高生活质量。例如,研究如何促进健康饮食、体育锻炼、戒烟等健康行为的采纳和维持。

2. 疾病预防和风险因素管理:研究心理因素在疾病预防和风险因素管理中的作用。例如,研究压力管理对心血管疾病的预防,或者研究心理因素在癌症风险因素管理中的作用。

3. 应对和适应性:研究个体在面对压力、挑战和逆境时的心理应对能力。例如,研究应对慢性疾病、创伤或生活变化的心理机制,以及改善应对策略和适应性的干预方法。

4. 心理社会因素与健康:研究社会支持、人际关系、社会经济因素和文化因素等心理社会因素对健康的影响。例如,研究社会支持对心理健康和生理健康的影响,或者研究文化因素对疾病认知和健康行为的影响。

5. 生活质量和幸福感:研究心理因素对个体生活质量和幸福感的影响。例如,研究积极心理学和主观幸福感的关系,或者研究心理干预对生活满意度和幸福感的影响。

6. 健康行为改变:研究心理学如何促进个体采纳和维持健康行为的改变。例如,研究行为变化模型的应用,如阶段理论、自我效能和目标设定,以及行为干预的效果评估。

健康心理学的研究范畴是多样且广泛的,涉及心理学、医学、公共卫生和行为科学等多个学科领域的交叉与融合。它旨在深入理解心理与健康之间的相互关系,为促进个体的身心健康、预防疾病和提高生活质量提供理论支持和实践指导。

二、心理学在健康管理中的应用

心理学在健康管理学中具有广泛的应用价值,包括健康行为改变、压力管理、心理健康支持、疾病管理，以及健康促进和教育等。心理学可促进这些领域的综合应用。

1. 健康行为改变。心理学可以帮助人们理解和改变不良的健康行为，例如吸烟、不健康的饮食习惯和缺乏运动等。心理学家通过认知行为疗法、动机激励和行为干预等方法，帮助个人建立健康的习惯和行为模式。

2. 压力管理。心理学可以提供应对压力和焦虑的策略，帮助个人有效管理生活中的压力源，减少其对身体的负面影响。通过学习应对技巧，如放松训练、冥想和认知重构，个人可以增强情绪调节能力，改善心理健康。

3. 心理健康支持。心理学在健康管理中的另一个重要应用是提供心理健康支持。心理健康问题对个体的身体健康和整体幸福感有深远影响。通过精神疾病的早期识别、心理治疗和心理教育，个人可以获得必要的支持和干预，以促进心理健康。

4. 疾病管理。心理学在疾病管理中发挥着重要作用。慢性疾病如糖尿病、心脏病和癌症等常常伴随着心理和情绪困扰。心理学家可以帮助患者应对疾病带来的挑战，提供情绪支持和心理干预，以改善患者的生活质量和治疗效果。

5. 健康促进和教育。心理学在健康促进和教育领域也具有重要作用。通过心理教育和健康宣传活动，心理学家可以提高人们对健康问题的认识和理解水平，促进积极的健康行为和生活方式的选择。

第二节　心理健康与常见心理问题

一、心理健康概述

（一）心理健康的概念与标准

世界卫生组织（World Health Organization，简称 WHO）对心理健康的界定是：心理健康不仅仅是指没有精神疾病或心理障碍，而是一个全面的身心社会福祉的状态。WHO 在其《国际疾病分类》（international classification of diseases，简称 ICD）中将心理健康定义为："心理健康是指个体在认识自身能力的基础上，能够应对生活中正常的压力、工作和学习效能，并有能力为社会作出积极贡献。"根据这一定义,心理健康不仅包括个体的心理状态,还包括个体在日常生活中的功能和适应能力。具备良好的心理健康意味着个体能够积极应对压力、建立良好的人际关系、拥有健康的情绪状态,并能够在工作、学习和社会活动中表现出高效能。此外,世界卫生组织还强调心理健康是一个动态的概念,需要考虑文化、社会和个体差异。心理健康是一个在不同环境下不断变化和发展的状态,需要综合考虑个体的身心社会因素。总之,世界卫生组织将心理健康定义为一个全面的身心社会福祉状态,强调个体的功能、适应能力和积极的社会贡献。这种定义有助于推动心理健康的全球认知。

世界卫生组织(WHO)并没有制定特定的心理健康标准,以下是一些世界卫生组织的心理健康标准的核心原则。

1. 完整的身心社会福祉:心理健康不仅仅是没有心理疾病或障碍,而是一个完整的身心社会福祉的状态,涵盖了个体的心理、情感、认知和社交方面的健康。

2. 积极心理功能:心理健康包括积极的心理功能,如情感平衡、积极的自尊、自我控制、适应能力、解决问题的能力和决策能力等。这些功能使个体能够应对生活中的挑战和压力。

3. 社会关系:良好的社会关系对心理健康至关重要。它们可以提供支持、互助和情感满足,帮助个体建立积极的身份认同和归属感。

4. 自主性和自主权:个体应该有权自主地参与决策,掌握自己的生活,并对自己的心理健康负责。这需要提供信息、教育和资源,以增强个体的自主性和自我管理能力。

5. 社会包容和公正:促进心理健康需要社会的包容和公正。这意味着要减少歧视、贫困和社会不平等,创造一个支持和包容所有人的社会环境。

6. 早期干预和预防:世界卫生组织强调早期干预和预防措施的重要性,以便在问题加重之前识别和处理心理健康问题。这包括提供心理健康教育、推广心理健康促进活动和提供早期干预服务。这些指导原则旨在推动全球范围内的心理健康工作,并提供指导和支持给政策制定者、专业人士和社区,以促进心理健康的发展和维护。

世界卫生组织(WHO)提出了一些具体的心理健康指导原则和框架,以促进和维护心理健康。以下是其中几个重要的指导原则和框架文件。

1.《心理健康促进:投资、建设和发展》:这是一份由世界卫生组织发布的指导文件,旨在提供关于心理健康促进的核心概念、证据和实践。该指导文件强调了心理健康的重要性、心理健康促进的策略和干预措施。

2.《心理健康政策、计划和立法》:这一框架提供了制定和实施心理健康政策、计划和立法的指导。它涵盖了政策制定的原则、规划和服务发展的步骤,以及实施和监测心理健康政策的关键要素。

3.《心理健康信息系统:情况评估、监测和研究》:这一指导框架旨在帮助国家建立有效的心理健康信息系统,以收集、评估和监测心理健康相关数据。它提供了指导原则和方法,以及评估工具和研究方法。

4.《心理健康法律、法规和人权》:这一指导文件提供了关于心理健康立法、法规和人权保护的指导。它涵盖了制定和实施心理健康法律和政策的原则、人权保护的重要性,以及促进包容性、权益保护和公众参与的措施。

这些指导原则和框架文件提供了从政策层面到实施层面的指导,旨在帮助国家和社区改善心理健康服务的可及性、质量和公平性。它们强调了心理健康的重要性,并给政策制定者、专业人士和社区提供了指导和支持,以推动心理健康的发展和维护。

(二)心理健康的评估方法及注意事项

1. 心理健康评估常见的评估方法

心理健康评估的方法多种多样,常见的评估方法有。

(1)心理问卷调查:使用标准化的心理测量工具和问卷,如症状自评量表(symptom self-report scales)、心理健康量表(mental health scales)和生活质量测量工具(quality of life measures)等。这些心理测量工具和问卷可以评估个体的心理症状、情绪状态、心理健康水平和生活质量等。

(2)临床面谈和评估:由专业的心理学家或心理医生进行的面谈和评估,以了解个体的心理状况、症状表现、心理历史和生活背景等。临床面谈和评估可以提供更深入的理解和诊断。

(3)心理测试:使用特定的心理测试工具,如智力测验、人格测验、情绪测验等,来评估个体的认知能力、人格特征和情绪状态等。

(4)行为观察:通过观察个体的行为、情绪表现和社交互动等来评估其心理状态和功能。包括在自然环境下的观察或实验室控制条件下的观察。

(5)心理健康日志:个体记录自己的情绪、思维、行为和生活活动等,以便对自己的心理状态和心理健康水平进行自我评估和监测。

（6）医学和神经心理学检查：通过进行身体和神经系统的检查，如血液检查、脑电图、神经影像学等，以排除任何身体或神经病理因素对心理健康的影响。

评估心理健康时最好由专业人士进行，以确保评估的准确性和有效性。可以结合使用不同的评估方法，以获取全面的心理健康评估结果，并根据评估结果提供适当的干预和治疗建议。

2. 心理健康评估的准确性和有效性影响因素

心理健康评估的准确性和有效性受到多种因素的影响。

（1）评估工具的选择：选择适当的评估工具对于准确评估心理健康至关重要。评估工具应该具有良好的可靠性和效度，并且与被评估者的特点和需求相匹配。不同的评估工具可能适用于不同的评估目的，如症状评估、人格评估或生活质量评估等。

（2）评估者的专业能力：评估心理健康的人员应具备专业的心理学或心理健康领域的知识和技能，他们应该熟悉评估工具的使用和解释，并具备良好的面谈和观察技巧。评估者的经验和专业背景对评估结果的准确性和有效性具有重要影响。

（3）被评估者的个体特点：被评估者的个体特点、文化背景、教育程度和语言能力等因素可能对评估结果产生影响。使用评估工具和方法时应该考虑到这些因素，并确保与被评估者的特点相匹配，以减少偏见和误解。

（4）环境和情境因素：评估心理健康时，评估环境的舒适性和私密性对被评估者的回答和表现可能产生影响。评估过程应该在适宜的环境中进行，应提供足够的隐私和支持，以促进被评估者的坦诚和真实性。

（5）个体主观性和回忆偏差：个体的主观性和回忆偏差可能会影响评估结果的准确性。个体可能会因为记忆失真、自我评价偏差和社会期望等因素影响其回答和表现。评估者应尽量采用客观标准和多种信息来源来获取全面的评估结果。

（6）应对策略和社会期望：被评估者的应对策略和社会期望可能会影响其在评估过程中的回答和表现，个体可能出于某种原因选择隐藏或夸大其心理健康问题。评估者应注意到这些可能的偏向，并采取适当的措施来减少其影响。

综上所述，评估心理健康时需要综合考虑多个因素，并采用多种评估方法和信息来源,以提高评估的准确性和有效性。专业的评估者应具备专业知识和技能,并考虑到被评估者的个体特点和需求。

3. 心理健康评估工具选择的原则

选择适合的心理健康评估工具的几点原则。

(1)目的明确:首先要明确评估的目的和需要。确定评估的目的,是症状评估、情绪状态、人格特征还是生活质量等。不同的评估工具可能是针对不同的领域和目的而设计。

(2)可靠性和效度:评估工具应具备良好的可靠性和效度。可靠性指评估工具的结果应该是一致和稳定的。效度指评估工具应能够准确地测量所关注的心理健康领域。查看评估工具的研究文献,了解其可靠性和效度的证据。

(3)标准化和规范化:选择经过标准化和规范化的评估工具。这意味着评估工具已在大量样本上进行了验证和标定,并具有常模或参考值。这样可以将评估结果与一般人群或特定群体进行对比。

(4)适应性:评估工具应该适应被评估者的特点和需求。考虑被评估者的年龄、文化背景、教育程度和语言能力等因素。确保评估工具在这些方面与被评估者匹配,以减少偏见和误解。

(5)综合性:单一的评估工具可能无法涵盖所有心理健康领域。考虑使用多个评估工具,以获取更全面的评估结果。根据需求选择不同的工具,可以结合使用问卷调查、面谈、观察和心理测试等方法。

(6)专业建议:如果不确定如何选择适合的评估工具,建议咨询专业人士,如心理学家或心理医生。他们可以根据具体情况和需求,提供有针对性的建议和指导。

需要注意的是,评估工具仅是评估的一部分,评估结果应综合考虑其他信息,如临床面谈、观察和个人历史等。专业的评估者可以帮助来访者在选择和解读评估工具时提供指导。

二、常见心理问题及干预原则

(一)心理问题,心理障碍,心理疾病的概念与区别

心理问题,心理障碍和心理疾病是与心理健康相关的术语,它们在临床心理学和心理医学领域中具有不同的含义和用途。

1. 心理问题(psychological issues):心理问题是指个体在心理和情感层面

上遇到的困扰、挑战或困难。这些问题可能是短期的、轻微的或临时的,不一定达到心理障碍或心理疾病的程度。心理问题可以包括日常生活中的压力、情绪波动、人际关系问题、学习困难等。通常,心理问题可以通过自助方法(如调节生活方式、改变思维模式)或短期心理咨询来解决。

2. 心理障碍(psychological disorders):心理障碍是指个体在心理功能或行为方面出现异常,超出了正常范围,并且对其日常生活、工作和人际关系产生了负面影响。心理障碍是以明确的症状和诊断标准为基础的,如《国际疾病分类》(ICD)和《美国精神疾病诊断与统计手册》(the diagnostic and statistical manual of mental disorders,DSM)中所定义的各种心理障碍,如抑郁症、焦虑障碍、精神分裂症等。心理障碍需要专业的心理评估和治疗,如心理疗法、药物治疗或其他干预措施。

3. 心理疾病(psychiatric illness):心理疾病是一种更广泛的术语,用于描述包括心理障碍在内的各种心理和精神健康问题。心理疾病是一种医学概念,它认为心理问题和心理障碍是可诊断和治疗的疾病。心理疾病可能涉及遗传、生物化学、环境因素等多种因素,并可能需要医生、心理学家、精神科医生或其他专业人士进行全面的评估和治疗。

总的来说,心理问题是指个体在情感和心理层面上的困扰和挑战,心理障碍是一种被明确定义和诊断的异常心理功能或行为,而心理疾病是更广泛的术语,包括心理障碍在内的各种心理和精神健康问题。对于心理障碍和心理疾病,通常需要专业的评估和治疗,而心理问题可以通过自助或短期心理咨询来解决。

(二)心理问题和心理障碍之间的界限

心理问题和心理障碍的界定是一个复杂的问题,其区别并不总是清晰和明确的,存在一定的主观性和诊断上的模糊性。以下是一些常见的考虑因素,可以帮助理解它们之间的区别。

1. 异常程度:心理问题通常是轻微的、短期的或可自行解决的,对个体的日常功能和生活产生的影响较小。相比之下,心理障碍往往是更严重、持续时间较长,并且对个体的生活产生明显的负面影响。

2. 功能受损程度:心理问题可能会导致个体在某些方面的功能受到一定程度的影响,但其影响通常是可逆的,并且不会严重妨碍日常生活。而心理障碍可能会导致更广泛和显著的功能受损,甚至可能导致个体无法正常工作、学习或维护健康的人际关系。

3. 症状的频率和持续时间：心理问题一般表现为短期的或间断性的症状。心理障碍通常表现为持续存在的、频繁发作或长期存在的症状。

4. 对日常生活的干扰程度：心理问题可能会对个体的情绪、思维或行为产生一定程度的困扰，但不会对其日常生活的方方面面都产生明显的干扰。心理障碍则往往会对多个领域的生活功能产生显著的负面影响。

心理问题和心理障碍之间的划分并不是绝对的，而是相对的。有时，一个人最初可能只是遇到了一些心理问题，但如果这些问题得不到适当的处理和管理，可能会逐渐发展成心理障碍。因此，专业的心理评估和诊断是非常重要的，可以帮助确定个体是否患有心理障碍，并为其提供适当的治疗和支持。

（三）心理问题演变为心理障碍的因素和路径

心理问题逐渐发展成心理障碍是一个复杂的过程，具体情况因人而异。以下是一些常见的因素和路径。

1. 未经处理的心理问题：如果一个人面临心理问题但没有得到适当的处理和管理，这些问题可能会逐渐加重或扩大范围。未经处理的心理问题可能会导致个体在情绪、思维和行为等方面出现更多的困扰，并逐渐对其日常生活产生负面影响。

2. 持续的应激和压力：长期的应激和压力可能会对个体的心理健康产生负面影响。如果一个人经历持续的应激事件，如工作压力、人际关系问题、创伤经历等，他们可能会面临更大的心理负担，进而增加了患心理障碍的风险。

3. 不良的应对方式：个体在应对心理问题时采取的应对方式也可能对问题的发展产生影响。如果一个人倾向于使用不健康或无效的应对策略，如回避、自我指责、滥用药物、酗酒等，这可能会加剧心理问题，使其逐渐演变成心理障碍。

4. 生物和遗传因素：个体的生物和遗传因素也可能对心理问题的演变起着一定作用。某些基因变异和生物化学因素可能会增加患心理障碍的风险，使个体更容易发展出心理障碍的症状。

5. 社会支持和资源缺乏：缺乏社会支持和适当的资源可能会使个体更难以应对心理问题，从而导致问题的发生。如果一个人没有获得合适的支持网络、专业帮助或心理健康资源，他可能更容易陷入心理障碍的漩涡。

心理问题逐渐发展成心理障碍并不是必然的结果。及早识别、适当干预和积极的自我管理可以帮助阻止心理问题的进一步恶化。如果感到自己正面临心理问题,寻求专业的心理咨询和支持是至关重要的,以便及时识别和处理问题,防止其演变为心理障碍。

(四) 心理问题的及早发现与处理

1. 自我观察和认知:保持对自己的情绪、思维和行为的观察,注意是否存在异常或持续的困扰。注意自己的情绪波动、压力感、睡眠质量、人际关系等方面的变化。当意识到自己遇到了困难或挑战时,不要忽视它们,而是积极面对并寻求支持。

2. 寻求专业帮助:如果感到心理问题对日常生活产生了明显的负面影响,或者感到无法有效地应对问题,寻求专业的心理咨询是非常重要的。心理学家、临床心理师或精神科医生可以提供专业的评估、诊断和治疗建议。

3. 建立支持网络:与家人、朋友或其他亲近的人分享感受和困扰,寻求他们的支持和理解。参加支持小组或寻求心理健康组织的支持,与有类似经历的人交流,分享经验和建议。

4. 健康的生活方式:保持健康的生活方式对心理健康至关重要。注意饮食均衡、规律运动、足够的睡眠和有效的应对压力的技巧,如深呼吸、冥想、放松练习。

5. 自我疗法和心理技巧:学习和使用一些自我疗法和心理技巧可以帮助你管理和缓解心理问题。这包括认知行为疗法技巧、冥想和正念练习、情绪调节技巧等。有些应用程序和在线资源也提供了这些技巧的指导和练习。

6. 避免自我诊断和疾病标签:尽管自我观察和认知是重要的,但要避免过度自我诊断和贴标签。只有专业的心理评估和诊断才能准确判断心理问题的性质和严重程度。

(五) 心理疾病诊断标准

心理疾病的诊断标准主要依赖两种主要的分类系统:《国际疾病分类》(ICD)和《精神疾病诊断与统计手册》(DSM)。以下是这两种分类系统中常用的心理疾病诊断标准的一些示例。

1. 抑郁症(major depressive disorder)

DSM‐5:出现持续的抑郁心境,丧失兴趣或快乐感,以及其他症状(如睡眠障碍、食欲改变、疲劳等),持续至少两周,并且导致社交、工作或其他功能领域的明显受损。

ICD‐10：类似的症状和持续时间，包括低落心境、丧失兴趣、自卑感、注意力和体力减退等。

2. 焦虑症(anxiety disorder)

DSM‐5：各种焦虑障碍(如广泛性焦虑障碍、恐慌障碍、社交焦虑障碍等)具有不同的诊断标准，但共同特征是持续的焦虑、担忧、躯体症状，这些症状导致个体的日常功能受损。

ICD‐10：不同类型的焦虑障碍有不同的标准，但包括持续的焦虑、紧张、自主神经症状和功能障碍。

3. 精神分裂症(schizophrenia)

DSM‐5：包括持续的阳性症状(如幻觉、妄想)和阴性症状(如情感迟钝、社交退缩)，持续至少六个月，并导致社交、工作或其他功能领域的明显受损。

ICD‐10：类似的症状和持续时间，包括持续的幻觉、妄想、思维紊乱和功能受损。

(六) 综合评估心理健康

综合评估的目标是收集和整合多种信息源，以确定是否符合特定的心理疾病的诊断标准。专业人员会综合考虑患者的症状、病史、功能受损程度、社交环境和其他相关因素，以做出准确的诊断。这个过程可能需要多次访谈和评估，以获取足够的信息和观察数据，确保诊断的准确性和综合性。

1. 详细访谈：专业人员会与患者进行详细的面对面访谈，了解其症状、病史、家庭背景、社交关系等信息。这有助于获取个体的主观体验、情感状态和日常功能的影响程度。

2. 评估工具应用：专业人员可能使用标准化的心理评估工具，如问卷调查、量表和测验，以帮助评估患者的心理症状和功能受损程度。常用的评估工具包括症状自评量表、抑郁量表、焦虑量表等。

3. 观察和记录：专业人员会观察患者的行为、情绪表现和言语交流，以获取更多的客观信息。他们还可能记录日记、行为日志或使用其他记录工具来收集和分析患者的行为模式和情绪变化。

4. 与他人交流：与患者的家庭成员、亲友或其他相关人员交流，以获取更全面的信息。这有助于了解患者的社交环境、家庭动态和可能的影响因素。

5. 身体检查和实验室检验：在排除可能的生理疾病或药物因素时，专业人员可能会建议患者进行身体检查和实验室检验，以排除其他可能的身体健康问题。

（七）心理评估常用问卷调查、量表和测验

心理评估工具包括各种问卷调查、量表和测验，用于评估个体的心理症状、心理功能和心理健康状况。以下是一些常用的心理评估工具示例。

1. 抑郁症相关评估工具

（1）汉密尔顿抑郁量表（Hamilton depression scale，HAMD）：评估抑郁症状的严重程度。

（2）心境障碍问卷（Mood Disorder Questionnaire，MDQ）：评估情绪和心境状态。

（3）贝克抑郁自评量表（Beck depression inventory，BDI）：评估抑郁程度和症状。

2. 焦虑症相关评估工具

（1）广泛性焦虑障碍自评量表（generalized anxiety disorder 7-item scale，GAD-7）：评估广泛性焦虑障碍的严重程度。

（2）社交焦虑障碍自评量表（social anxiety disorder scale，SAD）：评估社交焦虑障碍的症状。

（3）哈密尔顿焦虑量表（Hamilton anxiety scale，HAM-A）：评估焦虑症状的严重程度。

3. 自我评估工具

（1）五因子人格问卷（big five personality inventory，BFI）：评估个体的人格特征，包括外向性、神经质、开放性、宜人性和尽责性。

（2）自尊量表（self-esteem scale，SES）：评估个体的自尊水平和自我评价。

（3）社交支持评估问卷（social support questionnaire，SSQ）：评估个体的社交支持水平和社交网络。

4. 注意力和认知评估工具

（1）康奈尔医学评估（Cornell medical index，CMI）：评估个体的身体症状和心理症状。

（2）蒙特利尔认知评估量表（Montreal cognitive assessment，MoCA）：评估个体的认知功能，尤其是早期认知损害和轻度认知障碍。

第三节 心 理 干 预

一、心理干预的相关概念

(一) 心理咨询、心理治疗、心理干预的概念

心理咨询、心理治疗、心理干预代表了心理健康领域中不同层次和方式的支持和治疗方法,旨在帮助人们应对心理困扰、提高心理健康水平,并改善其整体生活质量。具体选择何种方法取决于个体的需求、症状严重程度和治疗目标。

1. 心理咨询(psychological counseling):心理咨询是指个人通过面对面或在线的方式,与心理健康专业人士进行交流和对话,以解决个人心理问题、增进心理健康和促进个人成长。心理咨询旨在提供情感支持、倾听和理解,帮助个体探索和理解自己的情感、思维和行为,并提供应对策略和解决问题的技巧。心理咨询通常在轻度心理困扰和生活压力下使用,旨在增强个体的心理韧性和应对能力。

2. 心理治疗(psychotherapy):心理治疗是一种系统的、结构化的心理健康干预方式,旨在通过与专业心理治疗师的定期会谈,帮助个体解决心理问题、改变负面的思维和行为模式,并促进心理健康和个人成长。心理治疗基于心理学理论和研究,通常需要较长时间的治疗过程。不同的心理治疗方法有不同的理论基础和技术,例如认知行为疗法、精神动力学、人本主义等。心理治疗常被用于治疗心理障碍,如抑郁症、焦虑症和创伤后应激障碍等。

3. 心理干预(psychological intervention):心理干预是一种广义的术语,指的是通过各种方法和技术,对个体或群体进行干预以改善其心理健康状况。心理干预可以包括心理咨询、心理治疗、心理教育、行为疗法、认知重构、应激管理等多种形式。心理干预的目标是改善个体的心理健康、减轻心理症状、提高心理功能,并促进个人的全面发展和增强幸福感。心理干预可以由心理健康专业人员(如心理咨询师、心理治疗师、临床心理学家)提供,可以在社区、学校、工作场所等环境中进行。

（二）心理咨询和心理治疗在实践中的区别

尽管心理咨询和心理治疗这两个术语有时会被交替使用，但二者之间存在一些区别。

1. 目标和重点：心理咨询通常侧重于提供情感支持、倾听和理解，帮助个体探索和理解自己的情感、思维和行为，并提供应对策略和解决问题的技巧。心理咨询的主要目标是增进个体的心理健康，促进个人成长和应对压力。心理治疗则更倾向于深入探讨个体的内在问题。这可能包括探讨个体的过去经历，如童年经历如何塑造了他们当前的思维和行为模式，因为需要深入处理根源性的问题，所以治疗过程可能需要更长的时间。

2. 症状和诊断：心理咨询通常用于轻度的心理困扰和生活压力，涉及一般的情绪管理、人际关系问题、职业发展等方面的支持，而不涉及严重的心理疾病或诊断。心理治疗则更多地专注于长期的心理问题，如抑郁症、焦虑症、创伤后应激障碍等。

3. 时间框架：心理咨询和心理治疗的时间框架在实践中可能有一些区别，具体的时间长度可能因个体需求、问题的复杂性和治疗进展而有所变化。心理咨询通常是短期的，持续时间可以是几次到几个月不等。它的目的是提供情感支持、倾听和理解，帮助个体解决轻度的心理困扰和生活压力。心理咨询旨在帮助个体增强心理韧性、提高应对能力和掌握解决问题的技巧。具体的咨询次数和持续时间取决于个体的需求和进展，可以根据情况进行灵活调整。心理治疗通常是一种更为长期的干预过程，持续时间可能是数个月到数年。心理治疗旨在处理严重的心理疾病或复杂的心理问题，并通过与专业心理治疗师的定期会谈来帮助个体实现长期的改变和成长；治疗的时间框架可以根据个体的需求、治疗目标和治疗进展而有所调整。由于心理治疗处理的问题通常更加复杂，治疗师需要更多时间来了解和干预个体的心理过程。这些时间框架只是一般性的指导，实际情况可能因个体的需求和问题的复杂性而有所不同。有些人可能会在短期咨询中找到所需的支持和策略，而有些人可能需要更长时间的治疗来解决深层次的问题。在选择心理咨询或心理治疗时，重要的是与心理健康专业人士共同制订合适的治疗计划，并根据个体的需求和进展进行调整。

4. 专业背景：心理咨询师通常具备心理学或咨询学相关的学位和资质。他们经常从人本主义、解决问题导向、情感导向等理论和技术框架中获得培训和指导。心理治疗则可能使用一些更复杂的疗法，如认知行为疗法、心理动力疗法、人本主义疗法等。这些疗法通常需要治疗师具有更高级的学位和资质。

心理咨询和心理治疗之间的界限并不是严格的，它们在实践中可能有重叠和交叉。具体的实践方式和方法可能因心理健康专业人士的背景、训练和个体需求而有所不同。重要的是个体在寻求心理支持时，根据自身需求和状况选择适合的服务。

(三) 心理干预的场所

心理干预可以在多种场所进行，以满足不同人群的需求。以下是一些常见的心理干预场所。

1. 心理诊所和心理健康机构：专门的心理诊所和心理健康机构提供广泛的心理干预服务。这些机构通常由心理学家、心理治疗师和其他心理健康专业人员组成，提供心理咨询、心理治疗和其他形式的心理支持。个体可以预约并在机构的安全环境中接受心理干预。

2. 医疗机构和精神卫生诊所：医疗机构和精神卫生诊所也提供心理干预服务。在这些场所，心理健康专业人员与其他医疗专业人员合作，为患者提供全面的身心健康服务。在这些场所心理干预通常与身体健康问题和心理疾病的治疗相结合。

3. 学校和大学：学校和大学通常设有心理咨询中心或学生健康服务部门，为学生提供心理干预和支持。学校心理咨询师可以帮助学生处理学业压力、人际关系问题、情绪管理和其他心理困扰。他们提供个别咨询和治疗，以及举办心理健康工作坊和培训活动。

4. 社区服务机构：社区服务机构如社区卫生中心、社会福利机构、非营利组织等也可以提供心理干预。这些机构通常为当地社区的居民提供心理健康服务，以支持他们解决生活中的心理问题和挑战。

5. 在线平台和远程服务：随着技术的发展，心理干预也可以通过在线平台和远程服务进行。在线心理咨询和治疗平台提供视频会议、文字聊天和电话咨询等方式，使个体能够在家中或其他地方获得心理支持。

6. 工作场所：一些组织和企业也提供心理健康支持和干预服务。工作场所下的心理干预可以包括心理咨询、员工辅导、应激管理和心理健康教育等，旨在提高员工的心理健康水平和工作满意度。

二、常见的心理问题及干预方案

(一) 抑郁症(depression)

1. 定义和特点：抑郁症是一种情绪低落、失去兴趣和乐趣、精力不足、睡眠障碍和自我评价负向的心理疾病。患者可能感到无助、无望和消极，严重时甚至出现自杀倾向。常见特点包括持久的悲伤情绪、社交退缩、注意力和记忆力减退，以及身体疲劳和失眠等。

2. 干预建议和治疗方案：抑郁症的治疗通常包括心理疗法和药物治疗。心理疗法方面，认知行为疗法(cognitive behavioral therapy，CBT)可以帮助患者改变消极思维和行为模式。药物治疗方面，常用的抗抑郁药物包括选择性5-羟色胺再摄取抑制剂(SSRIs)和其他抗抑郁药物。此外，建立稳定的日常生活规律、寻求社会支持和参与身体活动也有助于缓解抑郁症状。

(二) 焦虑症(anxiety disorders)

1. 定义和特点：焦虑症是一类以过度焦虑、担忧和恐惧为特征的心理障碍。常见的焦虑症包括广泛性焦虑症、恐慌症、社交焦虑症和强迫症等。焦虑症可能导致身体不适、社交障碍和生活功能受限。特点包括持续的紧张感、不安和恐惧，常伴有心悸、呼吸急促、恶心和失眠等身体症状。

2. 干预建议和治疗方案：焦虑症的治疗可以包括心理疗法和药物治疗。认知行为疗法(CBT)是一种常用的心理疗法，通过改变不健康的思维模式和行为习惯来减轻焦虑症状。药物治疗方面，常用的药物包括抗焦虑药物和抗抑郁药物。此外，深呼吸、渐进性肌肉松弛和应对技能训练等心理应对策略也可以帮助减轻焦虑。

(三) 心理创伤后应激障碍(post-traumatic stress disorder，PTSD)

1. 定义和特点：PTSD是由于经历或目睹了严重创伤事件而引起的心理障碍。患者可能出现反复的创伤记忆、噩梦、回避刺激和情绪失控等症状。特点包括对创伤事件的持续回忆和恐惧，避免与创伤有关的人、地点或活动，情绪波动和易怒，以及睡眠和注意力障碍等。

2. 干预建议和治疗方案：PTSD的治疗包括心理疗法和药物治疗。心理疗法常见方法包括认知行为疗法(CBT)和眼动脱敏再处理(eye movement desensitization and reprocessing，EMDR)。CBT可以帮助患者重新评估与创伤事件相关的思维方式，并学习应对创伤的技巧。EMDR则通过引导患者进行眼球运动或其他双侧刺激来减轻创伤记忆的情绪反应。药物治疗方面,常用的药物包括选择性 5 -羟色胺再摄取抑制剂(SSRIs)和其他抗抑郁药物。

(四) 精神分裂症(schizophrenia)

1. 定义和特点:精神分裂症是一种严重的精神疾病,表现为现实感知和思维的异常,以及情感和行为的扰乱。患者可能出现幻觉、妄想、思维紊乱、情感平淡和社交退缩等症状。特点包括对现实失去共识、思维不连贯和情感混乱。

2. 干预建议和治疗方案:治疗精神分裂症通常需要综合的个体化治疗计划。药物治疗是主要的治疗手段,抗精神病药物可以减轻幻觉和妄想等症状。心理社会干预也是重要的组成部分,包括认知训练、家庭教育和支持、职业康复和社交技能训练等。

(五) 躯体形式障碍(somatic symptom disorder)

1. 定义和特点:躯体形式障碍是一种表现为持续的躯体症状和苦恼,但没有明确的生理原因的心理障碍。患者可能出现多种身体症状,如疼痛、疲劳、消化问题等,但医学检查不能找到明确的身体疾病。特点包括对躯体症状的过度关注和担忧、反复就医和检查,以及对身体健康的持续焦虑。

2. 干预建议和治疗方案:治疗躯体形式障碍包括心理疗法和综合医学管理。认知行为疗法(CBT)可以帮助患者改变对身体症状的认知和应对方式,减少对身体症状的过度关注。综合医学管理需要建立一个良好的医患关系,通过教育患者了解身体和心理之间的相互关系,以及适当的药物管理来缓解症状。

以上只是常见心理问题的一些例子,每个人的情况都是独特的。对于确切的诊断和治疗,建议咨询专业的心理健康专家,例如心理医生或心理治疗师。

第四节　心理治疗流派及技术概述

一、心理治疗的不同理论流派

以下是对心理治疗流派的介绍,以及它们常用的治疗干预技术。

（一）认知行为疗法（cognitive behavioral therapy, CBT）

1. 理论基础：CBT 认为个体的思维、情绪和行为相互关联，不健康的思维模式和行为习惯会导致负面情绪和问题行为。

2. 治疗干预技术：CBT 的关键技术包括以下几种。

（1）认知重构：帮助个体识别和改变负面、扭曲的思维模式，以更积极、合理的方式看待自己、世界和未来。

（2）行为实验：通过实际行动来验证和修改个体的不健康思维模式，以改变问题行为。

（3）技能训练：提供具体的技能和策略，帮助个体学习应对压力、管理情绪和解决问题。

（二）精神动力学治疗（psychodynamic therapy）

1. 理论基础：精神动力学治疗源于弗洛伊德的心理分析理论，强调个体的无意识过程和童年经历对当前生活的影响。

2. 治疗干预技术：精神动力学治疗使用以下技术来理解和治疗个体的内心冲突和潜意识需求。

（1）自由联想：个体被鼓励自由表达想法、情感和记忆，以便揭示潜意识中的内容。

（2）解析防御机制：治疗师帮助个体识别和理解防御机制，以减少无意识防御对个体的负面影响。

（3）梦境解析：个体的梦境被视为无意识的表达，治疗师通过解析梦境来理解个体的潜意识需求。

（三）人本主义治疗（humanistic therapy）

1. 理论基础：人本主义治疗强调个体的自我实现和内在潜力，关注个体的主观体验和人际关系的重要性。

2. 治疗干预技术：人本主义治疗使用以下技术来促进个体的自我认识和自我成长。

（1）非直接性：治疗师提供温暖、支持性的环境，倾听和理解个体的经历，但不给予指导或评判。

（2）反射性倾听：治疗师使用积极的反馈和倾听技巧，帮助个体更好地理解自己的感受、价值观和需求。

（3）统整性：治疗师帮助个体整合自身的经历和目标，促进个体的自我实现,以及个体与环境的和谐。

(四) 解决方案导向短期疗法(solution-focused brief therapy, SFBT)

1. 理论基础：SFBT 注重解决问题和寻找解决方案,关注个体的目标、资源和解决问题的能力。

2. 治疗干预技术：SFBT 使用以下技术来帮助个体找到解决方案。

(1) 奇迹问题：治疗师询问个体如果问题奇迹般地消失,他们的生活会是什么样子,以帮助个体构建目标和愿景。

(2) 缩小问题：治疗师鼓励个体关注他们在解决问题时已经取得的进展,以增强个体的自信和解决问题的能力。

(3) 执行计划：个体与治疗师合作制订具体的行动计划,以实现他们设定的目标。

(五) 家庭系统疗法(family systems therapy)

1. 理论基础：家庭系统疗法认为个体的心理健康和问题与家庭系统中的相互关系和动态有关。

2. 治疗干预技术：家庭系统疗法使用以下技术来促进家庭系统的健康和改变。

(1) 结构重组：治疗师帮助家庭成员重新定义和调整家庭的结构和角色,以改善沟通和相互的关系。

(2) 沟通增强：治疗师鼓励家庭成员改善彼此之间的沟通方式,增进理解和共情。

(3) 家庭雕塑：治疗师通过模拟和角色扮演的方式,帮助家庭成员发展新的行为模式和解决问题的方式。

这些是心理治疗中的一些主要理论流派和常用的治疗干预技术。治疗师通常会根据个体的需求、问题和治疗目标选择适当的理论流派,整合多种方法来个性化治疗计划。

二、不同的心理治疗理论流派实践应用

1. 抑郁症的认知行为治疗(CBT)应用

举例：小明是一位抑郁症患者,他常常感到无助、自责和缺乏动力,导致他在日常生活和工作中困难重重。

CBT 应用：治疗师采用 CBT 来帮助小明改变消极的思维模式和行为习惯。

认知重构：治疗师与小明一起识别和挑战他的负面自我评价，帮助他替换消极思维为更积极、合理的观念。

行为实验：治疗师鼓励小明参与一些之前因抑郁而回避的活动，以验证他的负面预期是否属实，并逐步改变问题行为。

技能训练：治疗师教授小明应对抑郁的技能，如积极的问题解决策略、放松技巧和情绪调节方法。

2. 焦虑症的精神动力学治疗应用

举例：小红是一个焦虑症患者，她经常感到紧张、恐惧和不安，尤其在社交场合和面对挑战时。

精神动力学治疗应用：治疗师使用精神动力学治疗来探索小红内心的冲突和潜意识需求。

自由联想：治疗师鼓励小红自由表达她的想法、情感和记忆，以揭示她在潜意识中的冲突。

解析防御机制：治疗师帮助小红识别她使用的防御机制，如否认或投射，以减少其对焦虑症的负面影响。

梦境解析：治疗师与小红一起解析她的梦境，以深入了解潜意识中的冲突和焦虑根源。

3. 家庭冲突的家庭系统疗法应用

举例：一对夫妻（小明和小红）一直存在严重的沟通困难和家庭冲突，这导致家庭氛围紧张和夫妻关系不和谐。

家庭系统疗法应用：治疗师采用家庭系统疗法来改善夫妻之间的关系和家庭动态。

结构重组：治疗师帮助小明和小红重新定义和调整家庭的结构和角色，以改善沟通和相互关系。

沟通增强：治疗师教授小明和小红积极有效的沟通技巧，鼓励他们倾听、表达和理解彼此的需求和情感。

家庭雕塑：治疗师通过模拟和角色扮演的方式，帮助小明和小红发展新的行为模式和解决问题的方式，促进家庭关系的改变。

这些例子展示了不同的心理治疗理论如何应用于实际情况中。认知行为治疗（CBT）注重改变负面思维和行为模式，以减轻抑郁症状。精神动力学治疗则通过探索潜意识中的冲突和需求来了解焦虑症状的根源。家庭系统疗法致力于改善家庭成员之间的互动和沟通,以解决家庭冲突。这些不同的治疗方法提供了多种方式来分析和处理心理健康问题,根据具体情况选择适合的治疗方法可以获得更有效的帮助。需要指出的是,每个案例和每个患者的情况都是独特的,治疗师会根据个体需求和治疗目标来选择和调整治疗方法。

第五节　心理咨询的步骤和流程

一、心理咨询的方法和过程

1. 建立联系

初次接触:患者与心理咨询师进行初步接触,可以通过电话、电子邮件或面对面会议。

信息收集:咨询师询问患者的个人背景、问题描述、需求和期望,以便了解患者的情况和制订后续计划。

2. 目标设定

合作制订目标:咨询师与患者共同确定咨询的具体目标和期望结果,以确保咨询过程的针对性和可衡量性。

3. 咨询计划

时间安排:确定咨询的时间安排和频率,例如每周一次或每两周一次的咨询会议。

咨询方式:确定咨询的方式,如面对面咨询、在线咨询、电话咨询。

4. 实施咨询

探索和倾听:咨询师倾听和理解患者的问题、需求和情感体验,通过提问和探索来帮助患者深入了解自己。

提供支持和指导:咨询师提供情感支持、鼓励和建议,帮助患者应对困难、增强自我意识和发展健康的应对策略。

技能培养:咨询师教授患者一些心理技能和工具,如情绪调节、应对技巧等,以帮助患者处理问题和改善心理健康。

5. 咨询评估和调整

咨询评估:定期评估咨询的进展和效果,使用量表、观察和反馈等工具来衡量变化和效果。

调整咨询计划：根据评估结果，咨询师与患者一起讨论和调整咨询目标、方法和策略，以确保咨询的有效性和适应性。

6. 终止和后续

咨询终止计划：在咨询即将结束时，咨询师与患者制订终止计划，包括巩固咨询成果、预防复发和提供必要的后续支持。

后续支持：咨询师可能在咨询结束后提供一定的后续支持，如定期复查、电话咨询或推荐其他支持资源。

需要注意的是，每个咨询过程都是独特的，因为它会根据患者的需求、咨询师的专业背景和咨询方法而有所不同。咨询师会根据个体情况进行灵活应用咨询方法，并根据咨询进展进行调整。整个咨询过程注重建立良好的工作联盟、个体成长和问题解决，以促进患者的心理健康和生活质量的改善。

二、心理咨询的原则及注意事项

心理咨询是一项专业的服务，为了确保有效性和安全性，以下是心理咨询的一些原则和注意事项。

1. 保密性：心理咨询师必须严守保密原则，不泄露患者在咨询过程中透露的个人信息，除非有法律规定或危及患者或他人安全的情况。

2. 尊重和无偏见：心理咨询师应该尊重患者的权利、尊严和价值观，不对患者抱有歧视或偏见，提供公正和客观的咨询服务。

3. 共识和合作：心理咨询应基于咨询师和患者之间的共识和合作，在尊重患者自主性的前提下，共同制订咨询目标和计划。

4. 专业边界：心理咨询师应保持专业边界，避免与患者发展不恰当的关系，包括情感关系、经济关系或其他利益冲突。

5. 客观评估：心理咨询师应基于客观的评估工具和方法，对患者的问题进行评估和分析，制订适当的咨询策略和计划。

6. 持续学习：心理咨询师应不断学习和更新专业知识和技能，以提供最佳的咨询服务，并遵守相关的法律、伦理准则和专业标准。

7. 界限管理：心理咨询师应清楚界定咨询关系的范围和界限，明确咨询的时间、地点、频率和付费方式等细节。

8. 安全和风险评估：心理咨询师应对患者的安全和风险进行评估，并采取适当的措施来保护患者的身心健康。

9. 多元文化敏感性：心理咨询师应具备多元文化敏感性，尊重和理解不同文化背景、价值观和信仰对个体心理健康的影响。

10. 持续监督和反思：心理咨询师应接受持续的专业监督和反思，以提高自身的咨询能力和服务质量。

心理咨询是一项复杂的工作，可能涉及患者的敏感问题和情绪困扰。咨询师应保持敏感、尊重和专业的态度，遵循伦理准则，确保咨询过程的安全和有效性。对于患者而言，也要理解咨询的目的和范围，积极参与咨询过程，并与咨询师建立良好的合作关系。

三、心理咨询的技巧和技术

在心理咨询过程中，咨询师会运用各种技巧和技术来促进有效的沟通、理解和变革。下面是一些常用的心理咨询技巧与技术。

1. 倾听与反馈：倾听是有效咨询的基础，咨询师会给予个体充分的关注和倾听，展示出真正的兴趣和尊重。咨询师通过非言语和言语反馈，如肯定性的点头、简短的回应和总结，表达对个体的理解和关注，帮助个体感受到被理解和支持的情感氛围。

2. 提问技巧：咨询师使用开放性问题（如"请您告诉我更多细节"）和封闭性问题（如"是/否"问题）来引导对话。开放性问题鼓励个体详细阐述，有助于深入了解其经历和感受。封闭性问题则用于获取个体的特定信息或澄清疑问。

3. 反思与澄清：咨询师运用反思技术来帮助个体探索和理解自己的感受、思维和行为。通过反思，咨询师可以将个体的话语或情感转化为更深层次的意义，并提供给个体，以促进自我认知和洞察力。澄清技术用于澄清模糊的信息，确保双方对话的准确性和一致性。

4. 强调情绪与情绪调节：咨询师重视个体的情绪体验，并鼓励个体表达情绪。他们可以运用情绪鉴别技巧帮助个体识别和描述自己的情绪，并提供情绪调节策略，如深呼吸、放松技巧和情绪表达方式。

5. 角色扮演和想象练习：在某些情况下，咨询师可以使用角色扮演或想象练习来帮助个体模拟真实或理想的情境，并尝试新的行为方式。这可以帮助个体在安全的环境中实践和发展新的技能和策略。

四、心理咨询中鼓励和支持的主要方式

1. 使用积极肯定的语言。比如"你说出来这件事非常'勇敢'","你已经开始思考解决问题的方法,这是一个很好的开始"等。

2. 注意体现对患者的尊重。通过用眼神、身体动作表现出完全的倾听和理解。

3. 针对患者的具体行为或进步给予评价。比如"你停止故意伤害自己,这是很重要的一步"。

4. 强调患者内在的力量。比如"我相信你有能力度过这段困难时间"。

5. 提供建设性投入。比如提出一些可行的解决方案或未来计划,帮助患者加强信心。

6. 必要时表达无条件的支持。尤其是在患者感到绝望困难时。

7. 注重微笑眼神交流。笑容和关怀的眼神也可以传达鼓励的信息。

8. 建议制订小目标并指出进步。分段帮助实现,并经常回顾已经取得的成就。

9. 总结患者的长处和潜力。

通过上述方式,咨询师可以帮助患者感受到被支持和关心,从而增加患者的自信和面对困难的动力。

第六节　心理干预在健康管理中的应用

一、改变不良的健康行为的心理干预

1. 认知行为疗法(CBT)：CBT 是一种被广泛应用于心理健康领域的疗法,也可以被用于改变不良的健康行为。CBT 通过帮助个人认识到不良行为和习惯的负面影响,以及与之相关的不健康的思维模式和情绪反应,然后通过逐步替换不健康的行为和思维模式,培养健康的行为和积极的心理状态。

2. 动机激励：动机激励方法旨在提高个人对健康行为的内在动机和意愿。可以通过设定明确的目标、强调长期健康的益处、提供奖励和激励措施等方式实现。个人的自我效能感(对自己能力的信心)也是动机激励的重要因素,

因此,鼓励个人发展和增强他们的自我效能感也是一种有效的方法。

3. 行为干预:行为干预是指通过采取特定的行动来改变不良的健康行为。可能包括制订和执行行为改变计划,例如制订规律的锻炼计划、设计健康饮食计划或者戒烟计划等。行为干预通常结合目标设定、反馈和监测等策略,以帮助个人建立积极的健康习惯。

4. 社会支持:社会支持在改变不良的健康行为方面起着重要作用。通过与家人、朋友、同事或支持小组建立联系,个人可以获得情感支持、信息和实际帮助。这种社会支持可以增强个人的动力和坚持力,更好地应对挑战和困难。

5. 自我监测:自我监测是指个人记录自己的行为、习惯和进展情况。可以通过写日记、使用健康应用程序或跟踪工具等方式实现。自我监测有助于个人了解自己的行为模式、发现触发不良行为的因素,并提供反馈和动力来改变这些行为。自我监测的步骤如下。

(1) 设定明确的目标:明确想要监测和改变的具体行为或习惯,确保目标具体、可量化和可实现。例如,如果想监测自己的饮食习惯,目标可以是每天摄入五份蔬菜和水果。

(2) 选择记录方式:选择适合的记录方式。可以使用纸质日记、记录应用程序、电子表格或专门的健康跟踪设备,确保能方便地记录和查看数据。

(3) 记录行为和相关因素:每天记录想要监测的行为。例如,如果想监测运动,记录运动的类型、时间和持续时间。此外,记录与该行为相关的因素,例如情绪状态、环境条件和触发因素。

(4) 设置提醒和提醒自己:设定提醒来确保及时记录。可以是手机提醒、闹钟或其他可提醒的方式。在开始阶段可能需要一些额外的提醒,随着时间的推移,这个习惯会变得更加自然。

(5) 分析和评估数据:定期回顾和分析记录的数据。寻找模式、趋势和变化,例如,可以看到某些特定的时间、情境或情绪与不良行为的出现相关。这种分析可以提供有关行为的深入了解,并帮助制订改变策略。

(6) 设定小目标和奖励自己:基于数据分析,为自己设定一些小目标,并设立适当的奖励机制。例如,如果成功坚持了一周的健康饮食,给自己一次小型奖励,如看电影或购买自己喜欢的东西。

(7) 调整和改进:根据数据和经验,不断调整和改进自己的行为和监测方法。试验不同的策略,看看哪些方法最有效。

自我监测是一个持久的过程。保持耐心和坚持,并意识到记录和评估是改变不良行为的关键步骤。如果需要额外的支持和指导,寻求专业心理咨询师或健康管理专家的帮助可能会很有帮助。

二、心理干预在疾病管理中的应用

心理学在疾病管理中的应用非常广泛。具体的心理学干预方法和技术将根据疾病类型、个体需求和治疗目标不同而有所不同。

1. 疼痛管理:心理学在疼痛管理中发挥重要作用。心理治疗技术,如认知行为疗法(CBT)和心理教育,可以帮助患者学习应对疼痛的技巧,改变对疼痛的态度和认知,减轻疼痛感受,提高生活质量。

2. 慢性疾病管理:心理学在慢性疾病管理中起到关键作用。慢性疾病如糖尿病、心脏病和哮喘等需要长期管理和自我监测。心理学干预可以帮助患者建立自我管理技能、改善药物依从性、管理情绪和应对慢性疾病带来的挑战。

3. 健康行为改变:心理学可以帮助人们改变不健康的行为习惯,如吸烟、不健康的饮食和缺乏运动等。行为改变理论和技术,如目标设定、自我监测、积极强化和社会支持,可以促进健康行为的采纳和坚持。

4. 心理应对与适应:面对严重疾病或医学诊断,人们可能面临情绪困扰、焦虑、抑郁和应激反应。心理治疗和支持可以帮助患者应对情绪困扰,增强心理韧性和适应性,提高自我效能感。

5. 康复和康复心理学:康复心理学旨在帮助患者适应和恢复,提高生活质量。它可以包括身体和认知康复、情绪支持、社会和职业重返计划等。心理学干预可以帮助患者建立积极的康复态度和行为,应对挑战,促进康复进程。

6. 心理社会支持在癌症治疗中的应用:癌症治疗过程中,患者通常面临身体和心理的挑战。心理社会支持是一种心理学干预方法,旨在帮助患者应对与癌症诊断和治疗相关的心理压力和困难。以下是一些心理社会支持的具体措施。

(1)情感支持:癌症患者经常面临焦虑、恐惧、抑郁等情绪问题。心理社会支持提供情感支持,包括提供安慰、理解和共情,可以通过与家人、朋友、癌症支持小组或专业心理咨询师建立联系来实现。情感支持有助于患者减轻心理负担,增强抗击疾病的力量。

（2）信息和教育：心理社会支持提供关于癌症的信息和教育，帮助患者理解疾病的性质、治疗选项和副作用等。了解更多关于癌症的知识可以减少不确定性和恐惧感，增加患者的自我管理能力。

（3）应对策略：心理社会支持帮助患者学习有效的应对策略，以面对治疗过程中的挑战和困难。可能包括应用放松技术、应对焦虑的方法、积极思考、问题解决技巧等。通过学习积极的应对策略，患者能够更好地应对与癌症治疗相关的压力和困难。

（4）提高生活质量：心理社会支持还致力于改善患者的生活质量。这可以通过提供心理疏导、减轻疼痛和不适、改善睡眠质量、提供营养和饮食建议等方式实现。心理社会支持帮助患者维持身心平衡，并提供综合性的疾病管理方案。

心理学在疾病管理中的应用远不止于此。不同的疾病和治疗过程可能需要不同类型的心理支持和干预措施。因此，个体化的评估和定制化的心理支持计划对于有效的疾病管理至关重要。

三、正念干预在健康管理中的应用

（一）正念干预在健康管理中的应用范围

正念干预也称为正念训练或正念冥想，近年来在健康管理中得到广泛应用。正念干预通过培养注意力和觉察力，帮助个体意识到当下的体验，接纳内心的感受和情绪，并以非判断和非反应的态度对待这些经验。正念干预在健康管理中的应用主要有以下几个方面。

1. 压力管理：正念干预被广泛用于减轻压力和焦虑。通过正念冥想练习，个体可以学会觉察内心的紧张和压力，并以更冷静、接纳和非判断的态度来面对挑战和压力，从而减轻其对身心健康的负面影响。

2. 心理健康：正念干预对于心理健康管理也有积极的效果。它可以帮助个体觉察到负面情绪和思维模式，并以非判断的方式对待它们。通过正念冥想，个体可以培养积极的心态、提高自我意识和自我接纳能力，从而改善心理健康状态。

3. 疼痛管理：正念干预在疼痛管理中也被广泛采用。通过培养正念，个体可以更好地觉察疼痛的感觉和身体的反应，以非判断和非反应的态度来面对疼痛，减轻其对生活质量的影响。研究表明，正念干预可以降低慢性疼痛的感知强度,并提高个体对疼痛的应对能力。

4. 饮食和体重管理:正念干预也可以应用于饮食和体重管理。通过正念冥想,个体可以提高对饥饿和饱足感的觉察,减少情绪性进食和暴饮暴食的行为。此外,正念干预还可以帮助个体更好地觉察饮食选择和食物摄入量,提高个体对身体健康需求的认知。

总的来说,正念干预在健康管理中的应用非常广泛,包括压力管理、心理健康、疼痛管理以及饮食和体重管理等方面。通过培养正念,个体可以提高对内心和身体的觉察,以更积极、非判断和非反应的态度来应对各种健康挑战,从而改善整体的身心健康状态。

(二)正念干预减轻压力和焦虑的具体方法和技巧

1. 正念冥想:正念冥想是正念干预的核心练习。找一个安静的地方,坐下来,闭上眼睛,专注于呼吸或身体感觉。当注意力在呼吸或身体感觉上漂移时,温和地将注意力带回到当下。觉察任何出现的思维、情绪或身体感受,不进行评判或反应,只是观察。这种练习可以帮助患者培养专注力和觉察力,减轻内心的压力和焦虑。

2. 深呼吸:当感到压力和焦虑时,深呼吸是一种简单而有效的技巧。坐直或躺下,缓慢地吸气,让腹部膨胀,然后缓慢地呼气,让腹部收缩。专注于呼吸的感觉和节奏,将注意力从负面情绪中转移出来,帮助放松身心。

3. 观察思维模式:焦虑常常伴随着负面的思维模式,如担心、猜测和自我批评。通过观察自己的思维模式,可以意识到它们并将注意力从中解脱出来。当注意到负面思维时,不要陷入其中,而是将它们看作是流动的心理活动,以观察者的角度来观察它们,并温和地将注意力带回到当下的体验。

4. 身体感知:身体感知是正念干预的重要组成部分。通过觉察身体的感觉和反应,可以将注意力从焦虑的思维中转移出来,并与当前的身体经验连接起来。可以通过扫描身体各个部位的感觉,如头部、颈部、肩部、胃部等,注意到紧张、放松、疼痛或舒适等感受。这种身体感知可以帮助患者放松身心,减轻焦虑和压力。

5. 日常生活中的正念:正念不仅仅限于冥想练习,还可以扩展到日常生活中。在吃饭、洗澡、散步等日常活动中,尝试保持专注和觉察。注意到感官体验、情绪和思维,以及周围的环境。这样的正念实践可以将患者带回当下,减少对未来的担忧和焦虑。

这些方法和技巧可以帮助患者在面对压力和焦虑时培养正念,并以更冷静、接纳和非判断的态度来应对。正念是一种需要练习的技能,持续的实践可以增强它的效果。

(三) 正念干预改善个体心理健康

1. 增强觉察力:正念干预通过培养觉察力,使个体更加敏锐地察觉内在的思维、情绪和身体感受。这种觉察力使人能够更好地理解自己的内心体验,更好地应对压力和困难时。

2. 减少负面思维:焦虑和抑郁常常伴随着负面的思维,如自我批评、担心和猜测。正念干预可以帮助个体觉察到这些负面思维,并学会将注意力从这些负面思维中解脱出来。通过观察思维的出现,但不与之融合,个体可以减少负面思维的影响,从而改善心理健康状态。

3. 增强情绪调节能力:正念干预可以帮助个体培养情绪调节的能力。通过觉察情绪的出现、接纳情绪的存在,并以非判断的态度对待情绪,个体可以建立与情绪的健康关系。这种情绪调节能力使个体能够更好地管理情绪,减少情绪波动,提高情绪的稳定性。

4. 减轻压力和焦虑:正念干预可以帮助个体减轻压力和焦虑。通过将注意力引导到当下的体验中,个体可以减少对过去和未来的担忧,减轻内心的压力和紧张感。同时,正念冥想和身体感知练习可以帮助个体放松身心,缓解焦虑和紧张感。

5. 提高自我关怀和自我接纳:正念干预强调以友善和非判断的态度对待自己。个体学会关注自己的内心体验,并以慈悲和接纳的态度对待自己的情绪和思维。这种自我关怀和自我接纳的态度有助于提高个体的自尊和自信,改善心理健康状态。

总之,正念干预通过觉察、接纳和非判断的态度,帮助个体建立与内在体验的健康关系,改善情绪调节能力,减轻压力和焦虑,提高自我关怀和自我接纳,从而促进心理健康的改善。

(四) 正念干预在疼痛管理中的应用

1. 疼痛觉察:通过正念冥想,个体可以觉察和接纳疼痛的存在,而不是试图抵抗或逃避它。这种觉察的态度可以减少对疼痛的抵抗和情绪上的痛苦,帮助个体更好地应对疼痛。

2. 注意力调节:正念干预可以帮助个体将注意力从疼痛中解脱出来,将注意力引导到其他的感受或体验上。这种注意力调节的能力可以减轻个体对疼痛的过度关注，从而减少疼痛的感知和影响。

3. 身体感知和放松：通过正念冥想和身体扫描练习，个体可以觉察和放松与疼痛相关的紧张和压力。放松身体可以缓解疼痛的感觉，并提高个体对疼痛的忍受能力。

4. 疼痛应对策略：正念干预可以帮助个体培养应对疼痛的策略。通过觉察疼痛的出现和变化，个体可以学会采用适当的应对方式，如深呼吸、身体放松、想象等，以减轻疼痛的感觉和影响。

5. 心理应对：疼痛常常伴随着负面的情绪和心理压力。正念干预可以帮助个体觉察和接纳这些情绪，并以非判断的态度对待它们。这种心理应对的能力可以减轻与疼痛相关的情绪困扰，提高个体的心理健康和疼痛管理能力。

正念干预并不是要消除疼痛，而是通过觉察、接纳和调节的方式来改善个体对疼痛的应对和心理状态。在进行疼痛管理时，建议与医疗专业人员合作，并结合其他适当的治疗方法。

（五）正念干预效果的影响因素

正念干预的效果因人而异，每个人的体验和反应可能有所不同。通常情况下，正念干预需要一定的时间和实践才能看到明显的效果。其效果与以下因素有关。

1. 持续性：正念是一种技能，需要通过实践来培养和发展。只有在持续且有规律地进行正念练习的情况下，才能逐渐发展出觉察和接纳的能力，并将其应用于生活中的各个方面。

2. 个体差异：每个人对正念干预的反应和适应时间不同。有些人可能会在较短时间内就感受到明显的效果，而对于其他人可能需要更多的时间和耐心。各种因素，如个体的特质、经验和动机，都可能影响正念干预的效果。

3. 频率：正念的效果通常与练习的频率和持续性密切相关。较高频率和长期的练习可以加强正念的能力，并促进个体对疼痛或其他体验的觉察和接纳。

4. 情境和应用领域：正念干预的效果可能因应用的情境和领域不同而有所不同。例如，在疼痛管理中，正念干预可能需要与其他治疗方法结合使用，如药物治疗、物理疗法等。总之，正念干预的效果是逐渐积累和发展的，需要持续的实践和耐心。可以将正念作为一种生活方式，并在日常生活中不断应用，才能体验到它的长期益处。同时，与专业的正念教练或医疗专业人员合作，可以获得更具体和个性化的指导。

（六）具体的正念冥想练习指导

1. 坐姿冥想

找一个安静的地方，坐在舒适的椅子上或者地上（垫上垫子）。

闭上眼睛，将注意力转向呼吸。觉察每一次自然的呼吸，不要刻意调整它。

注意到呼吸的感觉，从鼻子吸气时的触感，到气息在身体中的流动，再到呼气时的感受。

当思绪开始漂移，轻柔地将注意力带回到呼吸上。不要责备自己，接受思绪的出现，并重新聚焦。

2. 身体扫描冥想

坐在舒适的位置上，闭上眼睛，放松身体。

从头部开始，逐渐将注意力移动到身体的各个部位，如头部、脸颊、颈部、肩部、胸部、胃部、臀部、腿部和脚部。

在每个部位停留片刻，觉察该部位的感觉，包括紧张、放松、疼痛或舒适等。

注意到身体的感受，不要评判或试图改变它们，只是观察和接纳它们的存在。

3. 日常活动中的正念

在进行日常活动时，如洗澡、刷牙、吃饭、走路等，尝试保持正念。

注意到自己的感官体验，觉察水的触感、味道和温度，食物的味道和口感，以及脚底与地面的接触等。

同时，觉察自己的情绪和思维，注意到它们的存在，但不要过于陷入其中。

如果发现自己走神了，温和地将注意力带回到当前的活动和感受上。

这些是初级的正念冥想练习，可以根据自己的需要和时间逐渐延长练习的时间。一开始可能会有些困难，但随着实践的深入，会逐渐培养起更强的正念和觉察力。正念冥想并不是要消除思维或情绪，而是以觉察和接纳的态度来面对它们。

（杨　瑾）

复习思考题

1. 论述健康心理学的历史发展及其在健康管理中的应用领域。
2. 简述常用的心理评估工具有哪些？
3. 简述心理治疗的理论流派及主要技术观点。
4. 论述正念干预在健康管理中的应用。

第九章 健康管理在健康保险中的应用

健康保险按传统的方式,对疾病或意外事故导致的人身伤亡提供保障,而健康管理可以整合医疗卫生资源,应用专业管理技术和相应的服务手段,为被保险人提供全面的健康指导和诊疗管理等服务。健康保险与健康管理的结合,既服务于非健康人群,又服务于健康和亚健康人群。但是由于健康保险的特殊性,受到内外各种环境及因素的制约,健康管理与健康保险的发展受到了很大的限制。为此,本章简要介绍健康保险的概念、特点及分类、健康保障体系、社会医疗保险、商业健康保险、健康保险业存在问题;重点阐述了健康保险行业中健康管理的含义、实施健康管理的意义,以及健康管理基本策略在健康保险中的应用。

第一节 健康保险概述

健康保险是我国医疗保障体系的重要组成部分,关系广大人民群众的健康,健康保险具有独特的风险特点和经营要求,需要专业化经营,需要专门的监管法规,因此,我国于 2006 年 9 月 1 日起实施《健康保险管理办法》,2019 年 10 月修订发布新的《健康保险管理办法》,并于 2019 年 12 月 1 日起开始施行。

一、健康保险的概念、特点和分类

(一) 健康保险的概念

2019 年新版《健康保险管理办法》中健康保险的定义为:"保险公司对被保险人因健康原因或者医疗行为的发生给付保险金的保险,主要包括医疗保险、疾病保险、失能收入损失保险、护理保险以及医疗意外保险等。"《英汉保险词典》把健康保险定义为一种"对疾病或意外导致的人身死亡提供保障"的保险。《人身保险辞典》将健康保险定义为："补偿疾病或身体伤残所致的损失保险"，它是当因身体伤残、疾病或医疗费用而遭受损失时，提供一次性给付或定期给付的各种保险的统称，包括意外保险、疾病保险、医疗费用保险，以及意外死亡残废保险。

总结以上定义，健康保险是指以人的身体为保险标的，保证被保险人在疾病或意外事故所致伤害时的费用或损失获得补偿的一种保险，它还包括因年老、疾病或伤残需要长期护理而给予经济补偿的保险。其核心含义体现在两个方面：一方面，它承保的保险事故涵盖了疾病和意外伤害两大类；另一方面，它所保障的风险包括因疾病（含生育）产生的医疗费用，以及因疾病或意外导致的收入损失。在分类上，健康保险有广义与狭义之分。广义的健康保险是指参保人在保险期间因疾病、分娩、残疾或死亡等健康异常时，出现经济损失，保险人按照合同约定给予参保人经济补偿，包括直接损失（如因就医支付的医疗费用而带来的经济损失等）和间接损失（如工资收入损失、生活费用损失，以及提供预防、保健、康复等服务费用）。而狭义的健康保险，通常被称为"医疗保险"，主要指医疗费用损失的补偿，具体涉及疾病医疗保险和意外医疗保险。

（二）健康保险的特点

健康保险涉及保险管理方、服务需求方（需方）和医疗机构三方，三方关系具有特殊性。

1. 保险管理方有确定补偿费用损失权力，但缺乏服务成本、补偿费用标准和相关技术信息。

2. 服务需求方有现实补偿愿望和消费权，但缺少在市场上购买合理服务的选择权和费用意识。

3. 医疗机构是服务供给方（供方），既决定服务费用，又决定服务质量，是医疗保险管理中风险控制的关键方，但缺少积极参与管理的利益机制。

以上健康保险的特点使经营管理单纯强调控制需方的需求和补偿费用，而服务供给方游离于经营风险管理、利益共享范围之外。只注重约束或控制供给方服务提供总量或总费用，未赋予需方购买服务的更多权利和提供相关信息，未形成需方市场对供给方长期、有效的制约和监控。另外，过于注重判断诊疗过程中发生费用的合理性，忽视调动供方的积极性及经营全过程各环节的风险控制。

由于健康保险以人的身体为保险标的，因此一般认为健康保险属于人身保险。但人身保险还包括人寿保险和意外伤害人身保险,故健康保险的特征也表现为其与人寿保险、意外伤害保险相比较而言具有的特殊性,包括:保险标的、保险事故具有特殊性;承保的风险具有变动性且难以测定;承保标准复杂;保险费率厘定的依据是平均保额损失率;多为短期保险;兼具补偿性和给付性;实行成本分摊。

(三) 健康保险的分类

1. 按保障内容划分,健康保险可分为:

(1) 医疗保险:是指按照保险合同约定为被保险人的医疗、康复等提供保障的保险。医疗保险主要用于保障医疗费用损失,包括普通医疗保险、住院医疗保险、门诊医疗保险、手术医疗保险、综合医疗保险、高额医疗费用保险等。

(2) 疾病保险:是指发生保险合同约定的疾病时,为被保险人提供保障的保险,包括重大疾病保险和特种疾病保险。

(3) 失能收入损失保险:是指以保险合同约定的疾病或者意外伤害导致工作能力丧失为给付保险金条件,为被保险人在一定时期内收入减少或者中断提供保障的保险。

(4) 护理保险:是指按照保险合同约定为被保险人日常生活能力障碍引发护理需要提供保障的保险。主要形式是长期护理保险。

(5) 医疗意外保险:是指按照保险合同约定发生不能归责于医疗机构、医护人员责任的医疗损害,为被保险人提供保障的保险。

2. 按投保方式划分,健康保险可分为个人健康保险和团体健康保险。

3. 按保险期限划分,健康保险可分为短期健康保险和长期健康保险。

4. 按投保标准划分,健康保险可分为标准体健康保险、次标准体健康保险和特殊疾病健康保险。

5. 按续保条件划分,健康保险可分为不可续保健康保险、保证续约健康保险、条件性续保健康保险。

6. 按组织形式的差异划分,健康保险可分为:

(1) 商业健康保险:商业健康保险是指采用双方自愿的方式,被保险人在自愿的基础上,根据自身需求,自由选择保险公司,通过与其签订保险合同,获得健康保险保障。

(2) 管理式医疗:管理式医疗是指把提供医疗服务与提供医疗服务所需资金结合起来,通过保险机构与医疗服务提供者达成的协议向投保者提供医疗服务。美国健康保险主要采用这种形式。

（3）社会医疗保险：社会医疗保险是指国家通过立法强制实施，由政府、公司、员工及雇者按照法定比例强制缴纳社会医疗保险费。

（4）自保计划：自保计划是指雇主通过部门或完全自筹资金的方式为其雇员提供医疗费用保险或残疾人收入补偿保险，并因此而承担部分或全部的理赔风险。一般由雇主为雇员提供。

二、健康保障体系

（一）健康保障体系的构成

健康保障体系一般由社会医疗保险、商业健康保险和个人负担组成。每个国家的健康保障体系不同，如英国采用国家（政府）医疗保险模式，德国采用社会医疗保险模式，美国采用商业健康保险模式。

（二）中国的健康保障体系

中国的健康保障体系由社会医疗保险、商业健康保险组成。社会医疗保险是国家通过立法形式强制推行的医疗保险制度，以保障人民的基本医疗服务需求为目的国家实施的基本医疗保障制度。商业健康保险是被保险人根据自身健康保险的需求，在市场上自由选择保险公司，通过与其签订保险合同，获得健康保险保障，以被保险人自愿为基础，由商业保险公司提供的健康保障形式。

2020年3月，《中共中央国务院关于深化医疗保障制度改革的意见》颁布，明确提出中国健康保障体系是以基本医疗保障为主体、其他多种形式补充保险和商业健康保险为补充的多层次医疗保障体系。基本医疗保障包括职工基本医疗保险、新型农村合作医疗和城镇居民基本医疗保险。商业健康保险由医疗保险、疾病保险、失能收入损失保险、护理保险以及医疗意外保险组成。国家强化基本医疗保险、大病保险与医疗救助三重保障功能，促进各类医疗保障互补衔接，提高重特大疾病和多元医疗需求保障水平。完善和规范居民大病保险、职工大额医疗费用补助、公务员医疗补助及企业补充医疗保险。加快发展商业健康保险，丰富健康保险产品供给，用足用好商业健康保险个人所得税政策，研究扩大保险产品范围。加强市场行为监管，突出健康保险产品设计、销售、赔付等关键环节监管，提高健康保障服务能力。鼓励社会慈善捐赠，统筹调动慈善医疗救助力量，支持医疗互助有序发展，探索罕见病用药保障机制。

三、社会医疗保险

(一) 社会医疗保险的特点

1. 普遍性

疾病风险是每个人都不可避免的,因此其覆盖对象应是全体公民。

2. 复杂性

疾病的种类繁多,每种疾病又因个体差异而表现各异,因此,防范疾病风险比其他风险更难。医疗保险涉及保险服务供方、患者和医疗机构等多方之间的复杂的权利义务关系,它不仅与国家的经济发展有关,还涉及医疗保健服务的需求和供给。因此,社会医疗保险是一种最为复杂和困难的社会保险。

3. 费用难以控制性

疾病风险每个人都会遭遇,且疾病风险的次数和每次的医疗费用是不同的,故费用无法控制。

4. 短期性与经常性

疾病的发生是随机的、突发性的、常见的,因而社会医疗保险提供的补偿是短期性的、经常性的。

(二) 社会医疗保险的基本原则

1. 强制性原则

社会医疗保险是由国家立法,强制实施。在国家法律规定范围内,应该投保的单位和个人必须参加保险,并按规定缴纳医疗保险费,不允许自愿放弃。

2. 普遍性原则

保险对象为全体劳动者和社会成员。社会医疗保险是遵循社会共同承担责任和分担风险的原则,其政策由政府制定,谋求社会多数人的利益。

3. 保障性原则

参加社会医疗保险的成员具有获得基本医疗保障的权利,同时有与权利相对应的义务。

4. 补偿性原则

参加社会医疗保险的成员遭遇疾病风险时,应被给予合理的经济补偿。

5. 共济性原则

社会医疗保险是通过社会力量举办,大家共同筹集保险费用,由社会保险机构统一调剂,互助共济,支付保险金和提供服务。

6. 专项基金原则

社会医疗保险的基金来自专项保险费的收入,基金按照"现收现付"的原则筹集,并根据"以收定支、收支平衡"的原则支付。

(三) 我国社会医疗保险的历史、现状与发展趋势

1. 我国社会医疗保险的历史

1883 年,德国政府颁布了世界上第一部《疾病保险法》,至今已有 140 多年的历史。我国社会医疗保险起步较晚,1989 年,国家决定在四平、丹东、黄石、株洲 4 市进行医疗保险制度单项改革试点,在深圳、海南进行社会保障制度综合改革试点;1992 年 8 月 1 日,深圳市开始全面实施公费医疗和劳保医疗一体化的城镇职工医疗保险制度;1994 年,国务院在江苏镇江、江西九江(简称"两江")进行"统筹结合"医疗保险模式试点;1996 年,国务院扩大试点;1998 年 12 月 14 日,国务院颁布《关于建立城镇职工基本医疗保障制度的决定》(国发〔1998〕44 号),标志着开始在全国全面推行城镇职工医疗保险制度。

2. 我国社会医疗保险的现状

国务院于 1998 年 12 月 14 日颁发了《国务院关于建立城镇职工基本医疗保险制度的决定》(国发〔1998〕44 号)(简称《决定》),要求在全国范围内建立覆盖全体城镇职工的基本医疗保险制度,标志着在我国实行了 40 多年的公费、劳保医疗保障制度将被新的社会医疗保险制度所取代,开始实施"统账结合"的城市职工医疗保险制度的改革探索。2016 年 1 月,《国务院关于整合城乡居民基本医疗保险制度的意见》(简称《意见》)发布,《意见》指出整合城镇居民基本医疗保险和新型农村合作医疗两项制度,建立统一的城乡居民基本医疗保险制度。

目前全国大部分地市已经建立基本医疗保险制度,截至 2022 年底,基本医疗保险参保人数达 134 592 万人,参保覆盖面稳定在 95% 以上。其中参加城镇职工基本医疗保险人数 36 243 万人,参加城乡居民基本医疗保险人数 98 349 万人。一些地方实施了大额医疗费用补助办法,半数以上地区出台了公务员医疗费用补助政策,一些地区还建立了企业补充医疗保险制度,有些地区正在研究建立社会医疗救助制度,基本建立多层次的医疗保障体系。

尽管我国社会医疗保险取得了阶段性成果,但仍存在一些问题。目前,我国人口老龄化程度加剧、人口疾病谱发生变化、慢性病呈高发态势等原因都导致医疗费用持续上涨。当前我国社会医疗保险面临的问题主要包括:①医疗保险机构、患者、医疗机构三者之间关系难以调和;②有部分城乡居民还没有参加基本医疗保险,覆盖面有待提高;③各项基本医疗保险的待遇水平还不高,部分大病、重病患者的医疗负担较重;④城乡、区域之间医疗保障制度缺乏统筹协调;⑤医疗保险管理服务水平和能力有待加强;⑥现行基本医疗保险比较注重疾病治疗,而忽略预防保健和健康维护的作用等。

3. 我国社会医疗保险的发展趋势

(1) 以"人人享有基本医疗"为目标原则,加大基本医疗保险的社会人群覆盖面,提高社会人群尤其是弱势群体的参保率,逐步向全民过渡。

(2) 按照"以收定支、收支平衡、略有结余"的原则,完善基金监管机制,保持基金平衡。

(3) 以"相互补充,协调发展"为原则,促进商业医疗保险与基本医疗保险的结合。

(4) 按照"小政府、服务型政府"的要求,加快医疗机构改革,打破行政垄断,鼓励医疗机构竞争。

(5) 医疗保险原则由保"大病"向"保大顾小"过渡。

许多疾病不一定需要住院,但长期需要门诊治疗,累计年门诊医疗费用金额较大,坚持"保大顾小"原则是真正实现全民医疗保险的内在动力。

(6) 完善医保支付方式,控制医保费用过快增长。

(7) 保障范围由单纯医疗服务向医疗、预防、康复服务过渡。

随着医学模式的转变和疾病谱的改变,急性传染病不再是危害人们身体健康的祸首,慢性病已对人们的身体健康构成严重威胁。德国和法国法定的医疗保险,其保障是全方位的,具体保障内容有:预防(含接种)、孕妇保健、医疗、康复、疾病津贴、生育津贴、死亡津贴等。我国社会医疗保险保障的内容基本仅局限于医疗,而且是基本医疗,这是与我国经济发展水平相适应的,我国要达到发达国家医疗保险的保障水平,还有漫长的路程要走,但逐渐增加预防保健和康复的内容并不是完全不可能的。如个人医疗账户积累到一定金额后,超额部分可以用于支付预防保健费用等,预防保健投入少产出大,加强预防保健既有利于降低发病率,真正从源头上保障参保人群的身体健康,同时又降低医疗费用支出。如将康复服务纳入医疗保险保障范围,可以大大缩短医院住院天数;康复期转到社区康复中心或家庭病床,可以降低医疗费用,同时可促进社区医疗服务双向转诊目标的实现。我国已有越来越多的城市将预防接种、健康体检、康复、老年护理和家庭病床等项目纳入了医疗保险保障范围。随着我国经济社会快速发展,医疗保险保障范围由单纯提供医疗服务向医疗、预防、康复等综合服务过渡,逐渐与国际接轨,已是势不可挡。

四、商业健康保险

(一) 商业健康保险的分类

1. 根据投保人的数量分类,可分为个人健康险和团体健康险。

2. 根据投保时间长短分类,可分为短期健康险和长期健康险。

3. 根据保险责任分类,可分为医疗保险、疾病保险、失能收入损失保险、护理保险和医疗意外保险等。

(二) 商业健康保险的特点

商业健康保险与社会医疗保险相比较有以下不同和特点:

1. 服务提供的范围不同

社会医疗保险提供的主要包括基本药物、基本治疗、基本检查和基本医疗服务;而商业健康保险是根据投保人的需求和缴费能力提供范围广、程度高的综合性保障。

2. 实施的方式不同

社会医疗保险是政府强制实施的,规定范围内的对象都必须参加,缴费数量和保障范围是由政府确定;商业健康保险是非强制性的,保险合同是完全建立在双方自愿的基础上,保险人可以选择被保险人,投保人也可根据自身情况、费率、不同险种的责任范围及保险人的服务水平自由选择保险人。

3. 保险费率计算方法不同

社会医疗保险费率是根据不同地区的医疗消费水平和经济承受能力来确定的;而商业健康保险是以不同风险的保额损失率为基础计算的。

4. 给付方式不同

社会医疗保险给付方式一般是费用型的,其保障范围内的对象在规定范围内的实际花费予以报销;而商业健康保险的给付可以是费用型、定额给付型,也可以是提供服务型。

5. 经营目的不同

社会医疗保险的经营目的是通过对社会成员提供广泛的、必要的、基本的医疗保障,来促进社会的福利;而商业健康保险经营目的是达到利润最大化,因此,为了达到此目的,可以通过推出最好的产品,提供最好的服务。

社会医疗保险和商业健康保险各有其特点,因此,新的医改方案中提出积极发展商业健康保险,商业健康保险要与"健康中国"战略相融合,不仅提供医疗保障,也要促进客户健康。鼓励商业保险更多地参与到多层次医疗保险体系的建设中;鼓励商业保险成为基本医疗保险发展的重要参与者、产品的主要提供者;鼓励商业保险机构开发适应不同需要的健康保险产品,进一步丰富产品供给;鼓励企业和个人通过参加商业保险及多种形式的补充保险解决基本医疗保障之外的需求。

(三) 我国商业健康保险的历史、现状与发展趋势

商业健康保险是商业保险经营的重要领域和新的增长点,是社会保障体系的重要组成部分,对于丰富和完善医疗保障体系,促进和谐社会的构建具有重要作用。近年来,随着我国社会医疗保险体制的不断深入和居民收入水平的不断提高,商业健康保险保持良好的发展势头,逐渐走上了专业化发展道路,增强了有效供给能力和满足社会需求的能力,跃上了新的发展平台。

1. 我国商业健康保险的历史

商业健康保险属于商业保险中人身保险的项目之一,我国的商业健康保险是从 1982 年开始出现的,至今已经有 50 多年的历史。商业健康保险的发展可分为萌芽阶段、初步发展阶段、快速发展阶段和专业化发展阶段 4 个阶段。

(1) 萌芽阶段(1994 年以前)。在 1982 年前,我国的商业健康保险市场几乎处于停滞不前的状态。然而,自 1982 年国内保险业务重新恢复后,中国人民保险集团股份有限公司(简称:中国人保,PICC)率先涉足人身保险领域,推出了简易人身保险、养老年金保险和团体人身意外伤害保险等多样化产品。在这一时期,为了响应市场需求和提供更为全面的保障,中国人保上海分公司经上海市人民政府批准,推出了"上海市合作社职工医疗保险",并在 1983 年 1 月正式实施,标志着我国保险业务恢复后首个健康保险业务的诞生。随着市场需求的日益增长,中国人保于 1985 年开始在部分地区试办附加医疗保险和母婴安康保险,取得了显著成效,当年的保费收入达到了 1 178 万元。进入 20 世纪 90 年代,中国人保继续深化健康保险领域的探索,于 1991 年 10 月在国内率先推出了中小学生和幼儿园儿童住院医疗保险,该年年底时已有近 200 万中小学生和幼儿参保。到 1992 年年底,累计医疗保险基金已高达 2 369 万元。随后,其他保险公司也纷纷加入健康保险市场的竞争。太平洋保险公司推出了大学生平安附加住院医疗保险,而平安保险公司则在 1993 年推出了 24 个团体医疗保

险产品,进一步丰富了市场选择。到了 1994 年,平安保险公司又推出了 5 个个人医疗保险产品,满足了更多消费者的个性化需求。这些举措共同推动了我国健康保险市场的发展。

这一时期,尽管我国人民的生活水平和收入有所增长,但保险意识普遍薄弱。在城镇地区,由于国家实行的公费和劳保医疗制度,医疗费用主要由国家和企业承担,这在一定程度上削弱了居民对商业健康保险的需求。而在农村地区,尽管旧的农村合作医疗制度仍在一定程度上发挥作用,但由于农民的收入水平相对较低,他们购买商业健康保险的能力受到了限制。因此,从总体上看,社会大众对商业健康保险的需求并不旺盛。在当时的保险市场中,财产保险占据主导地位,产寿险业务混业经营,而健康保险往往被视为一种附属产品。保险公司在经营上相对粗放,商业健康保险的有效供给能力极为有限。由于缺乏经验数据和成熟的产品开发技术,以及风险控制的经验不足,保险公司所提供的健康保险产品大多局限于费用型医疗保险,即根据被保险人实际发生的医疗费用进行一定补偿。这种保险产品的责任相对简单,保障水平有限,且往往仅针对团体在特定地区提供医疗保障,因此业务量相对较小。

(2)初步发展阶段(1994—1998 年)。进入 20 世纪 90 年代以后,我国迎来了社会主义市场经济改革的深化阶段,国民经济继续呈现出强劲的增长势头,人民生活水平显著提升,收入大幅度增长。在基本温饱问题得到有效解决后,社会大众开始转向追求更高品质的生活,健康意识日益增强。

与此同时,社会医疗保障制度面临着前所未有的挑战。公费和劳保医疗制度的弊端逐渐凸显,医疗费用持续增长,给国家和企业带来了沉重的负担。为了应对这一挑战,减轻财政压力,各地开始积极探索并试行新的医疗保障制度。1994 年,镇江市和九江市率先成为城镇职工医疗保障制度改革的试点城市,实施社会统筹与个人账户相结合的社会医疗保险模式。随后,这一模式在 1996 年扩展至近 40 个城市,标志着传统公费、劳保医疗制度的逐步打破,为新型社会医疗保险制度的构建提供了实践经验。

在保险业内部,竞争格局亦发生明显变化。原本由"人保"一统天下的格局被打破,产寿险分业经营成为行业发展趋势。平安人寿、太平洋人寿等保险公司迅速崛起,泰康人寿、新华人寿等新生力量相继加入,外资公司如友邦人寿也在部分地区开展业务,并引入了先进的个人营销员制度。这一变化不仅丰富了保险市场,也为消费者提供了多元化的选择。

随着市场竞争的加剧,各保险公司纷纷提高服务水平,并积极吸取国外先进经验,开发新产品。1995年,我国首次推出个人附加定期重大疾病保险,涵盖了癌症、脑卒中、心肌梗死等7种重大疾病,为商业健康保险市场注入了新的活力。此后,重大疾病保险逐渐成为商业健康保险市场的明星产品,各寿险公司竞相推出多款相关保险产品。

在居民收入持续增长、经济成分日益多元化的背景下,居民对健康保险的需求不断上升。国家在政策层面也意识到了商业保险在社会保障体系中的补充作用,如党的十四届三中全会通过的《中共中央关于建立社会主义市场经济体制若干问题的决定》就明确提出要"建立多层次的社会保障体系……发展商业性保险业,作为社会保险的补充"。然而,在健康保险的专业化经营方面,我国尚存在诸多不足,如核保、理赔技术相对薄弱等问题。尽管如此,这一时期的健康保险市场仍然展现出蓬勃的发展势头。

(3)快速发展阶段(1998—2004年)。1998年11月26日,全国城镇职工医疗保险制度改革会议在北京隆重召开,标志着我国医疗保障体系进入了新的历史阶段。紧接着,在同年12月25日,国务院正式颁布了《国务院关于建立城镇职工基本医疗保险制度的决定》(国发〔1998〕44号),全面启动了对社会基本医疗保险制度的改革。这一改革举措宣告了实行了40余年的公费、劳保医疗保障制度即将被全新的社会医疗保险制度所取代。新的社会医疗保险制度的指导思想明确为"低水平、广覆盖",采用社会统筹与个人账户相结合的医疗保险模式。

这一深刻的医疗保险体系变革,为商业健康保险市场的繁荣预留了广阔的天地。由于社会医疗保险在医疗费用支付上存在一定的自付比例,不少经济效益良好的单位开始探索建立职工补充医疗保险制度。同时,国家政策层面也积极鼓励企业和个人在参加基本医疗保险的基础上,进一步投保商业保险。《国务院关于建立城镇职工基本医疗保险制度的决定》明确指出,超出基本医疗保险最高支付限额的医疗费用,可通过商业医疗保险等渠道加以解决。财政部亦发布了相关文件,允许企业在工资总额4%以内的部分列支作为职工补充医疗保险费用,从应付福利费中支出。这些政策举措为商业健康保险的发展提供了强有力的支持。

随着健康保险需求的持续增长,健康保险市场产品日趋多元化。除了早期的重大疾病保险产品外,定额给付型医疗保险、住院费用型医疗保险、与社会基本医疗保险制度相衔接的高额医疗保险,以及涵盖住院和门诊医疗的综合型医疗保险等新型产品不断涌现。进入 21 世纪后,健康保险市场需求呈现爆发式增长,市场出现了"保证续保"及非传统门诊医疗保险产品。一些寿险公司甚至推出了分红型重大疾病保险,并尝试通过银行渠道销售健康保险产品。同时,部分寿险公司还积极与社会医疗保险体系衔接,开展补充医疗保险业务,并开拓了农村健康保险市场,推动了我国健康保险业务的快速发展。

2002 年,中国银行保险监督管理委员会(简称:银保监会)积极推广健康保险专业化经营理念,并举办了首届商业健康保险发展论坛,以加强行业间的交流与合作,扩大健康保险的影响力。这一时期,健康保险产品类型更为丰富,无论是主险还是附加险、个人险还是团体险、短期险还是长期险,均得到了不同程度的发展,形成了以寿险公司为主导的健康保险市场格局。商业医疗保险也开始涉足农村市场,进行了初步的探索和试点,并在部分领域取得了显著的进展,如参与管理农村基本医疗保险业务。与基本医疗保险制度相衔接的补充医疗保险产品得到了迅速推广。同时,为了回归健康保险的本质功能,分红型健康保险被要求停售,市场逐步回归于纯粹的健康保障。

尽管社会大众对健康保险的需求旺盛,但保险公司的有效供给却存在不足。据 2001 年国务院发展研究中心市场经济研究所与中国保险学会等联合进行的"中国 50 城市保险市场调研"结果显示,在未来 3 年内,有接近一半(49.9%)的城市居民考虑购买商业保险,其中健康保险的预期购买率高达77%,成为城市居民最希望购买的商业保险产品。然而,这一高需求与当前健康险保费收入占全部保费收入不到 10% 的现状形成了鲜明对比,揭示了市场供需之间的不平衡。

(4)专业化经营阶段(2004 年后至今)。自 2004 年起,健康保险专业化经营理念被业界广泛接受,并实质性地推动了行业的专业化发展。在这一进程中,中国银保监会发挥了关键性的推动作用,积极倡导并引导健康保险行业向专业化方向迈进。

早在 2003 年底,中国银保监会就发布了《关于加快健康保险发展的指导意见》,该文件正式确认了专业化经营的发展方向,鼓励保险公司加快推动健康保险业务的专业化进程。这一文件的出台,为健康保险行业的专业化发展奠定了坚实的政策基础。

随后,在 2004 年,中国银保监会批准了 5 家专业健康保险公司的筹建,包括人保健康、平安健康、昆仑健康、阳光健康和正华健康。这些新成立的保险公司专注于健康保险业务，不再以寿险和财险领域为主，致力于在市场竞争中探索和实践健康保险的专业化经营模式，从而推动中国特色的健康保险专业化经营道路。

到了 2005 年，人保健康、平安健康、昆仑健康和瑞福德健康（原阳光健康更名而来）这 4 家专业健康保险公司顺利开业，标志着我国健康保险专业化经营迈出了实质性的步伐。这些公司的成立，不仅为市场带来了新的活力和创新，也进一步巩固了健康保险行业的专业化发展趋势。

在政策层面，2006 年 6 月，国务院下发的《关于保险业改革的若干意见》（国发〔2006〕23 号）明确强调了商业养老保险和健康保险在社会保障体系中的重要作用，要求大力发展健康保险，支持保险机构投资医疗机构，并积极探索参与新型农村合作医疗管理的有效方式。这一文件不仅为健康保险行业的发展提供了明确的政策指引，也强调了商业保险在社会保障体系中的重要地位。

为了进一步规范健康保险市场的发展，2006 年 8 月，中国银保监会颁布了《健康保险管理办法》。这是健康保险领域的首部专门化监管规章，为财险公司、寿险公司，以及专业健康保险公司在健康保险业务经营上提供了统一的监管标准，确保了不同主体之间的公平竞争。同时，该办法还明确了健康保险在经营管理、产品管理、销售管理、负债管理等方面的基本监管要求，规范了市场秩序，保护了投保人的合法权益，促进了健康保险的可持续发展。

在这一专业化经营阶段，虽然健康保险业务的增长速度有所放缓，但业务质量得到了显著提升。保险公司更加注重产品的内含价值，推出了更加丰富、更加完善的健康保险产品。无论是主险还是附加险、个人险还是团体险、短期险还是长期险，都得到了不同程度的发展，为投保人提供了更加全面、更加充分的保障。同时，形成了寿险公司、财产险公司，以及专业健康保险公司等多种形式经营主体共同经营健康保险的格局。然而，由于专业健康保险公司刚刚起步，市场仍然以寿险公司为主，寿险公司经营的健康保险业务占据了市场的主导地位。

2008 年后，随着新医改的启动，鼓励商业健康保险发展成了国家战略，相关文件密集出台，商业健康保险开始在大病保险、税优健康险和参与长期护理保险试点等领域探索。

2009 年，《中共中央国务院关于深化医药卫生体制改革的意见》中提出：积极发展商业健康保险。鼓励商业保险机构开发适应不同需要的健康保险产品，简化理赔手续，方便群众，满足多样化的健康需求。

2014 年 10 月，《关于加快发展商业健康保险的若干意见》是国家层面部署商业健康保险发展的纲领性文件，对商业健康保险的发展路径给予了全面指导，要求到 2020 年，基本建立市场体系完备、产品形态丰富、经营诚信规范的现代商业健康保险服务业。

2016 年 10 月，国务院《"健康中国 2030"规划纲要》指出到 2030 年现代商业健康保险服务业进一步发展，商业健康保险赔付支出占卫生总费用比重显著提高。

2019 年 10 月，中国银保监会颁布了《中国银行保险监督管理委员会令》（2019 年第 3 号），《健康保险管理办法》已经中国银保监会 2018 年第 6 次主席会议通过，自 2019 年 12 月 1 日起施行。原中国保险监督管理委员会 2006 年发布的《健康保险管理办法》（银保监会令 2006 年第 8 号）同时废止。

2020 年 2 月，《中国银保监会办公厅关于进一步规范健康保障委托管理业务有关事项的通知》指出健康保障委托管理业务是指保险公司接受政府部门、企事业单位、社会团体等团体客户的委托，为其提供健康保障的方案设计和咨询建议、健康管理、医疗服务调查、医疗费用审核和支付、疾病审核和费用支付、失能收入损失审核和费用支付、护理审核和费用支付等经办管理服务，并明确保险公司开展健康保障委托管理业务，应当符合《健康保险管理办法》有关经营健康保险的各项条件，并在开办地区设有分支机构或服务合作机构。

2022 年 5 月，全国金融标准化技术委员会保险分技术委员会制定的《中国保险业标准化"十四五"规划》指出：加强养老和健康保险领域标准建设，其中要支持养老保险第三支柱建设，制定养老保险产品和服务标准，促进保险机构开发满足消费者需求的多样化养老保险产品。进一步规范行业共用的与医疗、疾病、意外相关的分类、代码、术语、数据交换格式标准，支持保险机构为人民群众提供覆盖全生命周期的、满足不同收入群体需要的健康保险产品。推动健康管理、长期护理、养老服务的标准化，促进保险和民政养老制度的有效衔接。推动制定商业保险与医疗、社保部门的数据共享和交换标准，促进普惠型保险的健康发展。

2. 我国商业健康保险的现状

目前，我国商业健康保险快速发展。国家卫健委 2023 年 10 月 12 日发布的《2022 年我国卫生健康事业发展统计公报》指出,2022 年全国卫生总费用初步推算为 84 846.7 亿元。其中:政府卫生支出占 28.2%,社会卫生支出占 44.8%,个人卫生支出占 27.0%。人均卫生总费用 6 010.0 元,卫生总费用占 GDP 的百分比为 7.0%。另外,2023 年国家基本公共卫生服务项目人均基本公共卫生服务财政补助标准从 2018 年 69 元提高至 89 元。同期,我国总保费为 51 247 亿元,我国商业健康保险的总保费为 9 035 亿元。自 2009 年《关于深化医药卫生体制改革的意见》明确健康险的定位以来,我国健康保险经历了高速增长,保费规模从 2010 年的 677 亿元增长至 2022 年 8 653 亿元,最高增速接近 70%,成为保险行业的重要增长引擎。但是自 2017 年开始,我国健康险增速从高点跌落,虽然在 2017—2019 年曾有短暂回升,但是从 2020 年开始下跌趋势加深,至 2022 年健康险增速跌至 2.4% 的冰点,目前保险行业健康险整体保费正在趋于放缓。国际经验显示,一个成熟的保险市场,健康险保费收入占总保费的比例一般要在 30% 左右,我国商业健康保险仍有很大的发展空间。

近年来,我国商业健康保险存在参保率低及逆向选择风险,实际保障功能尚不足,缺乏数据支撑、区域内恶性竞争,专业化经营战略定位不明,供给不能及时满足需求,社保经办持续亏损,管理机制亟待完善等问题。我国商业健康保险发展存在的不足和问题,具体来说,主要有以下几点:

第一,专业化经营理念认识还不够清晰,专业化经营模式仍待改进。健康保险的发展必须走专业化经营道路。但是一些保险公司在战略层面对专业化经营认识不够。

第二,数据基础建设相对滞后。经验数据缺乏是困扰我国健康保险发展的老问题,经过十余年的积累发展,依然没有明显改观。可见,问题的核心不是保险公司缺乏数据,而是保险公司缺乏数据积累和数据分析的能力。数据是风险管理的基础,是健康保险专业化经营的依托,没有强大有效的数据库,健康保险专业化难以取得实效。

第三,与医院合作模式尚未取得实质性突破。由于我国医疗资源分布严重不均,保险公司与病源充足的大医院谈判能力有限,很难建立可以影响医院医疗行为和医药费用的深层次合作机制。保险公司还主要依靠报销患者的医疗单据进行理赔,没有实现对医院的直接供款,没有形成"风险共担、利益共享"的利益联系纽带,难以介入医疗服务过程,难以控制医疗费用。我国保险公司还未形成覆盖广、效率高、可控的合作医院网络,在这一点上,商业健康保险落后于社会医疗保险,后者的社保定点医院已经初步成形。

第四,客户服务水平有待改进提高。由于过去健康保险主要依赖寿险,在产品销售、核保、健康管理、医疗服务等许多客户服务环节,还没有体现出健康保险投保人的要求,还没有完全落实"以人为本"原则。此外,投保人对健康越来越关心,但是保险公司的健康管理服务水平有待提高。

第五,社会医疗保险保障水平与商业医疗保险发展空间失衡。作为社会医疗保险的必要补充,商业医疗保险的发展空间应着眼于以下六个方面:①社会医疗保险中规定的个人自付比例部分和医疗费用超封顶线部分;包括门诊、住院起付标准以下个人自付部分;统筹基金支付需个人按比例自付部分;门诊、住院大额医疗互助支付需个人按比例自付部分;超封顶线部分。②社会统筹医疗保险不保的特殊药品。③社会统筹医疗保险不保的诊疗项目,如健康体检护理费用、高科技移植手术费用等。④社会统筹医疗保险不保的医疗服务设施和非指定医疗机构,如康复治疗、陪护费、急救车费、高级床位费、私人诊所、特需病房等;生活水平的提高和人们对健康的关注,必然引发护理、看护、私人门诊、健康咨询、好的病房环境等消费需求。⑤收入补贴型和护理津贴型费用。⑥社会统筹医疗保险的未覆盖人群,包括非就业群体或职工家属,如幼儿、学生、老年退休人员、个体业主、乡镇企业职工及农民。

3. 我国商业健康保险的发展趋势

随着宏观环境的不断改善、人民生活水平的不断提高和健康保障意识的不断增强,我国商业健康保险发展迎来了难得的发展机遇。在未来的发展过程中,我国健康保险将沿着以下方向发展。

(1)健康保险专业化经营进程将不断推进

商业健康保险对服务要求更高,专业性要求更强,需要投入更多的人力、物力。专业化是健康保险发展的核心,如果没有了专业化经营,商业健康保险就成了无源之水。因为医疗保险具有涉及方面广(保险人、投保人、被保险人、医疗服务提供者)、风险类型多、风险控制难度大等特点,专业性要求很强,专门的健康保险公司可以专注于提高服务质量,促进业务发展。在未来几年里,健康保险专业化经营进程将在不断探索中快速推进,这不仅表现在专业化经营理念的不断强化,专业经营主体的增加和相关专业法规和管理办法的出台,从业人员资格和市场准入专业标准的规范等方面,同时表现在健康保险核心竞争力的不断增强及战略地位的不断提高上。随着健康保险专业化进程的不断推进,我国健康保险的盈利能力和战略地位将逐步提高,健康保险发展的核心竞争力将日益增强。

(2) 医疗服务提供者和保险机构之间将逐步建立战略利益联盟

风险控制是保险公司盈利能力的根本保证,我国商业健康保险的发展一直受阻于赔付率较高的问题,其原因就在于缺乏有效的医疗风险控制机制,影响了保险公司的盈利能力。一方面,一些保险公司尚未建立专门的健康保险核保核赔制度,缺乏健康保险的核保核赔资格认证体系,难以控制道德风险的发生,对医疗风险的控制则更难。另一方面,由于目前保险公司和医院之间缺乏有效的控制关系,难以形成"风险共担、利益共享"的合作机制,保险公司难以介入医疗服务选择的过程之中,无法针对医疗服务内容进行合理性认定,难以控制医疗费支出的风险。正是由于专业化程度较低,风险控制能力薄弱,造成部分保险公司部分险种赔付率较高,影响了健康保险的盈利能力,也影响了部分保险公司经营健康保险的积极性。促进保险公司和医院建立"风险共担、利益共享"的合作关系,这不仅是突破健康险发展瓶颈的重要措施,更是完善我国商业健康保险发展机制的必要条件,对完善健康保险的风险控制体系和长远发展大有益处。

(3) 从"保疾病"转变为"促健康"

健康保险从"事后理赔"向"事先预防、事中干预"转变,从围绕保单"费用保障"转向关注客户未来"身心健康"的发展,商保机构需积极整合资源,形成差异化竞争策略,为客户提供"健康保险 + 健康服务",提供慢病管理、就医管理、病后康复等全方位的医疗支持服务,从"保疾病"到"促健康"。商保机构可充分发挥商业健康保险联系客户、医疗机构、健康管理机构和护理机构的独特地位作用,通过对健康服务业的资本投资和战略合作,构建涵盖"预防—治疗—康复—护理"、实现"保险 + 医养"的整合型医疗保健服务,有效延伸健康险保障空间、服务空间和投资空间,成为健康服务业快速发展的有力促进者。

(4) 进一步丰富产品供给

健康保险产品将逐步实现差异化、多元化,健康保险的产品体系将不断完善。我国地域辽阔,人口众多,各地经济发展水平的不平衡导致了保险市场不均衡,呈现出明显的需求差异性。为了更好地发展健康保险产品体系,满足社会大众多元化的健康保障需求,目前有些保险公司已经开始根据自身的业务规模和管理水平,积极拓展健康保险新的业务领域,逐步完善健康保险产品体系。一些保险公司为使推出的健康险产品切实满足市场需求,为市场所接受,它们在市场调研的基础上,尽可能掌握不同地区、不同收入层次、不同年龄群体对商业健康险的需求状况,摸清市场的真实需求,并在市场细分的同时,根据自身实力确定目标市场,开发切合市场需求的新型健康保险产品,同时采取一系列措施扩大健康保险的社会影响,扩大健康保险的有效需求。随着人们健康保障需求的不断丰富,差异化、多元化的健康保险产品将被不断推出,健康保险的产品体系将逐步完善。

五、健康保险业发展存在的问题

(一) 在国家医疗保障体系中的作用发挥还不够充分

国内学者通常认为,由政府主办的社会保险应当覆盖全民——所谓"保基本、全覆盖",商业保险只能发挥补充作用。健康保险行业需要改变保险人在传统商业保险经营中的被动地位。

(二) 专业化经营需进一步加强

专业化的核心是根据健康保险的风险特点建立相适应的经营管理模式,不是靠寿险经营模式,不是靠专营垄断,不是靠专业机构就能实现的。由于健康保险同时在财险公司、寿险公司和专业健康保险公司销售,这在一定程度上挤占了专业健康保险公司的市场份额。据保险业相关人士透露,专业健康保险公司的保费收入中很大一部分来自投资理财行业的业务,业务渠道则倚重于银行。亟须建立包括专业的管理机构、单独核算、完善的健康保险产品体系、专业的核保核赔体系、专业的精算体系、专业的信息管理系统在内的专业化经营制度。同时,数据基础建设严重滞后,经验数据缺乏。主要表现在:一是没有科学的编码系统数据;二是信息技术应用水平有待提高,需要专业的 IT 系统;三是数据管理制度待完善,以解决数据失真和流失等问题。

(三) 对医疗风险的管控需要加大

目前健康保险公司与医疗机构之间真正的利益共同体关系尚未形成,同时健康保险公司构建自己控制的医疗服务网络体系还存在着制度障碍。我国新修订的《健康保险管理办法》中提出,鼓励保险公司应用大数据等技术,提高风险管理水平。因此保险机构与医疗机构可以形成"风险共担、利益共享"的关系。保险机构通过投资医疗机构及建立合作医院大数据共享平台,构建疾病发生数据库和医疗费用数据库等,加强两者之间的联系和沟通,促进医疗机构的持续发展,强化风险管理效率,有效控制经营风险。

（四）管理服务能力有待提高

健康保险的管理人员主要是从医院招聘来的医务人员，他们对精算、风险管理、市场调研、条款设计、市场推动等方面的了解十分有限。健康保险的销售则大都借用寿险的销售队伍，销售时对客户的期望理解不够、对医疗专业术语解释不够，客户满意度还有待提高。在服务项目上，仅仅尝试健康咨询、健康提醒、定期体检等简单服务，难以开展糖尿病等慢性病管理一类的服务，不能满足客户不断提高的服务要求，需尽快由销售驱动向服务驱动转变。

（五）市场竞争仍需进一步规范

几乎所有的财产保险和人寿保险公司均在经营健康保险业务，部分市场主体主要采取低价竞争策略，把健康保险业务作为敲门砖，使得市场费率无法真实反映业务成本，这种粗放竞争导致消费者对健康保险多样化的保障需求没有得到充分满足。而专业健康保险公司处于探索阶段，对专业化经营理念认识还不够清晰，专业化经营模式还未成型。

（六）政府政策支持有待完善

从国外发展经验看，健康保险发展较好的国家都通过对保险人和被保险人实施税收优惠政策，鼓励和支持健康保险发展。我国也自 2016 年 1 月 1 日，在全国 31 个地区开展商业健康保险个人所得税政策试点，但市场始终不温不火，需要进一步完善相关配套政策。

第二节　健康保险中健康管理的应用

一、健康保险行业中健康管理的含义

健康管理在健康保险中的含义与卫生服务行业中的含义有些细微差别，是保险管理与经营机构在为被保险人提供卫生服务保障和医疗费用补偿的过程中，利用卫生服务资源或与医疗、保健服务提供者的合作，所进行的健康指导和诊疗干预管理活动。

2020 年 9 月，中国银保监会办公厅下发的《关于规范保险公司健康管理服务的通知》提出：保险公司提供的健康管理服务，是指对客户健康进行监测、分析和评估，对健康危险因素进行干预，控制疾病发生、发展，保持健康状态的行为,包括健康体检、健康咨询、健康促进、疾病预防、慢病管理、就医服务、健康教育等。

健康管理强调事前和事中的风险控制,使健康保险从传统的事后控制向事前、事中控制发展,从而有效地控制风险发生的概率和大小。即通过一级预防(建立健康生活方式)降低发病率;通过早发现、早诊断,早治疗的二级预防措施,降低人群医疗费用;通过第三级预防,减轻减缓病症,提高生活质量。

按照服务方式的不同,健康管理服务可以分为五类,即内容服务、咨询服务、工具服务、干预服务和数据服务。内容服务和咨询服务负责为客户提供健康管理信息;工具服务是开发专业健康设备以及设计健康管理程序;干预服务负责健康管理方案的沟通与执行;数据服务为客户建立专业的健康档案,记录检查、疾病、医疗等信息。

根据客户健康风险状况作风险分类,可以将人群分为低风险人群、高风险人群和理赔人群三类:低风险人群包括未发生理赔且健康风险较低的客户,低风险人群的需求主要是健康促进类服务;高风险人群指在保险期间出现了重病前症(指可明确诊断的和重病的发生有关联关系的疾病、生理指标或体征异常的病症)的客户,保险公司需要针对具体的健康风险因子或前期病症帮助客户进行疾病管理;理赔人群即已经发生理赔的人群,对于此类人群,保险公司提供健康管理服务的目的在于减少个案赔付和二次赔付的风险。

二、健康保险中实施健康管理的意义

健康保险机构通过对亚健康群体与慢性患者开发新险种,并为其提供专业化的健康管理服务,既能充分体现健康保险在国家保障体系中的作用,又能满足居民对健康保险多样化的需求。《"十四五"国民健康规划》中提出:鼓励保险机构开展管理式医疗试点,建立健康管理组织,提供健康保险、健康管理、医疗服务、长期照护等服务;鼓励社会力量提供差异化、定制化的健康管理服务包,将商业健康险作为筹资或合作渠道;促进医、药、险合作;推动目前国内保险公司注重发生事故后被动地进行费用偿付管理,转向事前、事中、事后的全程管理,主动为客户提供健康管理服务。实施健康管理的作用具体表现在以下几个方面。

(一) 有助于预知风险因素

健康管理是对个人及人群的健康危险因素进行全面管理的过程。健康管理与社会医疗保险结合的新模式从源头上重视预防、发现并控制疾病,通过建立健康档案、定期体检、健康教育等方式来维护居民的健康,引起居民对自身健康的关注,减少或推迟健康问题的发生,真正实现三级预防的目标。入保前的健康体检和健康告知可用于广泛收集客户的健康资料,同时应用健康风险评估方法对客户现有的健康状况作出科学的评估,对将来罹患重大疾病的可能性进行客观预测,及早发现健康危险因素,并对健康危险因素进行分级,按风险因素的不同级别,制定不同的费率标准,避免选择带来的盲目性。

(二) 降低慢性病发病率及其并发症发生率

当前,慢性非传染性疾病成为危害居民健康的主要原因,而最好的应对方法就是对健康危险因素作预防控制。哈佛大学公共卫生学院疾病预防中心的研究表明,通过有效地改善生活方式,80%的心脏病与糖尿病,70%的脑卒中以及50%的癌症是可以避免的,个人的不健康危险因素是可以控制并降低的。因此,通过主动为客户提供多种健康促进、预防保健、康复指导等专业化的健康管理服务,不仅可增强客户的健康意识,减少或降低健康危险因素对其的影响;同时,通过建立健康的生活方式,提高防病能力,可从根本上降低疾病发病率和并发症发生率。

(三) 有效地降低医保基金支出负担,增强医保可持续性

健康管理与社会医疗保险的结合有助于管控参保人的疾病风险,促使医保机构占据医疗费用控制的主导地位,同时丰富对医保基金的风险管控方式。由于健康风险存在多发性、易变性,而在医疗服务提供中也存在诸多不确定性,现有的医疗保险防控措施仅仅局限于事后补救,风险控制效果很不理想。健康管理通过预防疾病发生,延缓疾病发展,降低疾病的发生率。它通过提供健康指导与诊疗干预,加强参保人对健康常识和相关医疗机构的了解,缓解医患双方信息不对称,同时提高诊疗的合理性,避免过度诊疗;通过开展优质的健康风险评估、咨询与指导服务,减少不必要的诊疗行为,从而减少医疗费用支出。因此,投入较少的资金进行健康管理,可以达到降低社会医保基金支出负担,增强医保可持续性的效果。

(四) 有利于道德风险的控制

当健康保险公司参与到被保险人的健康管理中,通过健康体检、健康评估、就医指导、慢性病管理等服务的引入,可充分了解并指导被保险人的健康和生活习惯,可以显著改善双方信息不对称的局面。同时,健康管理从重视单纯治

疗向防治结合转变,提高患者的主动性,使患者尊重医生,积极与医生配合,敢于承担一定的风险,使得自己的病情得到治疗,身心健康得到更大的保障;加强医患互动,使医生与患者彼此更加理解、尊重、信任,从而改善医患环境,实现互动双赢的局面,从而有利于道德风险和医疗资源过度消费的控制。

(五) 有助于增强居民保健意识,提高居民健康素养

健康管理与社会医疗保险结合有助于引导居民关注自身健康,提高居民健康素养。导致慢性病的危险因素有很多,如环境危险因素、生活方式及行为危险因素、生物遗传危险因素、健康服务中的危险因素等。其中,行为危险因素最为重要。目前普遍认为,不健康的饮食、体力活动不足、吸烟和过度饮酒是造成多种慢性病的主要危险因素,而这些行为危险因素都可以被预防和控制,属于可以改变的因素。健康管理通过强调个人选择行为的重要性来指导居民培养健康习惯,改掉不良习惯,建立健康的生活方式,从而提高居民的健康素养,减少疾病发生的风险。

(六) 有助于发展基层卫生服务,完善卫生服务体系

健康管理与社会医疗保险结合有助于发展基层卫生服务机构,完善卫生服务体系。近年来,政府对基层卫生服务机构的重视,对基本投入和公共卫生服务经费的增加以及对医改政策的扶持,促进了基层卫生服务机构取得较大发展。但是卫生资源分配不均的现象并没有发生根本性的转变,基层卫生服务机构资源缺乏的现象仍然存在。社会医疗保险除了将基层卫生服务机构作为医保定点机构,支付其提供的基本医疗服务项目外,还可以将健康管理融入基层医疗卫生服务机构。通过基层卫生服务机构开展健康管理服务,能够直接增加基层卫生服务机构在这一项目上的资源配置权力,使得社区卫生服务机构的健康管理项目在资金和管理上得到落实,达到提高居民对社区基层卫生服务的信任感和参与度的目的,更好地发挥基层卫生服务机构应有的功能,促进基层卫生服务机构的健康发展,从而建立经济、高效、层次化的卫生服务体系。

总之,对于健康保险而言,健康管理不仅可以降低参加者的患病率和病症严重程度,而且对保险公司而言,也可以降低赔付率,降低公司的经营风险。因此在健康保险中实施健康管理具有重要的意义。

三、健康管理基本策略在健康保险中的应用

健康管理的基本策略是通过评估和控制健康风险,以达到维护健康的目

的。分为生活方式管理、需求管理、疾病管理、灾难性病伤管理、残疾管理和综合的群体健康管理。

(一) 需求管理在健康保险中的应用

1. 需求管理在健康保险中的形式

我国在当前的医疗大环境下，由于许多客观原因，可能导致一些不必要的医疗费用的产生。当人们购买了商业健康保险，保险公司会根据保费的多少提供相应的服务，当然不可能照单全收，这样不仅刺激消费，造成不必要的医疗资源浪费，更会增加赔付概率。

需求管理在健康保险中的形式多种多样。如对参保人员开展预约挂号服务、就诊陪同服务、就医指导、专家咨询、预留住院床位、住院探望、代办出院手续。具体分为发病前的健康管理和发病后的健康管理。

发病前的健康管理主要是对人群进行健康教育，实行健康干预。商业保险公司可以发放健康教育手册、举办健康教育讲座、提供合理的健康生活的方式等手段进行需求管理。南京市鼓楼区卫生局与东南大学公共卫生学院合作开展了社区慢性病复合式干预工程——"粗粮馒头"行动计划，对南京某区 3 000 名 45 岁以上的中老年人体检后，发现在这些人群中，高血压的患病率高达 44.3%，血脂异常率、糖尿病的患病率分别为 50.12% 和 8.7%，其中又以"三高"（高血压、高血脂、高血糖）患者为主。慢性非传染性疾病如心脑血管疾病、癌症、内分泌系统疾病以及精神疾病都可以提前进行健康干预，从而降低发病率。保险公司可以参与到类似的工程中，为他们提供后续的服务，对他们产生的医疗费用进行理赔。

发病后的健康管理主要是通过在制定保险合同时规范条款来制约高额医疗费用的产生。制度管理的执行力具有合法性，在健康保险中，通过限制用药、规定限额门诊、指定定点医疗医院、使用专用病历等方式对人群的医疗需求进行约束，控制了不必要的药费的产生。在企业补充医疗健康保险中，必要时需要限制每日的医疗费用，规定急性病 3 天量，一般性疾病 7 天量，并且规定必须在二级以上医院就诊，这些条款的约束有效地控制了医疗费用的发生。

2. 需求管理在健康保险中的意义

人群对健康管理的需求是非常大的，在目前健康管理并没有得到普及的时候，商业保险公司提供的健康保险产品在无形之中起到了管理医疗费用的作用。健康保险的介入能使需求管理得到科学、合理、有序的发展。

人群对医疗保健服务的渴望是无限的,健康保险通过将可能发生的无限需求转变为有限的,从而人群的渴望得到了控制,避免了不必要的浪费。这样不仅能提高人群的身体素质,达到全民健康的目的,更能扩大健康保险的规模。在以盈利为目的的商业保险公司,降低风险,提高收益率是首要任务,而需求管理应用于健康保险的迫切性也由此可见,需求管理能促进健康保险的发展,健康保险也能规范健康管理的运作。

(二)慢性疾病管理在健康保险中的应用

众所周知,目前中国社会普通民众最需要的保险产品是"在已有社会医疗保障基础上的门诊、住院费用补偿报销型保险"。而在这一系列保险需求中,与普通民众联系最紧密的、理赔需求发生频率最高的、保险公司赔付风险最大的,恰恰是含有慢性疾病赔付责任的健康险保险产品。虽然保险公司在产品开发环节可以通过条款设计来规避部分赔付风险,但这些措施只能起到"治标不治本"的作用。在健康险整个理赔服务过程中,大力开展疾病管理,尤其是对慢性疾病管理能起到清本正源的效果。因为所有健康险从业者都知道,慢性疾病的赔付占据了所有赔付总额的50%以上。慢性疾病管理在健康险中应用的主要目的是"通过各医疗机构的低成本高效益的疾病管理和相应的医疗保险补偿机制,减低医疗费用,提高卫生保健的质量,降低保险公司赔付风险"。其实,商业保险公司、医疗机构是可以通过疾病管理这一平台找到共同合作的基础,即"共担风险、共享收益和共享信息"。

健康保险业的管理者都明白一个事实,即一小部分人不合比例地用去了大部分的医疗费用。管理者也花了很多时间来试图找出那些可能会导致高费用的人,并采取措施来减少他们的医疗费用。传统的方法是建立一个"警戒"机制。当一个病人的费用报销超过一定额度时,就要对此人进行费用控制。可是,往往到这时已经晚了,因为此时病人要么已经开始好转,不会再有太多的花费;要么情况已经变得很差,节省医疗费用的余地已经很小。近年来,随着健康风险评价及健康管理技术的发展,已经可以在早期鉴别确认高危人群,可以有的放矢地进行早期的预防性费用控制。

健康管理在健康保险或社会医疗保险业的应用,主要是通过健康管理减少投保人的患病风险来降低赔付费用。健康管理的费用自然是从投保费用中支付。无论是商业保险(通过保险公司),还是自我保险(企业自己进行保险业务的管理)均是如此。对于投保人,这种办法提高了个人的健康水平,减少了患病的风险;对于保险行业,这种办法有效地降低了医疗费用的支出,增加了收益。因此,这是一种双赢的办法。

在健康保险日常工作中,通常会采取以下三种慢性疾病健康管理措施:

1. 采集信息和随访。协助建立参保客户健康档案,定期随访;高危人群定期监测血压、血脂、血糖等心脑血管疾病高发诱因。

2. 健康教育。针对吸烟、酗酒、高血压、不平衡饮食、肥胖、久坐习惯和精神压力等危险因素,开展健康教育。

3. 慢性病病人管理。协助开展高血压病人分级管理、1 型和 2 型糖尿病病人管理、慢阻肺病人管理、骨关节疾病病人管理。

(三) 灾难性病伤管理在健康保险中的应用

灾难性病伤管理作为疾病管理中的一种类型,其地位相对比较特殊。因为灾难性病伤的发生概率较低,但医疗费用较高,对患病个人及家庭造成的物质及精神损失巨大,对健康保险的持续、稳定发展也是最大的风险隐患。由于灾难性病伤的发生基本上不可被预见,所以它的健康管理工作重点在于"预防及早期发现",这一点对于保险公司来说尤为重要。一旦灾难性病伤已经发生,则此时再采取的任何健康管理措施都不能起到"亡羊补牢"的作用。

通常,保险公司在健康保险中的灾难性疾病管理会采用以下四种管理措施:

1. 用既往灾难性疾病发病风险预估,通过多种渠道对参保人进行相关知识宣导,力求在疾病发生早期发现;

2. 为患癌症等灾难性病伤的病人及家庭提供各种医疗服务,通过高度专业化的疾病管理,解决相对少见和高价医疗费用的问题;

3. 通过帮助协调医疗活动和管理多维化的治疗方案,灾难性病伤管理可以减少医疗花费和改善治疗效果;

4. 综合利用病人和家属的健康教育,病人自我保健的选择和多学科小组的管理,使医疗需求复杂的病人在临床、经济和心理上都能获得最优化结果。

(四) 群体健康管理在健康保险中的应用

在进行群体健康管理时,可以采用以下方法:健康维护组织(health maintenance organization,HMO)、优先选择提供者组织(preferred provider organization,PPO)、专有提供者组织(exclusive provider organization,EPO)、定点服务计划(point of service,POS)等多种形式,也可按人头包干、按项目付费、按日给付等。

1. 群体健康管理在健康保险中的形式

针对不同的人群,健康保险可以做出不同类型的产品来适应人群的需求。地域不同、年龄不同、工作类型不同、性别不同的人群对健康管理的需求也有所不同。

(1) 城市和农村人群的健康管理。城市人群更多地需要健康的生活方式,还有对意外保险的需求。健康保险针对这点可以为城市居民进行健康干预,以预防为主,减少慢性病和灾难性疾病的发生。除了医疗方面的健康促进,还能帮助他们建立良好的生活习惯,减少意外的发生。

而农村人群更多地需要对重大疾病风险的规避,农村人群参加的健康保险,主要针对农村人群住院产生的费用进行理赔,同时帮助农民了解更多医学常识,对其进行健康教育,及早发现潜在的风险,减少日后医疗服务的需求。而在保险公司的赔付中,农村住院赔付的比例通常很高,通过对群体进行健康管理能有效地降低医疗成本,避免医疗服务的浪费,从而降低健康保险的赔付率。

(2) 一般工作人群与特殊工作人群的健康管理。保险公司所承保的人群有个体也有单位,职业类别不同的人群,费率有所不同。例如对于普通办公室白领,风险低,但是其长期坐办公室容易造成颈椎病等慢性病;文教系统的被保人群由于职业原因会导致静脉曲张等职业病;公安、船厂等高危险性的工种,意外和工伤的发生率很高,他们对于意外保险的需求更多。健康保险针对不同工作类型的人群的需求,制订不同的保险产品,有所侧重地提供理赔服务,把保险理赔做到有的放矢。

(3) 年龄和性别不同的人群健康管理。在一般人寿保险中,带病投保的人群和 60 周岁及以上老年人都属于免责范围,而在健康保险中,这类人群都能参保。0～18 岁未成年人多发支气管炎、哮喘等常见疾病,还有新生儿的先天性疾病,这类疾病一旦发生,会产生高额的医疗费用,单位购买的企业补充医疗保险是承担这类责任的,专业的理赔人员提供合理建议,推荐合适的医疗服务机构并和医生帮助其尽早康复。而中老年人对慢性病和恶性疾病的健康管理需求更为强烈。对中老年人进行合理的健康宣传,并正确引导他们合理饮食、健康生活,能提高人群身体素质,减少对医疗服务的需求,降低医疗支出,控制保险金的赔付。

男女的生理结构差异产生男女特有的疾病。男性多发前列腺疾病,通过对其进行健康宣导,如戒烟、限酒、多运动、少坐、提高自身免疫力等能控制这类疾病的发生。女性的常见妇科病也能通过定期的妇科检查及早发现及早治疗。很多保险公司已经推出女性特有的健康保险产品,能为女性提供定期的检查项目,避免大病的发生。花很少的钱,除了能让客户满意,提高自己的品牌效应,更主要的是减少了将来可能发生大病而产生过高的医疗费用和服务费用。

2. 群体健康管理对健康保险的意义

不难发现,群体健康管理本身反映了健康管理的内涵。不同的群体承载着不同的健康管理模式。针对不同人群类别,对其特点进行合理规划,对其健康教育和健康干预的侧重点不同,这样能提高人群的素质,引导他们形成属于自己并符合其需要的健康生活方式,以绿色生活为主题,降低发病率,提高保险产品的利润空间。

宏观上来说,人群身体素质的提高,能更有效地发挥其自身的能力,无论是在工作岗位上还是学习生活中,都能提高效率、提高产能、增强国力。同时,随着健康管理在不同人群类别中的普及,健康保险的需求也随之增加,从而使商业健康保险在国内的影响力更大,完善社会医疗保险中不能触及的地方,提高人群对健康保险的消费能力,有利于保险公司自身的发展和国家经济的繁荣。

(巢健茜　白琬懿)

复习思考题

1. 简述健康保险的概念、特点和分类。
2. 简述健康保障体系的构成及我国的健康保障体系。
3. 简述健康管理对健康保险的意义。
4. 论述慢性疾病管理在健康保险中的应用。

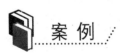 案 例

2018 年 7 月 15 日,李某作为投保人及被保险人,向某知名寿险公司投保了一份百万医疗保险计划,保险单明确标注了基础医疗保障额度为人民币 30 万元,并针对特定重大疾病(如恶性肿瘤)提供额外 30 万元的保障,保险有效期设定为一年。投保当日,李某支付了首个保险年度的保费共计人民币 1 080 元。

自 2018 年末至次年年初,李某因健康问题多次入院接受治疗,最终被确诊为结肠癌,治疗期间产生的医疗费用总计超过人民币 15 万元。

2019 年 6 月初,李某依据保险条款向该寿险公司提出理赔申请,旨在覆盖其医疗费用。然而,保险公司经调查后发现,李某在投保前的几年间存在高血压病史及不定期的便血情况,且在投保前半年内就医频率显著增加,但这些信息在投保时均未向保险公司如实披露。基于此,保险公司通过电话形式尝试与李某沟通解除保险合同事宜,并拒绝支付保险金。

尽管保险公司声称已通过电话方式解除了合同,但李某对此不予承认,且该通话记录无法直接证实通话方具备代表公司解除合同的权利。此外,保险公司未能提供除通话录音外的其他确凿证据来支持合同已解除的论点。重要的是,从保险公司首次获知李某未如实告知情况之日起,已超过法律规定的 30 天期限,依据《中华人民共和国保险法》第十六条第四款之规定,保险公司的合同解除权因此消灭。

鉴于上述情况,法院于 2021 年 2 月受理了李某的诉讼请求,并经过审理后作出裁决,要求保险公司依据保险合同条款,向李某支付医疗保险金共计人民币 9 万元,以补偿其合理的医疗费用支出。

问题 1:李某未履行投保人的何种义务?

问题 2:被保险人带病投保,为什么法院仍判决保险公司支付保险金?

第十章 人群健康管理应用

本章详细列举人群健康的影响因素,包括健康服务的提供、环境因素、行为生活方式和生物学遗传因素。通过建立电子健康档案、构建健康情况与风险评估汇总表、制订健康管理措施、健康管理实施、健康效果评价与反馈等五个方面对健康管理的管理流程进行阐述,以探究其在实践中的运用方式。从社区和企业两种具体场景对健康管理需求进行分析,分别提出健康管理内容和策略。对于不同人群的健康管理,侧重点和管理方式有所不同,本章详细介绍了婴幼儿人群、青春期人群与老年人群三类特殊人群的健康管理方式,以期对人群精准识别、精准管理,发挥人群健康管理的最大效益。

第一节 健康管理影响因素和流程

一、人群健康影响因素

(一) 健康服务的提供

1. 公共急救设备和药物的配置

公共急救设备和药物是指在公共场所设置的,供突发状况时实施急救使用的设备和应对突发疾病的药品。急救设备包括:压舌板、碘伏棉签、无菌冲洗液(生理盐水)、创可贴、医用纱布、绷带、夹板、止血带、外科口罩等;急救药品包括:强心剂、解痉药、呼吸中枢兴奋剂、抗心律失常药等。《健康中国行动(2019—2030 年)》提出,完善公共场所急救设施设备配备标准,在学校、机关、企事业单位和机场、车站、港口客运站、大型商场、电影院等人员密集场所配备急救药品、器材和设施,配备自动体外除颤器(Automated External Defibrillator,AED)。

我国目前公共场所卫生急救设备的配备普及程度较低。例如，对于室颤患者最有效的方法就是心脏电击除颤，如能在 1 分钟内完成除颤，成功率可达90%；每延误 1 分钟，成功率则下降 10%。而被誉为"救命神器"的自动体外除颤器（AED）在各类公共场所中仅少数场所有配置，这将导致患者因抢救不及时造成抢救效果低下，甚至造成死亡。

2. 公共医疗卫生政策

公共医疗卫生政策是指政府在配置医疗卫生资源，解决医疗卫生问题，预防疾病，以促进、保护或恢复健康等方面所进行的一系列规定和行动的总称。公共医疗卫生政策的内容分为疾病预防和疾病治疗两大类。

公共医疗卫生政策对人群健康有着重要的影响，主要包括以下几点：①公共医疗卫生政策可以通过影响健康保险覆盖范围，从而影响人群的医疗保障程度。通过提供并普及医疗保险，政府可以帮助人们获得医疗服务，以降低其经济负担，提高健康保健的可及性和可负担性。②公共医疗卫生政策可以改善人们获得基本医疗服务的条件，提高健康服务可及性。通过制定政策，建立和支持健康服务设施，增加医护人员的数量，以减轻地区之间医疗资源不平等问题，进而提高人们获得医疗服务的水平和质量。③公共医疗卫生政策可以促进疾病的预防和控制。通过推动疫苗接种、疾病筛查和健康宣传活动等，提高人们对疾病的认识，并能尽早预防和及时治疗。④公共医疗卫生政策可以支持和鼓励卫生基础设施的建设。通过投资建设医院、诊所和卫生中心等设施，在偏远地区提供医疗服务，改善健康保健的覆盖范围和质量。⑤公共医疗卫生政策可以推动健康教育。通过制定政策以提高人们对健康饮食、锻炼和良好生活习惯的认知，并鼓励开展各种健康促进活动，从而改善人们的生活方式，减少慢性疾病的发生。

3. 医疗服务价格

医疗服务价格是将医疗服务作为商品交换所采取的一种价格形式，本质上是医疗服务价值的货币表现，是医疗机构对患者服务的医疗服务项目的收费标准，包括门诊、住院、各项检查、治疗、检验、手术项目等的收费价格。

医疗服务价格影响个人和家庭的医疗负担，导致不同收入和社会地位的人对医疗服务的利用存在巨大差异。高昂的医疗服务价格可能导致部分患者延迟或放弃必要的医疗服务。因此，昂贵的医疗服务将加剧健康的不平等性，使得医疗服务在富裕人群和贫穷人群之间发生不平等的分配。反之，适当的价格将鼓励人们积极寻求和使用必需的医疗服务，有利于人群健康的共同发展。

从另一方面看,高昂的医疗费用也可能对人们参与预防性医疗和早期发现并干预健康危险因素产生积极影响。很多疾病如果在早期被发现和治疗,可以提高患者的生存率和生活质量,从而使患者获得更好的健康结果。

4. 医疗服务质量

WHO质量工作小组指出医疗服务质量包括四个方面:服务过程的有效与舒适性(技术质量)、资源的利用效率(经济效益)、危险管理(发现和避免与医疗服务相关的损害、伤害和疾病)、病人的满意程度。医疗服务质量影响了人群在疾病预防和治疗时感受到的价值,高水平的医疗服务质量有利于提高接受医疗服务人群的利益,提升就医意愿和就医效果。

(二) 环境因素

1. 地区性

不同地区应采取的健康管理方式有所不同,许多疾病呈现地区性分布。如:血吸虫病分布在长江以南12个省,以江苏、浙江、湖北三个省最为严重;鼻咽癌在广东发生率较高,故有"广东癌"之称;HIV感染在云南发生率较高;食管癌在河南林县发生率较高;肝癌在江苏启东发生率较高等。其根本原因是当地的一些特殊生活习惯、饮食结构、气候环境等造成某种疾病发生率更高的情况。想要解决这一现象,就需要从相应疾病的致病原因入手,控制疾病危险因素,从而降低疾病发生率。

例如,为缓解某地甲状腺肿,经过流行病学调查,发现是由于当地居民食物中的碘缺乏,因而该地区在进行健康管理时,可推荐当地居民食用加碘盐、多吃含碘丰富的食物,如海带、紫菜、海藻、海鱼虾等。

2. 季节性

季节性是指某一种疾病每年在一定季节内呈现发病率升高的现象。不同的疾病可表现出不同的季节分布特点,主要有以下两种情况,①严格的季节性:是指某些疾病的发病率在一年的特定季节显著升高或下降的现象。如我国北方地区流行性乙型脑炎发病高峰在夏秋季,其他季节基本无病例出现。②季节性升高:是指虽然在全年都有相关病例的出现,但在一定季节呈现发病率升高的现象。如手足口病、水痘、麻疹、流行性腮腺炎等传染性疾病,在春季的发病率明显升高。

导致季节性疾病的原因众多,也可能由多种因素共同发生作用,其常见原因包括:①某些地区以虫媒传播的疾病会按照虫媒的生活习性呈现季节性。

②不同季节温度的不同引起的生活方式的不同,从而导致相应疾病。③湿度也是导致季节性疾病的常见原因之一,冬春季节天气干燥,寒冷干燥的空气导致人体呼吸道更容易受到刺激,呼吸道分泌液等屏障被抑制,病毒、细菌更容易在口鼻、呼吸道等位置停留更久。

(三) 行为生活方式

1. 食物

食物影响人体对营养和能量的摄取,从而影响人群健康状况。偏食、多饮多食、爱吃辛辣和油腻的食物都有可能对人体健康造成一定的危害,为保证健康的饮食习惯,成年人可根据中国居民平衡膳食宝塔(Chinese Food Guide Pagoda,图 10-1)选择食物。

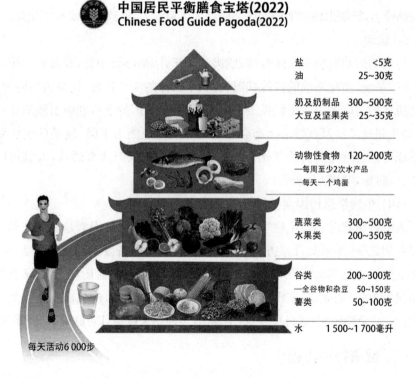

图 10-1　中国居民平衡膳食宝塔(2022)

中国居民平衡膳食宝塔形象化的组合,遵循了平衡膳食的原则,体现了在营养上比较理想的基本食物构成。宝塔共分 5 层,各层面积大小不同,体现了

5 大类食物和食物量的多少。5 大类食物包括谷薯类、蔬菜水果、畜禽鱼蛋奶类、大豆和坚果类以及烹调用油盐。食物量是根据不同能量需要量水平设计，宝塔旁边的文字注释，标明了在 1 600～2 400 kcal 能量需要量水平时，一段时间内成年人每人每天各类食物摄入量的建议值范围。

2. 睡眠

睡眠是生命的需要，对人体健康起着至关重要的作用，睡眠的缺乏不仅会引精神疲劳、决策和学习能力受损，还会导致身体的其他疾病。根据《中国睡眠研究报告 2023》对失眠情况的调查发现，关于失眠后的心情问题，47.2% 的民众认为失眠后会心烦、急躁，43.8% 的民众认为失眠后会乏力、没精神、做事效率低，20.7% 的民众觉得失眠后心慌、气短，只有 29.7% 的民众认为失眠后无不适，14.5% 的民众对失眠持无所谓态度。睡眠所引起的问题不仅会体现在人们的主观感受上，长期出现睡眠问题还会降低人体免疫力，导致各种疾病的出现。

3. 运动

适当的运动有利于人体骨骼、肌肉的生长，增强心肺功能，改善血液循环系统、呼吸系统、消化系统的机能状况，有利于人体的生长发育，提高抗病能力，增强有机体的适应能力。据世界卫生组织估计，全球因缺乏运动而引致的死亡人数，每年超过二百万。缺乏运动会导致身体的免疫能力下降，使某些疾病和病毒不能得到有效免疫而诱发死亡。另外，如果小孩缺乏体育锻炼，大脑可能发育不良，将影响其智力水平。

（四）生物学遗传因素

人群健康状况还与生物学遗传因素有关。例如，遗传因素是诱发高血压的主要原因之一，如果父母双方均患高血压，其子女的高血压发病几率为 46%；如果父母一方患高血压，子女发病几率为 28%；如果父母血压均正常，子女发病几率仅为 3%。因此，在家族成员中有遗传性疾病发生时，应提前注意避免与之有关的疾病危险因素，通过早发现、早预防、早控制来避免其对健康状况的影响。

二、健康管理流程

（一）建立电子健康档案

电子健康档案（electronic health records，简称 EHR）是一种电子化的健康和医疗记录。包含了患者的所有医疗健康信息，包括个人基本信息、药物和疫苗接种记录、过往疾病和治疗记录、实验室检查结果、过敏反应和医生的医疗建议等。基于对健康管理受众的定期体检,为其建立电子健康档案,并以电子健康档案为载体,实现家庭、社区、基层医疗服务中心、医院、健康管理相关机构的信息共享。对个人有家庭遗传病史且出现早期症状、检查出早期疾病和正处于疾病状态的情况进行有针对性的、更深层次的体检,并定期复查。将相关体检报告上传至电子健康档案,实现终身的全程管理,从而提高人民的健康水平。

(二)构建健康情况与风险评估汇总表

将管理区域的所有健康档案汇总,按照年龄、性别、疾病等分门别类,针对相关疾病人群统一管理并进行流行病学调查,通过分析健康危险因素对区域内居民进行健康风险评估,为该健康管理区域的健康管理和其持续性提供理论和实践依据。

(三)制订健康管理措施

根据电子健康档案和健康情况汇总表制订健康管理措施,针对具有相似疾病和身体状况的人群可划分整合,统一进行健康管理,针对具有特殊情况的服务对象可个性化定制健康管理方案。

对于健康、亚健康人群的健康管理措施应以预防为主,可以包括:疾病的筛查、调节饮食结构、组织集体锻炼活动、定制针对性运动指导等。对于疾病人群的健康管理应以治疗和延缓疾病病情发展为基础,制订健康管理措施,其中包括:对特定疾病的定期专科体检、在提高健康水平方面(如饮食结构、生活习惯、心理健康等)进行有针对性的指导和调节、制订个性化运动处方、提高身体的整体健康素质等。

(四)健康管理实施

按照人群健康状况和疾病种类进行分类管理,通过互联网技术将同一类型的被服务者与相对应的专业医务人员和健康管理服务人员进行线上匹配,有针对性地进行系统化健康指导,并在被服务对象出现复杂疾病情况时,通过基层卫生服务中心向上级医院转诊治疗,提供线上挂号、远程会诊、心理指导、健康教育、疾病随访等健康管理服务。

(五)健康效果评价与反馈

对被服务对象进行访谈、问卷调查等方式了解民众对健康管理效果的主观感受。通过对服务区域的健康情况与风险评估汇总表进行分析,并与往年的分析结果进行比较,以了解民众的健康状况变化。对所收集到的信息进行分析,针对不足之处制订改进措施与方案,针对有益之处进行保留传承。

第二节 社区健康管理

一、社区健康管理的作用和意义

社区健康管理是通过系统性、科学性的方法对社区居民的健康进行全面、规范的管理,以实现社区健康的最优化;是通过结构化和有组织的方式进行疾病预防和健康促进的过程。其主要目的是通过改善社区的环境,增进人们的健康态度和行为,预防疾病的出现或发展,以及提供早期干预和治疗,从而提高社区人群的整体健康水平和生活质量。社区健康管理对保证居民的身心健康、提升公共卫生服务水平,以及构建和谐健康社区具有重大意义。具体体现在以下几个方面:

(一) 提升社区居民健康意识和自我管理能力

社区健康管理通过提供健康教育、健康促进活动和定期健康咨询,提高社区居民的健康意识,推动居民参与自我健康管理。良好的自我管理能力可以使居民在日常生活中保持健康饮食、规律运动等行为习惯,并使其具备自我检测和自我治疗常见、多发疾病的能力。这对慢性疾病(如高血压、糖尿病)的控制及管理有积极影响。

(二) 提高社区居民健康水平

社区健康管理通过提供健康教育、早期干预、疾病预防和保健、健康服务和资源、改善生活环境等措施,可以帮助社区居民识别并避免健康风险(如不良生活习惯、环境危害等),从而有效预防疾病的发生,提高社区居民的健康水平和生活质量。

(三) 科学应对公共卫生事件

在应对大规模公共卫生事件(如流行病或自然灾害)时,社区健康管理体系可以有效地进行卫生救援和资源调配,提供必要的护理和医疗服务。利用社区健康管理有效应对公共卫生事件,有助于及早发现社区内的疾病疫情,通过及时治疗和干预措施,减少疾病发展和扩散,预防传染性疾病的大规模爆发。并通过开展预防疾病活动(如举办健康讲座、发布健康信息等),提高社区居民的健康知识水平,帮助居民建立正确的健康观念和生活方式,预防各类疾病的发生。

（四）优化卫生资源分配

卫生资源在不同地区、不同收入的人群中存在分配不均的问题，社区健康管理能将基层医疗机构、社区工作者、医疗卫生人员、医疗设备设施和互联网远程医疗技术进行整合，为社区成员提供优质的医疗卫生保健资源。有助于实现医疗资源的有效配置，避免医疗资源不平等的现象，并使得社区居民能够方便、快捷地获得医疗服务。

（五）优化社区医疗服务

社区健康管理有助于优化社区医疗服务。例如：通过家庭医生制度和社区医疗服务中心，为居民提供便利、及时的医疗服务；通过建立电子健康档案，对居民的健康状况进行跟踪和管理，并提供定期的健康检查，早期发现健康问题并及时干预；通过制订个性化的健康管理计划，提供个体化的健康咨询和指导。

（六）及早识别和处理健康危险因素

社区健康管理的一个重要作用是进行健康评估和监测，及早发现社区居民的健康问题，及时介入，避免疾病的延误诊治和加重。也可对社区的环境卫生问题进行监测，发现和解决危害人体健康的社区环境问题。

（七）协调各类健康资源

社区健康管理通过协调各类健康资源（如医疗设施、健康信息、专业人才等），可以提高健康资源的利用效率，更好地满足社区居民的健康需求。

二、社区健康管理需求

社区是若干社会群体或社会组织聚集在某一个领域里所形成的一个生活上相互关联的大集体，是社会有机体最基本的内容，是宏观社会的缩影。因此，对社区的健康管理是推动国家整体健康水平提高的关键节点。社区健康管理的需求也体现了社区成员最基本的健康需求，其既反映了社区居民身心健康的全方位需求，也凸显了社区健康服务如何紧密融入每个人的日常生活。社区健康管理的需求包括一般服务需求和特殊服务需求。

（一）一般服务需求

1. 预防服务需求

包括疾病的预防、健康教育、健康促进活动等需求，这是社区健康管理最基础的需求。

2. 医疗服务需求

社区内疾病患者需要专人进行照顾,提供便捷、有效医疗服务。为满足这一需求,社区健康管理部门可以加大社区内部医疗卫生体系的硬件设施建设、开设门诊服务、提供家庭医生服务等。

3. 康复服务需求

针对需要康复治疗的患者,社区健康管理需要提供物理治疗、职业疗法等康复服务。

4. 关怀服务需求

随着老龄化社会的到来,关怀服务成为社区健康管理需求中非常重要的一部分,包括对老年人的日常生活照顾、提供心理咨询等。其中,临终关怀是关怀服务的重要组成部分,其主要目的在于为临终病人提供全身心的照顾和支持,满足其生理、心理及社会功能等各方面的需求。

5. 健康咨询服务需求

包括提供社区居民需要的健康信息,或解答居民关于健康疾病的问题,提供个性化的健康建议和生活方式建议等。

6. 卫生急救服务需求

社区必须有对突发性卫生事件做出及时响应的能力,包括进行卫生急救、疫病的控制和防治能力等。

7. 健康档案管理需求

要求社区健康管理者对社区居民的健康档案进行有效管理,做到信息的随时更新和追踪,并要尊重居民隐私,保障档案信息的安全。

(二) 特殊服务需求

针对特定人群而言,健康管理需求将更加具体化,更具有针对性。主要有以下几方面健康管理需求。

1. 慢性病管理需求

针对慢性病(如高血压、糖尿病、心脏病等)的预防与管理需求,包括定期的健康筛查、健康教育活动,以及疾病管理计划等。

2. 儿童及青少年健康管理需求

包括儿童的疫苗接种、身心发展的跟踪以及青少年的心理健康建设、营养与运动建议等需求。

3. 老年人健康与照护需求

追踪老年人的健康状况,提供必要家庭照护服务的需求,例如协助生活、物理治疗等。

4. 心理健康服务需求

包括心理疾病筛查、心理咨询,以及相关的干预服务的需求。

5. 生活习惯与健康行为教育需求

社区居民进行健康生活习惯教育的需求,例如合理膳食、运动、戒烟等健康教育需求。

6. 社区环境和公共卫生需求

保障社区环境的清洁卫生,以及公共空间的健康环境需求,如及时清扫公园、广场、街道的垃圾等。

三、社区健康管理内容和策略

(一) 社区健康管理内容

1. 疾病预防

围绕预防为主的方针,提供预防接种,预防慢性疾病和传染病的教育及健康资源。包括实施各类疫苗的预防接种、提供关于预防慢性疾病和传染病的教育课程、安排健康讲座、开展各类健康筛查活动等。

2. 健康教育与促进

通过多种措施和方法促进社区居民的身心健康。以增强社区居民的身心健康为目标,定期举办一系列健康活动(如免费的运动课程、健康饮食研讨会、烟草防治、情绪管理课程等)、宣传健康生活方式和营养知识、开展健康讲座、发放健康手册和提供健康在线资源等,帮助社区成员了解和掌握更健康的生活方式,增强居民的健康素养。

3. 疾病管理

对患有慢性病与不断复发急性病的社区居民,提供持续的、由专业人员协助的疾病管理支持,并对他们进行跟踪管理。

4. 康复护理

为疾病康复者和慢性病患者提供康复护理服务和配套服务,如物理治疗、心理治疗,以及必需的居家生活饮食建议等。

（二）社区健康管理策略

1. 自我管理促进

通过提供必要的知识和工具，鼓励个人和家庭采取预防措施、定期检查并管理已有的健康条件，科学管理自己的健康。例如，为了鼓励社区成员管理自身的健康，提供定制的健康反馈和目标，帮助社区成员更好地理解和管理自己的健康状况，可利用互联网技术跟踪收集社区居民的健康数据（如睡眠数据，运动情况以及饮食信息等），为社区成员提供个性化的健康管理方案，鼓励社区成员运动和注意食品选择。

2. 多部门合作

动员不同的社区资源，包括公共卫生部门、社区医疗中心、学校、非政府组织等，合力解决健康问题。要求卫生部门与非卫生部门（如教育部门，环境部门等）联合工作。例如，针对预防儿童肥胖问题，可采取多部门合作的方法进行联合行动，学校提供营养均衡的午餐，并培养孩子们健康的饮食习惯；社区健康中心提供肥胖筛查和营养咨询；食品店推动健康食品销售，并提供营养食品购物指南；公园管理部门提供可供儿童运动的场地和设施。这种由社区健康中心、学校、食品店和公园管理部门共同实施的健康管理方案，更能全方位地为社区成员提供健康生活环境。

3. 社区成员参与

通过组织社区会议、调查等方式，了解社区成员的需求和反馈，让其参与到政策决策和项目设计中。鼓励社区成员参与健康活动，监督社区健康服务的效果。例如，可以选出社区成员接受健康教育培训，然后由他们将健康教育信息带回社区，起到健康顾问的作用。这些顾问可以在邻里聚会上授课，解答关于健康问题的疑问，或者在社区公告栏中设立信息展台，由健康顾问收集社区成员的健康问题和社区健康服务的效果。通过他们增强社区成员对健康问题的了解，鼓励社区成员积极参与健康活动。

4. 利用科技提升效率

使用电子健康档案、健康追踪软件、远程看诊、电子处方、在线预约及在线教育等科技手段，提高健康服务的效率和辐射范围。利用电子医疗记录，远程医疗等现代科技手段可以提升社区健康服务的有效性和便利性。为提高效率，社区卫生中心可开发一套完整的电子健康记录系统，这个系统记录各种医疗信息，包括检查结果、免疫记录、药物清单等。此外，系统还可以自动发送提醒，比如接种疫苗或定期健康体检提醒等。此类系统不仅有利于医生和工作人员访问和共享信息,也有助于社区成员了解和管理自己的健康。

第三节 企业健康管理

一、企业健康管理的作用和意义

企业健康管理是一种关键的战略投资,指企业通过对员工健康信息的收集、分析和研究,为员工提供科学、合理的健康方案,从而提高企业总体健康水平、降低员工疾病风险,实现企业发展和员工健康的双赢。其作用和意义主要为以下几个方面:

(一) 降低企业总体医疗保健总费用,减少企业运营成本

企业健康管理可帮助减少员工因患病导致的医疗费用、员工福利支付等成本。此外,健康的员工出勤率更高,企业因病请假、早退或者缺勤所造成的成本损失也将降低。

(二) 吸引优秀人才

企业健康管理的实施,代表了对人力资源管理得更深远的考虑。这不仅能优化人力资源,提高企业运作效率,还可以提高企业在人才市场的竞争力,以吸引更多优秀人才加入企业。

(三) 提高企业员工福利和满意度

企业关注员工健康并采取相关措施可以提高员工满意度,增强其对公司的忠诚度。员工感觉到被公司重视,将更愿意在工作中付出,这对建立企业积极、健康的工作环境等具有关键作用。

(四) 提高企业员工工作效率

企业健康管理可以通过激励员工积极参与健康活动来提高员工的士气和团队合作意识。例如开展健康活动(如团队运动、健身比赛等)可以增强员工之间的互动与合作,并为员工提供健身运动的机会,提高工作效率和团队合作意识。且健康的员工体能更好、精神状态更佳,有助于工作效率的提升。这一效益可通过减少因疾病导致的员工工时损失、提高生产力等方式体现出来。

（五）履行社会责任

企业在社会责任中扮演着重要的角色。企业管理应遵守法律法规，秉持道德原则进行经营，确保不会对员工造成损害。企业通过实施健康管理，改善员工健康状况，有助于更好地履行其社会责任，不仅能营造企业的良好形象，而且可以为社会创造更多的价值。

二、企业健康管理需求

（一）企业健康管理需求调查方法

在企业健康管理中，需求调查是了解员工的健康状况和需求的重要步骤。在进行企业健康管理需求调查时，有多种方法可以使用，可以根据实际情况进行综合应用，以获取全面而准确的员工健康需求信息，为企业制订有效的健康管理策略提供依据。

以下是一些常用的企业健康管理需求调查方法：

1. 健康问卷调查

通过编制健康调查问卷，征询员工在健康方面的观念、问题、需求和期望，以了解员工的健康状况和需求。这种方法可以帮助企业了解员工的健康状况、健康行为、使用医疗服务的频率等。问卷可以了解慢性病的风险因素（如吸烟和肥胖），也可以探询员工对于特定健康项目的需求和期望。

2. 深度访谈

一对一的深度访谈能更深入地了解员工的需求和期望，以及他们对现有健康管理项目的满意程度。

3. 心理健康评估

使用标准化的心理健康评估工具，如症状自评量表、压力评估表、工作满意度量表等，评估员工心理健康的状况和需求。

4. 健康风险评估

通过评估员工的生活习惯、饮食、体重管理、运动情况等，识别出潜在的健康风险，并了解员工对于改善健康状况的需求。这是一种与个体相关的询问方法，旨在评估个人在健康方面具体的风险情况（如心脏病、糖尿病等）。此评估通常包括一个简短的健康问卷，收集生活习惯和家庭病史等情况。

5. 健康服务使用情况调查

调查员工过去使用过的健康服务及其满意度，以了解现有服务的效果和员工对于各种健康服务的需求。

6. 环境评估

评估工作环境、工作场所和员工的生活环境，包括空气质量、噪声水平、办公空间的布局、工作站的设计、照明和通风情况等方面的调查，以评估员工所处环境对其健康的影响。

7. 座谈会

由一组员工代表组成的小组讨论会，通过引导讨论员工的健康问题和需求，获取来自不同角度的意见和建议。通过邀请多人一同讨论，可以了解到更广泛的观点和想法，有助于发现可能被忽视的需求。

8. 数据分析

分析员工的医疗保险使用情况和病假情况等，形成直观的统计数据，以了解公司员工的健康状况，并了解哪些问题可能需要着重关注。

(二) 企业健康管理需求分析内容

1. 企业基本情况分析

对于企业的健康管理，对企业基本情况作分析是必需的。综合分析企业当前的基本情况及企业健康投入状况，包括企业的大小、种类、行业、经营状况、企业文化、员工健康和福利投入等情况，以及员工的基本情况（包括人数、年龄结构、性别比例等）。

2. 员工健康情况分析

了解员工的健康情况是确定健康管理策略的重要步骤。通过员工的健康行为（例如是否定期运动、饮食习惯等）、员工使用医疗服务或病假的情况详细了解员工的健康情况，分析员工的主要健康问题或风险。可以使用定期体检和问卷调查等方式来收集员工的健康信息。这些信息可帮助企业判断员工的整体健康水平及特定疾病（如肥胖、高血压或糖尿病）发生的风险。

3. 工作环境分析

工作环境对员工的健康有重大影响。因此，分析工作环境的状况和其中存在的健康风险十分重要。包括分析办公室的物理环境（如光线、噪声和清洁度）、职场心理环境（如工作压力和人际关系）和加工场所的化学环境（如有毒、有害气体）等。

4. 健康政策与法规遵守分析

依据具体法律法规，企业需遵守工作场所健康和安全的规定。要求提供合适的健康环境,实施特定的安全标准。企业需要确保所制订的健康管理策略符合法规与政策的要求。

5. 健康教育和训练需求分析

通过分析员工掌握的健康知识水平,了解员工在哪些健康领域需要进一步的知识和技能培训,根据分析结果提供适当的健康教育和训练,使员工可以更明确地理解如何保障自身健康。

三、企业健康管理内容和策略

(一) 企业健康管理内容

1. 健康风险控制

健康风险控制是企业健康管理的重要组成部分。包括评估和识别企业内部健康风险,以及制订规避、控制这些风险的措施。不同企业有不同种类的风险,例如对于化工生产企业,其风险主要为有毒有害的化学物质对人体和环境的危害,应对环境中有毒有害化学物质实施严格的控制,并确保员工使用正确的个人防护设备;对于煤炭采选业,主要是由于矽尘所产生的矽肺病,应控制矽尘产生,为员工提供合格的防护口罩。除了这些行业特有的风险,还应关注职场普遍存在的风险,如久坐不动、工作压力过大等。

此外,健康风险控制还应包括定期的健康检查,用来持续监测员工的健康状况,尽早发现并处理可能的健康问题。健康管理者应将员工的健康数据与工作环境数据结合起来,分析并预测可能的健康风险,以便进行早期干预。

2. 健康教育培训和健康促进活动

企业应依据自身环境和员工健康状况进行有针对性的健康教育培训。培训涉及的内容应通俗易懂、能被有效使用,包括饮食和营养教育、身体活动引导、压力管理,以及如何在健康危机中采取正确的应对措施以降低危害等。同时,企业也需要组织各类健康促进活动,例如健步走、健身竞赛等,此类活动有助于提升员工的身心健康以及团队合作精神。

健康教育培训的一个重要目标,是通过讲授健康知识和技能,使员工能够更好地管理自己的健康。同时,也需要强调和教育员工对健康的全面理解,即健康不仅包含身体健康,还应包括心理健康和社会适应性。深入理解这个概念后,员工能够更加全面地重视自我健康管理,从而积极参与到健康促进活动中来。

3. 快速就医服务

企业应尽可能在员工遇到健康问题时立即提供医疗援助。这包括在工作场所设立急救设施,训练员工进行初级急救措施,配备专业医疗人员,并适时调整工作环境以减少意外事故的发生。还可以与医疗机构合作,确保员工在需要的时候可以获取专业的医疗服务。

为了实现快速就医,企业还需要设定一个有效的健康管理过程,例如,当员工出现健康问题时,能立即联系到健康管理者,迅速获得医疗建议,并制订出一个具体、可行的治疗计划。企业还可提供定期的健康检查,以及疾病预防的疫苗接种等服务。

4. 心理支持与咨询

员工可能会因工作压力和个人问题产生心理健康问题。企业内部应根据员工的心理状况,主动提供心理支持,以保障员工的心理健康。如设立员工心理援助计划,提供咨询服务,招聘专业的心理咨询人员,为员工提供心理支持。这些服务可以帮助员工有效处理压力,增强职业满意度,提高生产效率。

企业还可以创建一个匿名的、无压力的平台,让员工遇到工作或生活压力时能获得及时的心理援助。企业也应尊重员工的隐私权,对员工所咨询的内容严格保密,以便员工能够在面临困扰时,自由地寻求心理咨询和支持。

(二)企业健康管理策略

1. 策略管理促进

制订健康管理策略的首要任务是确定企业的健康需求和特性,需要进行广泛的员工调查,以明确其生活方式、健康状态、工作环境等因素。继而,企业可根据这些信息制订明确、具体的健康策略,并确定如何实施和评估这些策略。包括制订工作场所中的运动计划,维持员工身体健康;创建健康食品政策,确保工作场所提供的食品对员工的健康有益;创建适合心理健康的工作环境,保障员工的心理健康;制订控制工作时间的政策,以防止过度工作;制订范围广泛的远程工作政策,给员工提供更多的工作灵活性等。

2. 多部门合作

企业的各个部门都有各自的专业资源和技术支持,如人力资源部门有员工健康和福利的相关信息,行政部门有各种政策的制定和实施经验等。通过多部门协作,可以把多维度资源整合起来,充分发挥各部门的特长与优势,做到资源的优化配置和合理利用,更加有效地推进健康管理。

3. 健康文化建设

企业通过建立积极的健康文化来推动健康管理策略的实施。采取赞扬和奖励健康行为的创新方法,让员工积极参与健康改善活动;通过组织体育活动或健康竞赛,加强员工间的健康交流。

4. 监控与持续改进

企业需要持续监控并反馈企业健康管理策略的实施效果。包括记录和跟踪员工参与度、健康行为改变,以及整体健康状况的改善程度。通过监控,企业可以确保其策略在实际操作中获得预期的效果,并对未来企业的定期评估和调整健康管理策略提供有价值的参考,以便企业根据新的信息和情况进行适当的策略调整。

第四节 特殊人群健康管理

一、婴幼儿人群健康管理

(一) 婴幼儿人群特征

婴幼儿是婴儿和幼儿的统称,一般指 0～6 岁的幼小儿童。婴儿一般为出生到 1 周岁的儿童,幼儿一般为 1 周岁到 6 周岁的儿童。婴幼儿是一个受护群体,由于其在保育和教育方面有特殊的要求,行为能力和认知能力具有局限性,因此针对婴幼儿的健康管理与其他人群的健康管理有明显差异。

1. 生理特征

婴幼儿时期是人的一生中发展最为迅速的时期,对能量和营养的要求量巨大,需要摄取更多种类的营养素。

婴儿需要通过母乳获取适当比例的蛋白质、脂肪、糖三大营养物质,并依靠母乳中的乳铁蛋白、溶菌酶等免疫因子,预防肠道感染性疾病的发生。随着年龄的增长,婴儿消化、吸收和代谢能力逐渐增强,而胃容量有限,为保障正常成长发育所需的营养要求,需要在一日三餐的基础上增加用餐次数,以帮助其在有限的胃部容量内增加对能量和营养的吸收。

进入幼儿时期,免疫系统、神经系统、运动系统等都有了新的发展。其对世界的好奇心越来越重,动手行为能力也日益增强,通常会因为好奇或贪玩将自身置于危险之中。这段时期也是感染性疾病的多发期,其免疫系统发育仍然不够完善,易受到病毒、细菌以及支原体、真菌等感染,易引起呼吸系统、泌尿系统、消化系统等疾病。

随着年龄的增长,孩子开始自主进食后,甜食、油脂多的食物更易受到他们的欢迎,这将导致肥胖和龋齿风险的增加。

因此针对婴幼儿的健康管理,应分析婴幼儿各时期的特点,有针对性地进行健康管理。

2. 心理特征

(1)婴幼儿人群对外界事物有着强烈的好奇心。其对任何事物都渴望接触摸索,这有利于其快速地了解世界,与此同时也存在一定的风险,比如在接触火、电、水等危险事物时,由于其对风险和后果的未知,往往只有在经历了伤害之后才会有意识地逃避危险。

(2)婴幼儿人群有着较强的求知欲和模仿能力。其对感兴趣的事物会乐于探索,有着较强的创新和思维能力,该时期正是塑造健康心理、培养其创新和交际能力的最佳时期,也是容易被外界影响,产生心理问题,甚至是心理疾病的时期。

(3)婴幼儿人群有着不稳定的性格和情绪,可塑性较强,对外界发生的变化也更加敏感。父母或其监护人的一言一行都可能影响其终身,良好的家庭氛围可以培养出性格良好、情绪稳定的人,而恶劣的、嘈杂的家庭环境则将会对其产生十分不良的影响,轻则造成性格叛逆、暴躁、抑郁、胆怯、懦弱等问题,重则会引起将来暴力、犯罪行为的发生。

(4)婴幼儿人群有活泼、贪玩的特点。贪玩是婴幼儿人群正常的现象,也与婴幼儿时期活泼的天性有关。游戏、玩耍能使其思维更加敏捷,适应能力增强,有助于智力发展,培养探索精神和活泼开朗的性格。在生理方面也能增强其免疫力,促进新陈代谢和肠道对钙的吸收,从而达到增强体魄的效果。

(二)婴幼儿人群健康管理应用

婴幼儿时期是最弱小、心智最不成熟的一段时期,免疫力处于十分脆弱的水平,对健康问题通常无法自主地进行控制,在发生疾病时对疾病情况的描述也不准确,导致对婴幼儿的健康管理成为巨大的难题。因此,对婴幼儿的健康管理可建立在对其父母或其监护人的健康知识教育的基础之上,以达到对婴幼儿实施健康管理的效果。

1. 婴幼儿人群健康管理需求

（1）对完善免疫系统的需求：婴幼儿免疫系统的功能水平十分低下，其非特异性免疫功能尚未发育完善，需要随着年龄的增长才逐渐成熟。存在的具体问题有：肠壁通透性高，胃酸较少，杀菌能力弱；淋巴结功能尚未成熟，免疫功能不足；皮肤角质层薄、黏膜柔嫩易损伤，屏障作用差等。因此婴幼儿人群易发生感染，并且感染后易扩散。在此时期，完善其免疫系统功能是十分重要的。

（2）对健康饮食的需求：婴幼儿对饮食要求较高，在不同的年龄段有不同的饮食方式和营养需求。充足的营养和良好的喂养是促进婴幼儿体格生长、机体功能成熟及大脑发育的保障。养成良好的饮食习惯，是培养婴幼儿健康生活方式的重要内容，能够为成年期健康生活方式奠定基础。因此对婴幼儿的健康管理应指导养育人掌握母乳喂养、辅食添加、合理膳食、饮食行为等方面的基本知识和操作技能，为婴幼儿提供科学的营养喂养照护，预防婴幼儿营养性疾病的发生，促进婴幼儿健康成长。

（3）提高对环境适应能力的需求：应循序渐进地让婴幼儿接触自然环境和社交环境，提高其对各种环境的适应能力。在接触中还应关心其情绪变化，通过各种方式缓解其焦虑、恐惧、愤怒等不良情绪，避免因不良情绪引起其对探索新事物的恐惧。

2. 婴幼儿人群健康管理内容与策略

（1）及时、全面地注射疫苗：疫苗可以预防严重的传染病，如百日咳、麻疹、脑膜炎等。对于婴幼儿来说，其免疫系统还不够强大，容易受到疾病的侵袭，及时注射疫苗可以有效地预防某些疾病，保护健康和生命。

（2）婴幼儿饮食管理：3 岁以下婴幼儿饮食结构可根据《3 岁以下婴幼儿健康养育照护指南（试行）》进行健康管理规划。

首先应注意使用母乳喂养。母乳含有丰富的营养素、免疫活性物质和水分，能够满足 0～6 个月婴儿生长发育所需的全部营养，有助于婴幼儿大脑发育，降低婴儿患感冒、肺炎、腹泻等疾病的风险，减少成年后肥胖、糖尿病、心脑血管疾病等慢性病的发生，增进亲子关系，还可以减少母亲产后出血、乳腺癌、卵巢癌的发病风险。

其次应注意微量元素的补充。例如：足月儿生后数日内开始，在医生指导下每天补充 400 国际单位维生素 D，促进生长发育；纯母乳喂养的足月儿或以母乳喂养为主的足月儿 4～6 月龄时可根据需要适当补铁，以预防缺铁性贫血的发生等。

另外应注意辅食添加。6～24月龄婴幼儿辅食添加要点详见表10-1。

表 10-1　6～24 月龄婴幼儿辅食添加要点

月龄	频次(每天)	母乳之外食物每餐平均进食量	食物质地(稠度/浓度)	食物种类
6 个月之后(6 月龄)开始添加辅食	继续母乳喂养＋从1 次开始添加泥糊状食物逐渐推进到2 次	从尝一尝开始逐渐增加到 2～3 小勺	稠粥/肉泥/菜泥	辅食主要包括以下 7 类: 1. 谷薯/主食类(稠粥、软饭、面条、土豆等) 2. 动物性食物(鱼、禽肉、畜肉及内脏)
6～8 月龄	继续母乳喂养＋逐渐推进(半)固体食物摄入 1～2 次	每餐 2～3 勺逐渐增加到 1/2 碗(250 mL 的碗)	稠粥/糊糊/捣烂/煮烂的家庭食物	3. 蛋类 4. 奶类和奶制品(以动物乳、酸奶、奶为主要原料的食物等) 5. 豆类和坚果制品(豆浆、豆腐、芝麻酱、花生酱等)
9～12 月龄	逐渐推进(半)固体食物摄入 2～3 次＋继续母乳喂养	1/2 碗(250 mL 的碗)	细细切碎的家庭食物/手指食物/条状食物	6. 富含维生素 A 的蔬菜和水果(南瓜、红心红薯、芒果等) 7. 其他蔬菜和水果(白菜、西蓝花、苹果、梨等)
12～24 月龄	3 次家庭食物进餐＋2 次加餐＋继续母乳喂养	3/4 碗到 1 整碗(250 mL 的碗)	软烂的家庭食物	＊添加辅食种类每日不少于 4 种,并且至少应包括一种动物性食物、一种蔬菜和一种谷薯类食物

(3) 培养良好的饮食习惯:1 岁以后,幼儿逐步过渡到独立进食,养育人要为幼儿营造轻松愉快的进食环境,引导而不强迫幼儿进食。安排幼儿与家人一起就餐,并鼓励自主进食。关注幼儿发出的饥饿和饱足信号,及时做出回应。不以食物作为奖励和惩罚手段。幼儿进餐时不观看电视、手机等电子产品,每次进餐时间控制在 20 分钟左右,最长不宜超过 30 分钟,并逐渐养成定时进餐等良好的饮食习惯。

(4) 进行适量活动,接触外界环境:0～3 岁期间,婴幼儿的成长和发展是全方面的,比如运动发展、平衡力、感官、认知、解决问题的能力、知识、逻辑思维、社交、沟通、自信心、想象力和创造力等等。在运动方面,可以让婴幼儿进行一些简单的行动,自主地洗漱、穿衣,搬运小物品,进行跑、蹲、跳等运动;在社交方面,可以让其与同龄人一起玩耍,通过示范和引导,帮助幼儿发展关心、分享、合作等亲社会行为,并对积极的行为及时给予肯定和赞赏。

(5)定期检查,进行针对性检查:检查主要包括生理检查和心理检查两方面。

生理检查:应定期对婴幼儿进行健康监测,通过身高、体重、头部、眼部、胸部、四肢运动情况、心率、血液、微量元素等检查,及早发现消瘦、超重、肥胖、发育迟缓、贫血、维生素 D 缺乏佝偻病等健康问题,查找病因,及时干预。

心理检查:对婴幼儿的心理检查可根据《0~6 岁儿童孤独症筛查干预服务规范(试行)》文件中发布的"儿童心理行为发育问题预警征象筛查"表进行筛查(表 10-2)。

表 10-2　儿童心理行为发育问题预警征象筛查表

年龄	预警征象 1	预警征象 2	预警征象 3	预警征象 4
3 月	对很大声音没有反应	逗引时不发音或不会微笑	不注视人脸,不追视移动人或物品	俯卧时不会抬头
6 月	发音少,不会笑出声	不会伸手抓物	紧握拳松不开	不能扶坐
8 月	听到声音无应答	不会区分生人和熟人	双手间不会传递玩具	不会独坐
12 月	呼唤名字无反应	不会模仿"再见"或"欢迎"动作	不会用拇、食指对捏小物品	不会扶物站立
18 月	不会有意识叫"爸爸"或"妈妈"	不会按要求指人或物	与人无目光交流	不会独走
24 月	不会说 3 个物品的名称	不会按吩咐做简单事情	不会用勺吃饭	不会扶栏上楼梯/台阶
30 月	不会说 2~3 个字的短语	兴趣单一、刻板	不会示意大小便	不会跑
36 月	不会说自己的名字	不会玩"拿棍当马骑"等假想游戏	不会模仿画圆	不会双脚跳
4 岁	不会说带形容词的句子	不能按要求等待或轮流	不会独立穿衣	不会单脚站立

(续表)

年龄	预警征象 1	预警征象 2	预警征象 3	预警征象 4
5 岁	不能简单叙说事情经过	不知道自己的性别	不会用筷子吃饭	不会单脚跳
6 岁	不会表达自己的感受或想法	不会玩角色扮演的集体游戏	不会画方形	不会奔跑

注：适用于 0～6 岁儿童。检查有无相应月龄的预警征象，该年龄段任何一条预警征象阳性，提示有发育偏异的可能。

二、青春期人群健康管理

（一）青春期人群特征

青春期是指由儿童阶段发展为成人阶段的过渡时期，是人身心发展的重要时期，一般女孩为 10～18 岁，男孩为 12～20 岁。青春期可分为三个阶段，即青春早期、青春中期和青春晚期。在青春期，青少年会经历身体上的发育和心理上的发展，包括第二性征的出现和其他性发育、体格发育、认知能力的发展、人格的发展、社会性的发展等。

1. 生理特征

性发育：性发育直接关联生殖器官。男性的睾丸和阴囊首先发育，然后是阴茎，伴随着精子生成及遗精现象；女性则表现为外部和内部生殖器官的成熟，包括阴阜隆起，阴唇肥厚及色素沉着，以及阴道和子宫的大小变化，出现月经。

第二性征是区分性别的非生殖器官特征。男性特征包括喉结突出、低沉嗓音、肌肉发达、胡须和多汗毛；女性则表现为细润嗓音、乳房发育、宽大骨盆、多皮下脂肪及丰满体态。

身高和体重：青春期因激素分泌旺盛，特别是生长激素和甲状腺激素的释放，引发第二次生长发育高峰，身高和体重快速增加，每年增长可达 6～8 cm 和 4～5 kg。

2. 心理特征

（1）独立自主性：青春期人群更加追求独立自主的人格，在做出一些重大决定或应对困难危机时希望独自面对，常常拒绝或反感父母或其监护人的介入。

（2）思维能力逐渐成熟：在学习和生活中面对问题能够更加全面、更有深度地进行思考,对新知识的接受能力增强,能更快速地理解和记忆一些复杂的知识。

(3)叛逆性:更追求与众不同,具有对抗倾向。往往对家长和老师的教导背道而驰,具有常发脾气、摔东西、大喊大叫、爱抬杠、无法控制自己等一些不好的行为表现。严重者可能会养成吸烟成瘾、游戏成瘾等一些不良的行为习惯。

(4)情绪不稳定:心情时好时坏,对同伴、家长和老师忽近忽远。青春期人群对异性也充满好奇心,表白被拒绝、暗恋、失恋、恋爱中的矛盾和周围人的压力等通常会成为情绪问题的根源,影响学习、生活和身心健康。

(5)矛盾性:青春期人群的心理特征存在着矛盾性的特点。

首先是反抗和依赖心理的矛盾:在此时期由于自我意识的增强,会对父母的管教产生抗拒心理,形成叛逆情绪。但这个阶段处于成长时期,对于父母还存在很大的依赖心理,没有形成独自解决问题的能力,需要家长的保护和教导。

其次是闭锁和开放的矛盾心理:青春期是一个想快速了解世界的时期,其对外界渐渐有了自己的看法,渴望交友。但是在此阶段,一个人的内心往往又是闭塞的,其心智尚不成熟,内心脆弱,又缺乏一定的经验和自信心,害怕别人否定自己,往往会封闭起来。

最后是勇敢和怯懦的心理矛盾:在青春期中,人是勇敢的,做事是毫无顾忌的,想到了就会去做,不会有太多的思考和谨慎。但是在这个阶段又是怯懦的,没有见识过太多的人和事,看不懂成人世界的纷纭,往往也会害怕去做一些事情。

(二)青春期人群健康管理应用

青春期是人群从孩童阶段走向成人阶段的一个重要的转折期,在此时期对营养的需求、对关注的需求、对良好生活环境的需求和对健康心理状态的需求尤为重要。

青春期人群的免疫系统功能由于年龄的增长已越来越强大,对相关病菌和病毒的抵抗能力越来越强,但由于生长激素、促肾上腺皮质激素、促甲状腺素、促性腺素等激素的分泌都达到新的水平,生理状态和心理状态产生了巨大的变化,这些变化可能给其带来一定的苦恼,产生心理上的问题。因此青春期人群健康管理主要集中在心理健康管理方面,使其充分了解身体和心理上发生的这些变化,以正确的态度度过这一时期。

1. 青春期人群健康管理需求

（1）性教育需求：在当前的社会发展趋势下，对孩童的性教育应在更早时期就开始普及。例如，关于异性之间的接触、生理区别，以及如何保护自己等。因此在青春期，对青少年的性教育不是开始阶段，而更应该成为一个升华阶段，对于两性的相关知识应得到更加全面、充分的普及。

（2）营养需求：对于青春期人群，充足的营养是保障健康发育的基础，但在我国的青春期人群中，有一大部分人由于学习和工作的原因不吃早饭，甚至连午餐、晚餐吃饭时间也不规律，严重影响营养摄入和健康，不利于生长发育。为保证充足的营养，应鼓励其一日三餐定时定量，根据膳食指南制订多种类的食物，使其营养吸收均衡。

（3）心理健康建设需求：对于青春期人群来说，心理健康建设尤为重要。青春期正处于生理、心理发生巨大改变的时期，会出现许多情绪上的波动。焦虑、抑郁、有对抗倾向、厌学等情况是常见的心理问题，如不进行正确的心理健康教育和心理辅导干预，极有可能引起严重的心理障碍。

2. 青春期人群健康管理内容与策略

① 普及性教育知识：针对青春期人群的性知识教育主要集中在学校和家庭。因此，健康管理者应与学校和家庭建立起教育联系平台，对老师及家长进行教育培训，培养其用更加专业科学的方法对青春期人群进行性教育。也可组织适龄人群观看性教育知识科普视频，以降低其对性知识的抵抗感、羞耻感，从而正确地看待生理知识。

② 满足营养需求：青春期人群的代谢速度快，所需能量、各种营养素和微量元素比成人高，尤其是能量、蛋白质、脂肪、钙、锌、铁等。因此对于青春期人群的饮食应达到足而杂的要求，以确保有充足的营养提供其体格生长和智力发育的要求。同时也需要注意建立合理的食谱，养成良好饮食习惯，防止暴饮暴食、不规律饮食、偏食等不良情况的发生，避免肥胖和营养不良等健康问题的出现。

③ 建设心理健康：青春期人群有着复杂的心理变化，对其的心理教育也较为困难。主要可以通过以下几种方法对青春期人群进行心理健康管理：提倡青春期人群与同龄人之间进行更多的互动交流；为其减少学业压力、增加课余时间，通过愉悦的身心，预防心理问题的产生；定期进行调查问卷和访谈，了解青春期人群的心理变化情况；通过问卷和访谈及时发现早期心理问题，进行

及时干预；对于已产生心理疾病的青春期人群应及时就医治疗，严防疾病恶化；保持良好的家庭和学校氛围，有助于青春期人群的心理健康发展。

④ 提供体育健身环境：青春期人群主要的锻炼场所是学校，学校应安排充足的课余时间和体育课数量以满足学生的锻炼需求。在进行青春期人群健康管理时，学校可针对不同年龄段的学生定期进行相应项目的考核，以促进学生对健身锻炼的重视。通过提供合适的体育健身环境，间接促进青春期人群的生长发育，并在一定程度上有利于缓解青春期焦虑、抑郁和情绪上的波动，使其保持生理、心理健康。

三、老年人群健康管理

(一) 老年人群特征

世界卫生组织规定，年龄在 60 周岁以上的人确定为老年；我国《老年人权益保障法》第 2 条规定老年人的年龄起点标准是 60 周岁。在中国人口老龄化程度进一步加深的基础上，老年人群的健康状况受到了全国各界更广泛的关注。老年人群由于自身的年龄和行动能力的限制，健康状况相对于其他人群更不稳定，患病率也随着年龄的增长逐渐增加。因此，针对老年人群体的健康管理在健康管理应用中尤为重要。

1. 生理特征

老年人群体由于身体机能衰退，人体各器官功能衰退等客观因素，身体出现各种问题。例如：由于成骨细胞的衰退、性激素不足和钙的流失等，导致骨质疏松成为老年人群中普遍发生的现象。由于免疫细胞的数量和活性的下降，T 细胞减少、B 细胞产生的抗体活性减弱、受体表达下降、信号传送速度减慢等原因，导致老年人群的免疫力下降，对细菌和病毒侵入的抵抗力减弱，从而造成一系列的疾病，甚至是反复感染引发癌变。

还有一些主观因素，如：饮食睡眠时间不规律、饮食口味重（爱吃辛辣油腻食品）、缺乏锻炼、吸烟饮酒等，这些可能是老年人在年轻时就已养成的不良生活习惯，导致到了老年时期高血压、血脂异常、糖尿病、心脑血管疾病的产生。这些慢性疾病在老年人群中的发病情况尤为广泛，而且一般老年人均患有 2～3 种慢性疾病，这些疾病往往需要长期吃药来维持病情稳定，且老年人由于自身衰老的缘故，肝肾功能不佳，对药品的代谢功能下降，因此用药也需要谨慎适量。从而导致了老年人的病情严重与用药困难二者兼有的情况，这就需要医护人员对老年人的病情进行全方位分析,平衡用药剂量与治疗效果之间的关系。

2. 心理特征

(1)孤独寂寞。社会经济快速发展离不开每个历史时期青壮年的刻苦奋斗,但当他们完成自身价值、光荣退休之后,就会发现面临的困境:经济收入降低、工作生活的人际关系中断、社会身份改变、作息时间变化等。这些与之前截然不同的生活方式使其内心变得孤单寂寞,在没有具体目标追求基础下的老年人会感受到长期的忧虑和不安,再加上自身各器官的逐渐衰老,消化能力、行动能力、理解能力都逐渐衰退,对环境的适应能力也慢慢降低,从而孤独感、寂寞感悄然而生,这些情况在孤寡老人身上体现得尤为明显。

(2)认知障碍。空巢老人,尤其是失去伴侣且没有娱乐生活的空巢老人,常年独自生活。且由于腿脚不便、相关病情等身体因素,无法外出与同龄人结伴,仅有子女偶尔探望。这种常年独居、少与人交流的生活方式,导致大脑无法得到应有的锻炼而退化,使得大脑接受外界信息并能动地认识世界的能力减弱,使得知觉、记忆、注意、思维和想象等认知功能中的一项或多项功能受损,形成认知障碍。

阿尔茨海默病(Alzheimer's disease,AD),是发生在老年期及老年前期的一种原发性退行性脑病。它常见的症状包括以下三组症状群:认知功能的障碍,表现为记忆力下降,语言功能出现障碍,尤其是说话时前言不搭后语,找词困难,计算力下降、判断力下降、逻辑推理能力下降,还有出现视空间障碍,比如经常找不到回家的路,外出就迷路等;精神行为方面,症状表现为性格改变,情绪比较抑郁、淡漠、高涨,还乱发脾气,有一些幻觉、妄想、行为怪异等;日常生活能力障碍,患者不会理财,不会学习和使用新的一些工具,甚至日常生活自理都困难,到最后连刷牙、洗脸、进食、喝水都需要别人协助。

认知障碍疾病的发生不仅会降低患者的生命质量,而且对患者家属而言,是巨大的负担。因此,对老年人进行健康管理,尤其是在疾病还未发生时就及时监测和预防,积极治疗与之相关的疾病是尤为重要的。

(3)易怒、畏惧死亡。年老后,身体机能下降,人们对死亡更为恐惧。尤其是身体欠佳时,对生命更加渴望,更易怒、畏惧死亡,渴望得到更多关心和爱护。与之相反,部分老人在得知身患绝症后,会从恐惧死亡到慢慢接受事实,尤其是经历痛苦的治疗过程及高额的医疗费用后,不愿给子女带来经济和精神上的负担,进而拒绝治疗,选择轻生。

（二）老年人群健康管理应用

在老年阶段，身体的各器官系统的功能逐渐下降，行动能力和思考能力也在逐年退化，慢性病和跌倒、感染等严重损害健康的情况时有发生。因此，需要对老年人进行更加全面、仔细的健康管理，以预防疾病和突发意外情况的发生。

更重要的是，老年人群免疫力低、抵抗力差，可能同时患有多种疾病。大量的老龄人口和严重的老年人疾病导致老年人的健康问题成为社会迫切需要解决的一大难题，而慢性疾病是影响老年人健康的关键所在。因此，老年人群健康管理应侧重于监测身体状况，及时有效地在疾病还未发生或在疾病早期就进行积极防治干预，将促进慢性病发展的不良生活因素降至最低，以确保最大程度地阻止疾病的发生或延缓疾病的发展与恶化。

1. 老年人群健康管理需求

（1）预防跌倒风险需求：老年人跌倒的发生率高且后果严重，是老年人伤残、失能和死亡的重要原因之一。摔倒可能是由于各种疾病而引起，例如：由于衰老导致反应迟钝，行动能力缓慢，当有意外情况发生时，老年人群难以及时做出正确的应对；也可能是由于骨骼肌肉系统的退化衰老，眼部肌肉松弛，脊柱的劳损退变诱发老年人摔倒；还有可能是由于心脑血管疾病而引起的摔倒。摔倒产生的二次伤害也十分严重，是老年人群最大的健康风险之一。

（2）慢性病管理需求：老年人群常见的慢性病有心脑血管疾病、糖尿病、恶性肿瘤等。慢性病特点为持续时间长、病因复杂，是严重危害老年人群健康的一种疾病。它是一种由遗传、生活方式、饮食习惯、生态环境等多方面因素引起的疾病，针对老年人群慢性病，应从多角度去改变不良的危险因素。

（3）预防认知障碍需求：老年人群是产生认知障碍最严重的人群，认知障碍不仅会降低自身及其家人的生活质量，还会产生严重的社会问题。因此，预防和缓解老年人认知障碍是当今社会急需解决的问题之一。

（4）良好睡眠需求：大多数老年人都会出现睡眠问题，睡眠不足会导致一系列问题的出现，随着年龄的增长，睡眠时间和睡眠结构也会发生变化，主要的变化是睡眠时间减少、睡眠质量降低，如早醒、频繁夜醒。长期的或严重的睡眠障碍会给老年人带来严重的健康问题，睡眠障碍会引起各种心理问题、心脑血管问题、其他脏器的功能衰退、降低老年人免疫力，进而导致各种疾病接踵而来。

2. 老年人群健康管理内容与策略

（1）完善老年人生活起居设施：对于老年人的健康管理首先需要在老年

人群经常活动的地方完善安装各种硬件设备。比如在家庭安装扶手；在社区安装供老年人锻炼使用的健身器械；在商场、地铁、住宅等需要上下楼的地方安装方便老年人乘坐的直梯等。这些有利于改善老年人健康状况，降低老年人各种意外情况产生的概率。

（2）保证良好的健康生活方式：良好的健康生活方式有利于缓解老年人群体各种慢性疾病的恶化，降低老年人器脏衰竭的速度。首先可以针对老年人健康状况制订相对应的膳食，保证老年人群对营养均衡的需求，老年人宜吃低动物性脂肪、低盐、含丰富蛋白质、维生素的食物，尽量混合饮食，不偏食。其次可以定期定量进行身体锻炼，延缓肌肉骨骼的退化，增强身体的代谢活动，增加身体免疫力。最后，可以制订适宜的饮食起居时间计划，在规定时间睡眠、饮食，并保证卧室的良好舒适的环境，促进老年人健康状况，降低老年人的疾病风险。

（3）定期进行体检：定期并有针对性的体检对疾病的早期发现有着至关重要的作用。对于老年人而言，其通常都有一种或多种慢性疾病，及各种器官老化所带来的身体问题。因此，老年人群体的体检与其他人群的侧重点有所不同：针对心脑血管疾病，老年人需要测量血压了解血压情况，还需要进行心电图检查，了解是否出现心肌供血不足、心律失常等情况；针对结石、肿瘤等情况，可使用腹部彩超对肝、胆、胰、脾、肾的形态进行检查；肥胖或患有高血压、动脉硬化的老人可进行血糖和血脂检测，预防糖尿病和心脑血管风险；针对老年人群易患的脑血管疾病，如颅内肿瘤、颅内压增高、脑积水、脑萎缩、颅内感染、脑白质疾病、颅骨骨源性疾病等可进行头颅 CT 检查；针对常年吸烟的老年人需要定时进行胸部 CT 检查等。只有尽早发现疾病才能及时治疗和控制，促进老年人的健康状况的改善。

（4）增加陪伴与娱乐活动，预防痴呆：老年人群应拥有丰富的娱乐生活。对于家人而言，应该增加与老年人相处的时间，尽可能多地对老年人进行陪伴，关注老年人身体状况和心理健康，及时发现老年人的身心问题。对于社区而言，可以开设老年人活动中心，为其提供娱乐场所，以促进老年人身心健康，缓解老年人身体机能的老化，并能够在一定程度上预防阿尔茨海默病。

（伍　琳）

复习思考题

1. 简述慢性病防治中社区干预的重点。

2. 简述健康管理服务的目标市场。

3. 简述健康风险评估的目的。

4. 简述慢性非传染性疾病的特征。

5. 简述青春期人群心理特征的矛盾性主要体现在哪些方面。

 案 例

健康中国发展大会：阿里健康探索健康管理新模式

7月18日,健康中国行动启动3周年之际,2022年健康中国发展大会健康管理主题会议在北京举行。此次会议由健康中国行动推进委员会办公室指导,健康中国研究中心主办,健康中国观察杂志、健康中国发展大会组委会承办,美年健康集团协办。

阿里健康副总裁陈波在会上表示,从公立医院,到科技企业、互联网医疗企业,众多机构都在健康中国行动中扮演独特的角色。作为阿里巴巴集团在大健康领域的旗舰平台,阿里健康近年来一直在健康管理领域积极探索和实践。

2022年,阿里健康对未来的业务战略方向做了清晰的擘画——依托数字技术和数字运营能力,以"云基建"为基础、"云药房"为核心、"云医院"为引擎,为亿万家庭提供普惠便捷、高效安全的医疗健康服务。

陈波表示,云医院包括智能导诊、远程问诊、用药指导、健康科普等全方位的医疗服务,让基层患者实现"一部手机管健康",同时也帮助医生高效地管理和服务患者。云药房让偏远地区群众也可以便捷地上网买药品和家用器械,同时,利用安全用药AI、追溯码、智慧物流等技术,让老百姓"买对药、买好药",以及买到当地县城买不到的适宜药物。云基建是数字健康的基础设施,基于医疗AI、云计算和底层的医学知识图谱,支撑在医疗健康场景的应用。

互联网技术最温暖的应用场景：慢病管理与基层医疗

"我们一直在思考全民健康管理这个命题中,互联网医疗企业最适合发挥的作用是什么？过去几年的实践表明,互联网技术最温暖的应用场景,是慢病管理与基层医疗。这两个场景也有很多交集。"陈波举了个例子,去年重阳节,淘宝上线了"拍药瓶买药"功能。手机打开"淘宝拍照"功能,将摄像头对准药盒,就能相对准确地完成药物识别,进入相应页面。事实上,慢病患者中有很多是老年人,而很多药品的通用名都存在名称长、生僻字较多等情况,给老年人买药找药增加了障碍。"拍药瓶买药"功能，正是在数字技术加持下，为老年慢病患者提供的便利。

借助数字技术的能力，互联网医疗可以服务线下体系难以承载的海量需求，也可以时刻陪伴在患者身边，帮助其进行科学的慢病管理，并提供非常重要的医生支持、药品支持、智能医疗器械、医学教育等方面的支持。

依托优质、丰富的医生资源，阿里健康以阿里健康互联网医院为载体，凭借自身技术、渠道及运营优势，开展在线问诊、复诊开方、优惠好药、慢病管理、用药随访、患者教育等服务内容，为患者提供普惠、可及的慢病综合医疗服务。截至 2022 年 3 月的财经年度末，阿里健康服务的慢病用户人数已达到 650 万，同比上财经年度增长 119%。

中医是慢病管理的重要手段之一。去年，阿里健康完成与小鹿中医的深度融合，形成中西医协同、线上线下一体的医疗健康服务能力。目前，小鹿中医已拥有注册中医师 7.6 万，累计服务近 1 000 万患者。

线上线下一体化健康管理模式

近年来，阿里健康致力于构建线上线下一体化医疗健康服务体系，依托数字技术和数字运营能力打造健康管理的新模式。

陈波介绍，在慢病管理方面，阿里健康以阿里健康互联网医院为载体，有云药房提供安全便捷的用药服务，与此同时，也合作了上万家线下的连锁药房，通过药房场景触达大量的慢病用户。

今年以来，阿里健康在互联网医疗领域持续发力，动作频频。6 月 6 日，阿里健康与慧医天下互联网医疗平台签约达成战略合作，双方携手众安保险打造专注服务糖尿病患者的"互联网＋"慢病保险产品"安唐保"，共创可长效延展的院外管理新模式。6 月 27 日，阿里健康与德生堂集团达成合作，在德生堂全国门店上线专为"三高"人群设计的"好药保·安心保"服务。7 月初，阿里健康互联网医院特色专科中心升级"专科管家"服务，把健康管理贯穿到患者的全病程，陪伴患者康复。

"从医到药再到保，慢病用户的需求是全方位的，阿里健康也致力于发挥自身优势，通过数字技术打通线上线下环节，满足用户包括健康检测、健康问诊、健康管理等长期的健康保障需求，把健康管理贯穿到用户全生命过程。"陈波表示。

（来源：新华网 2022 年 7 月 20 日）

问题：以互联网为载体的人群健康管理相较于传统健康管理有何优势？（提示：借助互联网数字技术的能力可以丰富健康管理途径、提升健康管理效率）

拓展阅读："十四五"国民健康规划—规划背景

"十三五"时期，以习近平同志为核心的党中央把保障人民健康放在优先发展的战略位置，作出实施健康中国战略的决策部署。党中央、国务院召开全国卫生与健康大会，印发《"健康中国2030"规划纲要》。国务院印发《关于实施健康中国行动的意见》。各地各有关部门认真贯彻落实，扎实推进健康中国建设，启动实施健康中国行动，深入开展爱国卫生运动，持续完善国民健康政策。重大疾病防治成效显著，居民健康素养水平从10.25%提高到23.15%，人均基本公共卫生服务经费补助标准提高到74元，多数疫苗可预防传染病发病率降至历史最低水平，重大慢性病过早死亡率呈现下降趋势。重点人群健康服务不断完善，危重孕产妇和新生儿救治转运体系基本建立，儿童青少年近视监测和干预持续加强，老年健康与医养结合服务列入基本公共卫生服务。医药卫生体制改革深入推进，公立医院综合改革全面推开，药品和医用耗材加成全部取消，二级以上公立医院绩效考核全面实施；职工基本医疗保险、城乡居民基本医疗保险政策范围内住院费用支付比例分别稳定在80%和70%左右；基本药物数量从520种增加到685种，药品集中带量采购改革形成常态化机制，国家集中采购中选药品价格平均下降53%；医疗卫生服务体系不断完善，分级诊疗制度建设有序推进；社会办医稳步发展，健康产业规模显著扩大。健康扶贫任务全面完成，832个脱贫县县级医院服务能力全面提升，远程医疗服务覆盖全部脱贫县并向乡镇卫生院延伸，历史性消除脱贫地区乡村医疗卫生机构和人员"空白点"；大病专项救治病种扩大到30种，高血压等4种慢性病患者优先纳入家庭医生签约服务，2 000多万贫困患者得到分类救治，近1 000万因病致贫返贫户成功脱贫，基本医疗有保障全面实现。中医药服务体系持续完善，独特优势日益彰显。

经过努力，人民健康水平不断提高。2015年至2020年，人均预期寿命从76.34岁提高到77.93岁，婴儿死亡率从8.1‰降至5.4‰，5岁以下儿童死亡率从10.7‰降至7.5‰，孕产妇死亡率从20.1/10万降至16.9/10万，主要健康指标居于中高收入国家前列,个人卫生支出占卫生总费用的比重下降到 27.7%。同时也应看到,我国仍面临多重疾病威胁并存、多种健康影响因素交织的复杂局面。新发突发传染病风险持续存在,一些已经控制或消除的传染病面临再流行风险。慢性病发病率上升且呈年轻化趋势,患有常见精神障碍和心理行为问题人数逐年增多,食品安全、环境卫生、职业健康等问题仍较突出。同时,人口老龄化进程加快,康复、护理等需求迅速增长。优生优育、婴幼儿照护服务供给亟待加强。需要加快完善国民健康政策,持续推进健康中国建设,不断满足人民群众日益增长的健康需求。

(来源:人民网 2021 年 7 月 16 日)

参 考 文 献

［1］鲍勇,马骏.健康管理学教程[M].上海:上海交通大学出版社,2015.

［2］巢健茜,蔡瑞雪.健康中国背景下健康管理在社会医疗保险中的应用[J].山东大学学报
（医学版）,2019,57(8):53-60.

［3］陈大方.精准健康管理[M].北京:北京大学医学出版社,2020.

［4］陈叙.残疾管理策略在美国雇员补偿制度中的运用[J].中国卫生经济,2013,32(2):
94-96.

［5］丁少群,周宇轩.全民医保"十四五"规划发展方向与商业保险的发展建议[J].中国保
险,2021(1):15-19.

［6］冈田悦政.健康管理学[M].郭丽君,译.北京:科学出版社,2019.

［7］顾建钦,常战军.健康管理学教程[M].北京:北京大学出版社,2015.

［8］郭姣.健康管理学[M].北京:人民卫生出版社,2017.

［9］郭姣.健康管理学[M].北京:人民卫生出版社,2020.

［10］郭清.健康管理学[M].北京:人民卫生出版社,2015.

［11］胡月琴,邓斌菊.社区健康管理技术[M].合肥:安徽大学出版社,2016.

［12］黄奕祥.健康管理服务业研究[M].北京:经济科学出版社,2018.

［13］黄至辉.健康信息学[M].长春:吉林大学出版社,2022.

［14］雷铭.健康管理概论[M].北京:旅游教育出版社,2016.

［15］李春艳,熊晓玲.健康管理与健康促进[M].武汉:武汉大学出版社,2020.

［16］李静.浅析新时期我国社会医疗保险的改革与发展[J].现代经济信息,2018(18):69.

［17］李静媛.HuR 在动脉粥样硬化和肥胖中的作用及机制研究[D].济南:山东大学,2019.

［18］李祥臣,俞梦孙.主动健康:从理念到模式[J].体育科学,2020,40(2):83-89.

［19］刘红军.信息管理概论[M].3 版.北京:科学出版社,2016.

［20］刘辉.公众健康信息学[M].北京:中国协和医科大学出版社,2021.

［21］刘敏.老年心血管疾病的社区健康管理[M].武汉:华中科技大学出版社,2016.

［22］马骁.健康教育学[M].2 版.北京:人民卫生出版社,2012.

［23］马骁.健康教育学[M].2 版.北京:人民卫生出版社,2012.

［24］梅挺.健康信息管理［M］.北京：人民卫生出版社，2020.

［25］孙璨，唐尚锋，陈超亿，等.主动健康内涵分析［J］.中国公共卫生，2023，39(1)：68-72.

［26］唐景霞，卢林.美国健康管理计划对我国社区卫生服务的启示［J］.医学与哲学，2004，25(4)：52-53.

［27］王明旭，李兴民.行为医学［M］.3版.北京：北京大学医学出版社，2021.

［28］王培玉.健康管理理论与实践的现状、问题和展望［J］.中华健康管理学杂志，2015，9(1)：2-6.

［29］王培玉.健康管理学［M］.北京：北京大学医学出版社，2012.

［30］王晓迪，郭清，孔飞，等.健康保险与健康管理协同发展的路径探索［J］.保险理论与实践，2020(6)：33-49.

［31］魏艺琳，张莉，陈芳菲，等.高血压患者主动健康行为量表编制［J］.中国公共卫生，2023，39(3)：370-374.

［32］徐文君，李天萍，卢建华，等.新医改形势下美国健康管理对我国糖尿病防控工作的启示［J］.医学与社会，2010，23(6)：11-12.

［33］严慈庆.健康管理与健康风险评估［J］.健康研究，2018，38(1)：1-8.

［34］晏峻峰.医药信息处理与分析［M］.北京：人民邮电出版社，2018.

［35］杨光欢，刘梦丹，胡小林，等.主动健康生活方式与疾病免疫预防研究进展［J］.中华预防医学杂志，2023，57(1)：78-85.

［36］叶明全.医学信息学［M］.北京：科学出版社，2018.

［37］张持晨.基于社区组织理论的空巢老人"SMG"健康管理模式研究（理论篇）［J］.中国老年学杂志，2017，37(20)：5191-5193.

［38］张凯.信息资源管理［M］.4版.北京：清华大学出版社，2020.

［39］张庆军，祝淑珍，李俊琳.实用健康管理学［M］.北京：科学出版社，2017.

［40］张晓燕，唐世琪，梁倩君.美国健康管理模式对我国健康管理的启示［J］.中华健康管理学杂志，2010，4(5)：315-317.

［41］张养生，杨月明.自然哲学医学模式的系统认识［J］.陕西中医，2002，23(9)：819-821.

［42］赵静.信息管理学［M］.3版.北京：化学工业出版社，2022.

［43］郑国华，钱芝网.健康状况与风险评估［M］.北京：科学技术文献出版社，2022.

［44］中国保健协会，国家卫生计生委卫生发展研究中心.健康管理与促进理论及实践［M］.北京：人民卫生出版社，2017.

［45］中华医学会.健康管理学进展［M］.北京：中华医学电子音像出版社，2021.

［46］中华医学会健康管理学分会，中华健康管理学杂志编委会.健康管理概念与学科体系的中国专家初步共识［J］.中华健康管理学杂志，2009，3(3)：141-147.

［47］朱铭来，王本科.商业健康保险的"十三五"回顾和"十四五"发展展望［J］.中国保险，

2021(5):8-12.

[48] 卓志.健康保险学[M].北京:中国财政经济出版社,2017.

[49] Alalawi F, Bashier A. Management of diabetes mellitus in dialysis patients: Obstacles and challenges[J]. Diabetes Metab Syndr, 2021, 15(3): 1025-1036.

[50] Chong W F, Chua J, Leong L Z, et al. Proactive career management for female health professionals: a scoping review protocol[J]. BMJ Open, 2023, 13(2): e062716.

[51] Dyson P A, Twenefour D, Breen C, et al. Diabetes UK evidence-based nutrition guidelines for the prevention and management of diabetes[J]. Diabet Med, 2018, 35(5): 541-547.

[52] Marcusson J, Nord M, Johansson M M, et al. Proactive healthcare for frail elderly persons: study protocol for a prospective controlled primary care intervention in Sweden [J]. BMJ Open, 2019, 9(5): e027847.

[53] Sun Y X, Mu J J, Wang D W, et al. A village doctor-led multifaceted intervention for blood pressure control in rural China: An open, cluster randomised trial[J]. Lancet, 2022, 399(10339): 1964-1975.

[54] Swarthout M, Bishop M A. Population health management: Review of concepts and definitions [J]. American Journal of Health-System Pharmacy, 2017, 74 (18): 1405-1411.